入門 目でみる
臨床中医診断学

王 財源 著

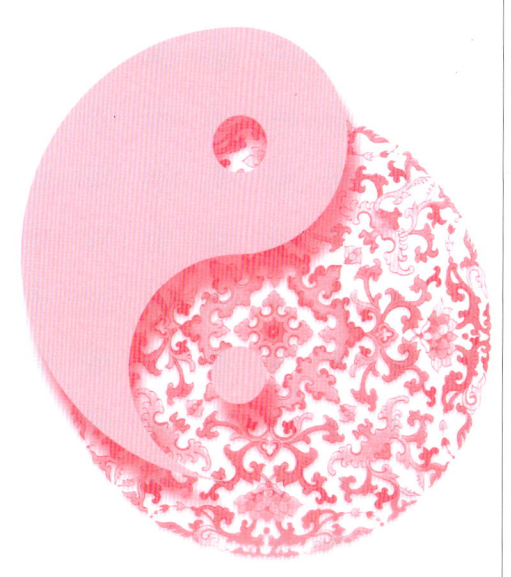

医歯薬出版株式会社

This book was originally published in Japanese
under the title of :

Nyumon Medemiru Rinshou Chui Shindangaku

(Beginner's book, Study by Looking Diagnostics of the Clinical Traditional Chinese Medicine)

Author :

WANG Cai Yuan
  Assistant Professor,
  Kansai University of Health Sciences

© 2009 1st ed.

ISHIYAKU PUBLISHERS, INC.
  7-10, Honkomagome 1 chome, Bunkyo-ku,
  Tokyo 113-8612, Japan

序文

　『黄帝内経』成立以後，いまや中国伝統医学（以下，中医学）は単にアジアのみに限られた伝統医療ではない．欧米においてはすでに鍼灸や漢方薬を取り扱う専門職としての養成機関や研究所が設立され，伝統医学が社会的にも公認された資格として市民権を獲得しているのが現状である．中医学の歴史は古くて長い．その哲学，思想の形成においても多くの学者らにより手を加えられ，さらに深く継承され続けた学問でもあるという特徴をもつ．

　しかし，源遠長流の中国伝統医学が必ずしも順風満帆に発展したとは限らない．医療の発展過渡期においては，異民族の侵略による迫害のもとで伝統医学の継承が閉ざされ，勝者による異民族文化の強要が敗者の歴史を書き換えてきたという史実をみてもそれは明らかである．ところが，そのような状態のなか歴代の医家らは，いつの時代においても，滲み出るような血と汗の結晶でもって，哲学観に裏打ちされた伝統医学を用いて国民を救ってきたという事実は，誰人にも拭い消し去ることはできない．

　清朝の末期，また中華民国初期には西洋医学の導入により，伝統医療を排除するための法案が当時の政府の政策として打ち出された．その渦中において，伝統医学の継承を懸念した惲鉄樵（1878〜1935）は，1925年上海で「中国通函教授学社（後の鉄樵授中医学校）」を創設し，滅び去ろうとする中医伝統医学の水脈を保つために，その後継者の育成に全力を注いだのである．惲鉄樵といえば西洋文学や小説を翻訳し，開かれた西洋思想の導入にも扉を開いた人物の一人でもある．しかし，注目すべきことは彼の著作である『群経見智録』（1922）には，『黄帝内経』における身体観が東洋の哲学と医学との共生によるものであり，その完成度に対して高い評価を記していることだ．その頃の中国では，『黄帝内経』を批判攻撃する者も多く，彼はそれらの抵抗勢力に対して論理展開を行い，中西医学の狭間で学術論争を繰り広げ，より多くの同調者を作った．それらは近代中医学の学術思想を現在に残す上で大きな車軸となった．後世の医家も，学問の異なる東西両医学の間で思索を重ねながら，可能な限り現代医学との融合点についても，繰り返し議論を重ねたのではないだろうか．

　拙著はこれら先人らの遺した伝統医学の中でも，とりわけ望診，聞診，問診，切診の四診により病態を鑑別し，弁証を行うためには欠かすことができない診断学に関する理論の入門編として，図解を加えて解説し，古典文献との照合も合わせて行った．また，東洋療法学校協会編『東洋医学概論』の診断論の副読本として活用して戴ければ幸いである．

　本書は初学者にわかりやすいことを心がけた．ときに，解説が十分に行き届かないところもある．より理解を深める手助けとして，姉妹編「わかりやすい臨床中医診断学」（医歯薬出版）を参照して戴ければ幸甚である．浅学非才な筆者の能力にも限界があるため，今後，読者からの批評を頂戴しながら改善していく所存である．

　最後に，本書が生まれるきっかけを与えて戴いた関西医療大学保健医療学部の諸先生方，ならびに最後まで忍耐強く担当編集をお引き受け下さった医歯薬出版の竹内大氏に紙面を借りて謝辞を申し上げる次第である．

平成21年3月

王　財源

目　　次

序文……………………………iii
凡例……………………………viii

第1部　基礎概論　1

- A．体の情報を知る診断方法……………………………2
- B．東洋医学とは生活方法……………………………3
- C．体表面より体内をみる東洋医学……………………………4
- D．「治病求本」のための診断学……………………………5
- E．「四診合参」は診断学の基本……………………………5
- F．内的な変化は外的なものとして現れる……………………………9
- G．外部との連絡通路である「五識」……………………………10
- H．「急則治標，緩則治本」という考え方……………………………10
- I．「異病同治，同病異治」という考え方……………………………11
- J．症候，体質，病態より割り出す鍼灸・漢方治療の指針……………………………12
- K．五蔵・五色……………………………13

第2部　診断学各論　17

中医診断学の基本　18

1. 中医診断学の基本原則・基本原理……………………………18
2. 診断の種類……………………………18
3. 東洋医学的診断のために必要な基本知識……………………………19
   1）陰陽・虚実・中庸　19　　2）舌と脈所見の符号一覧表　19
   3）舌診の主たる基本診察点　20

1. 望診/舌診　21

望　診……………………………21
1．望診法の手順……………………………22
2．望神（神気を診る）……………………………23
3．望色（色の変化を診る）……………………………24
4．形体を診る……………………………26
5．姿勢を診る……………………………26

舌　診……………………………27
1．舌と口唇の望診……………………………27

2．蔵府と舌の関係………………………………………………………………27
　　　3．舌の観察手順…………………………………………………………………28
Ⅰ．舌　　色……………………………………………………………………………29
　　　虚・寒証／淡白色　30　　　熱証／紅色　31　　　熱証／絳色　31
　　　熱証／紅絳湿潤舌　32　　　熱証／紅絳乾燥舌　33　　　熱証／紅絳光瑩舌　33
　　　熱・寒証／紫色　33　　　瘀血／青色　35
Ⅱ．舌　　形……………………………………………………………………………36
　　　気虚／胖大　37　　　気虚／歯痕　37　　　陰虚／痩薄　38　　　気虚／裂紋　38
　　　熱邪／芒刺　39　　　陰虚・陽虚／光滑　40
Ⅲ．舌　　態……………………………………………………………………………40
　　　熱証／硬強　40　　　熱証・気血両虚／痿軟　41
　　　熱極・陰虚・陽虚・酒毒／顫動　42　　　陰虚・陽虚／短縮　43
　　　熱証／吐弄　44　　　風証／歪斜　45　　　痰火・気血両虚／舌縦　45
　　　風・痰証／舌麻痺　46
Ⅳ．舌　　苔……………………………………………………………………………47
　1．苔　　質……………………………………………………………………………48
　　　虚証／厚薄　48　　　熱証・寒証／潤燥　48　　　湿濁・陽熱／腐膩　49
　　　痰湿・胃気／偏全　51　　　痰濁・陰虚／剥落　51　　　気虚／消長　52
　　　胃気存亡／真仮　53
　2．苔　　色……………………………………………………………………………53
　　　寒証／白苔類　53　　　熱証／黄苔類　57　　　陽虚・熱極／黒苔(灰苔)類　59

2．聞　　診　60

Ⅰ．聞診の基本…………………………………………………………………………61
　　　1．五　　音………………………………………………………………………61
　　　2．五　　声………………………………………………………………………61
Ⅱ．聞診の実際…………………………………………………………………………62
　　　1．音声（発声）…………………………………………………………………62
　　　2．言語（発語）…………………………………………………………………63
　　　3．呼　　吸………………………………………………………………………64
　　　　　1）呼気と吸気が示すもの　64　　　2）げっぷ・しゃっくりなど　65
　　　4．咳　　嗽………………………………………………………………………66
　　　5．気　　味………………………………………………………………………67

3．問　　診　68

Ⅰ．問診事項の基本……………………………………………………………………69
Ⅱ．問診の実際…………………………………………………………………………69
　　　1．寒と熱を問う…………………………………………………………………69
　　　　　1）全身の寒熱　70　　　2）発熱の時間・程度によっての分類　71
　　　2．発汗を問う……………………………………………………………………72

3．頭身の痛みを問う………………………………………………………… 74
　　4．胸脇腹の痛みを問う……………………………………………………… 76
　　5．耳目を問う………………………………………………………………… 77
　　6．睡眠を問う………………………………………………………………… 77
　　7．飲食と味覚を問う………………………………………………………… 79
　　8．口渇を問う………………………………………………………………… 80
　　9．大小便を問う……………………………………………………………… 80
　　10．月経を問う………………………………………………………………… 83

4．切診Ⅰ／腹診　86

腹部診病法（腹診）……………………………………………………………… 86
　Ⅰ．腹診の基本……………………………………………………………………… 88
　　1．腹診時の具体的な操作方法について…………………………………… 88
　　2．腹診により得られる情報について……………………………………… 88
　Ⅱ．腹診の実際……………………………………………………………………… 89
　　　胸脇苦満 89　　脇下痞鞕・肋（脇）下硬満 89　　心下痞 90
　　　心下痞満 91　　心下痞鞕 91　　心下軟（濡）92　　心下支結 93
　　　心下急 93　　虚里の動（心悸）94　　心下悸 96　　臍下悸 96
　　　心下痛 97　　大腹痛 98　　腹満 99　　少腹拘急（弦急）100
　　　少腹急結 101　　少腹満・少腹硬（鞕）満 102　　腹皮拘急（裏急）103
　　　少腹不仁 104　　結胸 105

4．切診Ⅱ／脈診　106

脈　　診………………………………………………………………………………… 106
　Ⅰ．脈診の基本……………………………………………………………………… 106
　　1．脈と症状を結合させて考える…………………………………………… 106
　　2．脈診の部位と蔵府の配当………………………………………………… 108
　　　　1）脈診の基本的分類 108　　2）脈診で何をみるか 111　　3）祖脈 111
　　3．脈診を行う際の指の力と姿勢について………………………………… 112
　　4．脈状診が表している体内のシグナル…………………………………… 114
　Ⅱ．脈診の実際……………………………………………………………………… 115
　　　浮 115　　沈 116　　遅 118　　数 120　　滑 121　　芤 123
　　　渋（濇）124　　虚 126　　実 127　　長 128　　短 130
　　　洪 131　　微 132　　緊 134　　緩 135　　弦 137　　革 138
　　　牢 140　　濡・軟 141　　弱 143　　散 144　　細 146　　伏 147
　　　動 149　　促 150　　結 152　　代 154　　疾 155　　大 156

参考・引用文献一覧………………………………………………………………… 158
付．ピラミッド崩し弁証法………………………………………………………… 159
索引…………………………………………………………………………………… 163

凡　例

臓腑：現代医学の臓腑との区別を付けるためにすべてを蔵府とした．

古典探訪の典拠確認のための底本：王冰・著，林億・校正，孫兆・改誤：中華最善叢書，黄帝内経素問，新刊黄帝内経霊枢，北京図書館出版社，また，日本内経医学会の新刊黄帝内經霊樞，重廣補注黄帝内經素問，難經集註（濯纓堂本）を用い，原書に従って句読点は省略した．

　なお，「古典探訪」は，原文は原書に基づいた漢字を用い，書下し文，意訳・解釈の文字については現代使用されているものにした．（例：氣→気，應→応など）

現代語訳および書き下し文：石田秀美・監訳：現代語訳・黄帝内経素問・霊枢（南京中医薬大学中医系：編著），戸川芳郎・監訳，浅川要・他訳：難経解説．東洋学術出版社を用いた．

舌診：各時代の舌診法がまとめられ，現代でも容易に入手できることから，彩色図で描かれた中国書，曹炳章撰「図彩・辯舌指南」を用いた．また，教材類は現代中国国内の大学で統一された全国高等中医薬校規劃教材を用いた．

　本書は，入門書として作成したため，一部の難解な表現については省略した．より深く習得を志す者は拙著，「わかりやすい臨床中医診断学」を併せて一読していただければ幸甚である．

　参考・引用文献については入手困難なものもあるが，詳細は一括して巻末 158 頁に記載しているので参考にして戴きたい．

第1部

基礎概論

A．体の情報を知る診断方法
—こころと体の調和に着眼した中国医学

　古代の中国には延命長寿を目的とした「養生学」という学問が存在していた．ここには健康で長生きができるという秘訣が述べられている．その中でも，とりわけ養生学では「養神（精神を養う）＝嗇神」に重要な位置づけがなされている．中国古代の『張湛養生集敍』には，「養生の大要は，一に曰く嗇神，二に曰く愛気，三に曰く養形，四に曰く導引，五に曰く言語，六に曰く飲食，七に曰く房室，八に曰く反俗，九に曰く医薬，十に曰く禁忌，此れ過り已往は，義として略す可し」と述べ，養生のために守らなくてはならないもの，それこそが「神」[1]を養うことであり，精神の調和こそが重要であると記されている．しかしながら，人類は自ら手に入れた言語によって，他者の心に対して，不快や喜び，また，怒りを与え，人々の心に傷をつけ，悲しみ，喜び，怒りなどを生じさせる．当然，これらは自己の意志伝達を行うための手段として用いている日常茶飯の何気ない行為である．ところが，何気なく行われているこの行為こそが，時として人体の生理的な働きに対し害を及ぼす結果となる．いわゆるストレスなどはその1つである．東洋医学でいうストレスとは気の流れによる機能が障害を引き起こし，その結果，さまざまな不定愁訴を誘発する．

　東洋医学的な診断方法とは，このように外界よりの環境因子が，体表を通じて人体内部へと伝達された目には見えないさまざまなシグナル・情報を，触れる，見る，聞く，問うなどの方法で，体の表面反応よりキャッチして，体内の症状を探る方法である（図1）．

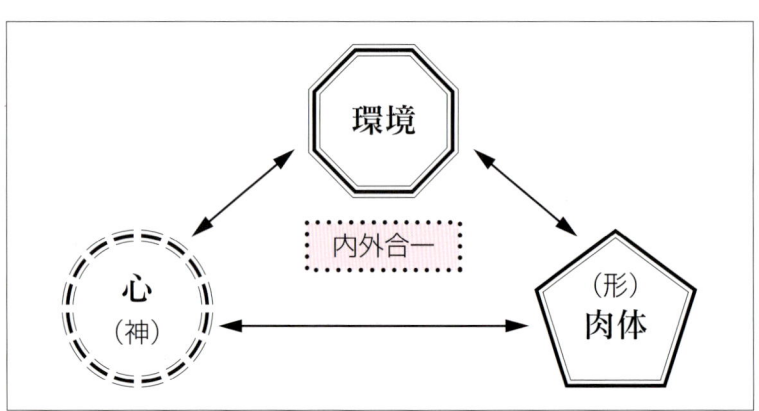

図1　心と肉体との関係について

古典探訪　『素問・八正神明論篇第二十六』

①（原　文）神乎神　耳不聞　目明　心開而志先　慧然
　　　　　　獨悟　口弗能言　俱視獨見　適若昏　昭然
　　　　　　獨明　若風吹雲　故曰神

（書下し文）神なるかな神，耳に聞かざるも，目明らかに，心開きて志先んず．慧然として独り悟りて，口言うこと能わず．倶に視て独り見る．適に昏きが若きも，昭然として独り明らかなること，風の雲を吹くが若し．故に神と曰う．

〈意訳・解釈〉　いわゆる神は，望見するだけでわかることを言う．たとえ患者の訴えが耳に達しなくても，望診をすれば，疾病の変化を目で明らかにとらえ，心の内にすでに理解し，思想の上でも疾病に対する概念をハッキリと認識することができる．これは素早く心に了解し神によって会得するその人独自の悟りで，言葉で表すことはできない．たとえば，同時に同じものを見ていながら，誰も疾病を見抜けないのに，その人だけは望診によって見抜くことができるのである．

B．東洋医学とは生活方法
―乱れた生活は身体上にシグナルを送る

　「転ばぬ先の杖」とは，日常，よく耳にすることばである．日頃，洗面所の鏡などで自分自身の舌を見ては，からだの体調を気にすることなどはないであろうか．

　舌の先がヒリヒリする，真っ白になっている，朝起きたら舌が腫れていた[②]．あるいは，背中がよく凝るので押さえてもらうと，とても気持ちが良かった．また唇や爪の色が気になったり，肌のかさつきを気にしたり[③]，誰もが常日頃より自分の健康状態を意識している．

　とくに肉体的，精神的に負担がかかる青年・壮年期においては，疲労による目の疲れ，倦怠感，気力が湧かないなどの症状が現れる．このような症状がすべて病気とはいえないこともしばしばである．だからといって，これらの現象は病気ではないとはいえない．本来，東洋医学は，予測されることができる病を未然に防ぐための医学であり，体表面に起こるさまざまな反応を速やかにチェックして対応する養生（予防）医学でもある（**図2**）．抗生物質等の薬物を利用する現代医学とは異なる．

　症状が慢性化した状態で東洋医学的治療を行うと治療期間が長く続き，経済的な負担を強いられるので，看護の視点からも早期の予防・養生を行うことを必要とする．

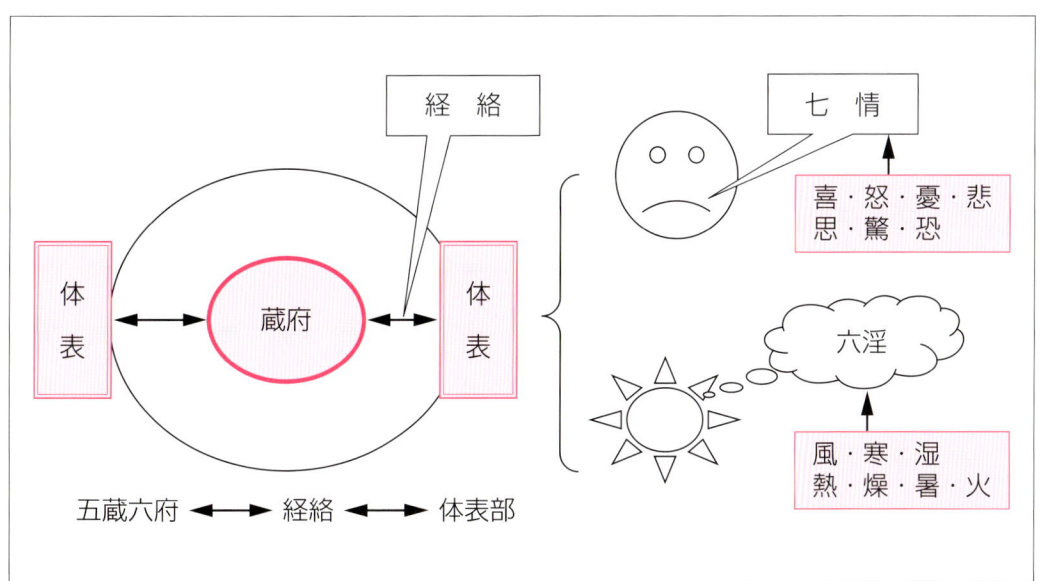

図2　生体の内外合一

古典探訪　『霊枢・邪氣藏府病形篇第四』

②（原　文）　十二經脈　三百六十五絡　其血氣皆上于面　而走空竅　　（書下し文）　十二経脈，三百六十五絡，其の血気皆面に上りて空竅に走る．

〈意訳・解釈〉　人体の経脈，三百六十五の絡脈の血気は，みな顔面に注ぎ，七竅に流れている．

古典探訪　『霊枢・本藏篇第四十七』

③（原　文）　視其外應　以知其内藏　則知所病矣　　（書下し文）　其の外応を視て，以て其の内蔵を知れば，則ち病むところを知る．

〈意訳・解釈〉　それぞれの外応である皮肉筋骨などの組織器官を観察すれば，内にある蔵府を知ることができ，さらにそこに発生する病理変化を知ることができる．

C. 体表面より体内をみる東洋医学
―体表面は人体内部を映し出すスクリーン

　体の表面は体内の異常を映し出す鏡である．中国の『黄帝内経・霊枢』邪氣藏府病形篇には"十二の経脈と三百六十五絡の気血はすべて顔面に上がって空竅に走る[2]"との記述がある．『黄帝内経』では全身の経絡を流れる気血はすべて顔面に上がって，五蔵の気が出入りするための抜け道（空竅）があると説明した．五蔵六府の気の抜け道とは，顔面部の鼻の穴，口の穴，耳の穴，および眼窩で，これらが蔵府と通じるという．したがって五蔵六府の異常は，体表，頭部，顔面や舌にも出現する．

　中医診断学には"有諸内者，必形諸外（諸々の体内部における異常は，必ず形となって体表の諸々の場所に現れる．『霊枢』）"という原理に基づいた，視覚を用いる望診方法がある[3]．
　望診の望とはのぞむと書かれ，「望んで知る」を望診と名付けられている．顔面部に出現した気色や，目に現れる眼神を観察することにより身体における情報の収集を行う．これらの情報は身体の質的変化となって現れる．東洋医学ではこれを「虚」と「実」という2つのとらえ方で表現している．

　「虚」は体力や抵抗力などの低下，すなわち正気が不足した状態を指す[4]．「実」とは邪気が過剰に充実し体内を侵した状態を指す．さらに補足すると，「虚」は正気の不足を主とする病理反応であり，抵抗力の減退により罹患体質を形成する．また，「実」とは，体内の生理機能の障害により病的反応を示した状態である[5]．

　さらに中医学では"邪之所湊，其氣必虚"[6]，つまり邪気が生体の内部に侵入できるとき

古典探訪　『素問・通評虚実論篇第二十八』

④（原　　文）邪氣盛則實　精氣奪則虚　　　（書下し文）邪気盛んなれば則ち実なり．精気奪わるれば則ち虚なり．

〈意訳・解釈〉　邪氣が盛んであればこれを実証といい，精気が不足すればこれを虚証という．

古典探訪　『素問・三部九候論篇第二十』

⑤（原　　文）實則寫之　虚則補之　　　（書下し文）実すれば則ちこれを瀉し，虚すれば則ちこれを補う．

〈意訳・解釈〉　実は瀉し，虚は補いなさい．

古典探訪　『素問・評熱病論篇第三十三』

⑥（原　　文）邪之所湊　其氣必虚　　　（書下し文）邪の湊まる所，其の気必ず虚す．

〈意訳・解釈〉　邪気に冒されるものは，その正気が必ず虚して弱くなる．

古典探訪　『素問・玉機眞藏論篇第十九』

⑦（原　　文）實則寫之　虚則補之　　　（書下し文）実なるものはこれを瀉し，虚なるものはこれを補う．

〈意訳・解釈〉　盛んなものには之を瀉し，虚のものには之を補う．

古典探訪　『霊枢・邪客篇第七十一』

⑧（原　　文）補其不足　寫其有餘　調其虚實　　　（書下し文）其の足らざるを補い，其の余りあるを瀉し，其の虚実を調える．

〈意訳・解釈〉　その陰分不足を補い，その陽分の有余を瀉してその虚実を調節する．

は，必ずやその生体の正気が弱っているといわれている．一方，「実」は邪気の亢進である．邪気が旺盛な状態を主とする病理反応では，過剰なエネルギーによって生体に異常を引き起こし，体内に病理産物を蓄積して病的な現象が出現する．また，もう1つの考え方は，本来十分な抵抗力を保ちながら，体内で邪気と戦える体力もあり，邪気と正気の闘争が可能な状態をいう．このように「虚」と「実」は病の勢いを示す重要なバロメータである．鍼灸や漢方薬を用いた治療は，このような虚証もしくは実証のいずれかの症状に遭遇した場合に，補瀉の法則を用いて体調を正常な状態に戻すのである．「虚」の状態においては補法を用いて扶正（正気を扶助）し，実の状態には瀉法を用いて祛邪を行うことで，バランスが崩れた体調をコントロールする．「不足すれば補い，有余であれば取り除く」[7][8]という考え方は，東洋医学を学ぶ者の基本である．

D．「治病求本」のための診断学
―因果関係を明確にする意義

中医学における治療の基本は「治病求本」[9][10]である．つまり，病を治すためにはその根本原因を改善することにある．「求本」は病因，病位，病程，病性，正邪との関係性を弁証し，病気が発生する機序（病機）を求めることにある．そして「求本」により得たデータを基軸にして治すのが「治本」である．これは「同病異治・異病同治」の原則に従った方法である．

古典探訪　『素問・陰陽應象大論篇第五』
⑨（原　　文）治病必求於本　　　　　　　　　　（書下し文）治病　必ず本に求む．

〈意訳・解釈〉　疾病を治療するには必ず病の変化の根本を追求するべきである．

古典探訪　『景岳全書・伝忠録』／「求本論」
⑩（原　　文）万事皆有本　而治病之法　尤惟求本為首務　　（書下し文）万事みな本を有す．治病の法とは本を求める
　　　　　　　（中略）万病之本　只此表　裏寒熱虚実六者　　　　　　　　ことを先に務める．（中略）万病の本は只，
　　　　　　　而已　　　　　　　　　　　　　　　　　　　　　　　　　　此の表，裏，寒，熱，虚，実の六者にあり．

〈意訳・解釈〉　万事は，みな根本が必ずある．病気を治療する法則も根本（病巣部）を先に求めるのが急務である．万病の根本は，表裏，寒熱，虚実の6種類である．

E．「四診合参」は診断学の基本
―体をまるごとみる医学

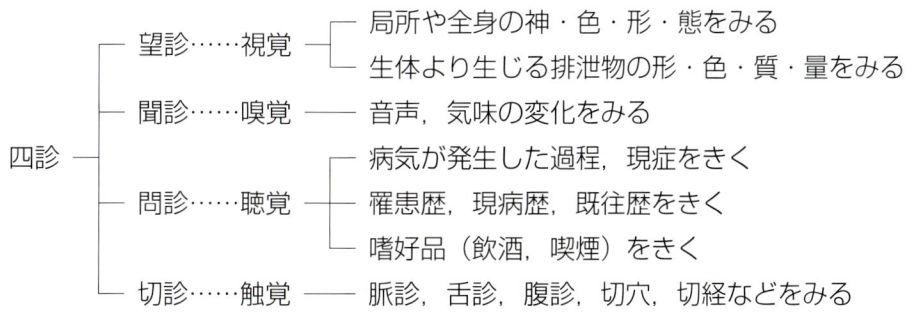

望診[11]，聞診[12]，問診[13]，切診[14]の四診において，欠けてもよいという診察法はなく，四診による情報が自ずと結合されてこそ病証の裏付けとなる[15]．

1）望　　診

術者の視覚を通じて病態を診る方法で，血色や眼神[16]，形態[17]，姿勢[18]，歩行[19]にいたるまで患者が診察室に入室した時点から日常動作の観察を開始する．

代表的な望診法に舌診法がある[20]．これは舌の形，舌の厚さや薄さ，舌の血色度，また，舌上に現れる苔の状態で，寒証，熱証や虚証，実証などを診る方法である[21]．

2）聞　　診

診察室へ入室後の患者より生じる体臭や，発声時の力の有無[22]などを診る．術者の聴覚や嗅覚を用いて，患者の言語や身体より生じる異臭を診察情報の1つとして加える．

3）問　　診

患者に問いかけることにより，患者の症状や体調などを詳しく診る方法である．とくに患者の大切なプライバシー[23]は守る必要がある．もし，個人情報を知り得たならば守秘義務を忘れてはならない[24]．

古典探訪　『難経・六十一難』

[11]（原　文）
－望　　望而知之者　望見其五色　以知其病
（書下し文）望んでこれを知る者は，その五色を望み見て，以てその病を知る．

〈意訳・解釈〉望んでこれを知るとは，身体の外面に現れた青，黄，赤，白，黒の5色を望み見ることによって，疾病の状況を知ることである．

[12]（原　文）
－聞　　聞而知之者　聞其五音　以別其病
（書下し文）聞きてこれを知る者は，その五音を聞きて，以てその病を別つ．

〈意訳・解釈〉聞いてこれを知るとは，その呼，歌，言，哭，呻の五音を聞いて疾病を弁別することである．

[13]（原　文）
－問　　問而知之者　問其所欲五味　以知其病所起所在也
（書下し文）問いてこれを知る者は，その欲するところの五味を問いて，以てその病の起こる所・在る所を知るなり．

〈意訳・解釈〉訊ねてこれを知るとは，その嗜好する酸，苦，甘，辛，鹹の五味を訊ねて疾病の起始と所在部位を知ることである．

[14]（原　文）
－切　　切脈而知之者　診其寸口　視其虛實　以知其病在何藏府也
（書下し文）脈を切してこれを知る者は，その寸口を診，その虚実を視，以てその病い何れの蔵府に在るかを知るなり．

〈意訳・解釈〉脈を切してこれを知るとは，寸口の脈を按じてその虚実を弁別し，その病変がどの蔵府にあるかを知ることである．

古典探訪　『素問・經脉別論篇第二十一』

[15]（原　文）診病之道　觀人勇怯骨肉皮膚　能知其情　以爲診法也
（書下し文）病を診するの道，人の勇怯・骨肉・皮膚を観て，能く其の情を知りて，以て診法となすなり．

〈意訳・解釈〉必ず身体の強弱，骨肉と皮膚の状態を観察して病状を把握するのが診察の道理である．これは診断上の大法則である．

4）切　　診

　望診，聞診，問診より知り得た情報と，体表の反応を診て病証の裏付けを取る方法である．もっとも「手間がかかる」といっても過言ではない．繰り返すようであるが，中医学では"体表に生じる反応は体内の情報を映し出す鏡である"[25]とする．

　切診には脈の強弱や血流速度，血管壁の弾力の異常により，血流や脈拍に変化を引き起こす病脈を診る脈診法[26]や，腹壁の緊張や皮膚の表面温度などを診て病証を判断する腹診法などがある[27]．

　現代医学では，内臓の異常は体壁部へ投射され（内臓体壁反射），そこで体表面に圧痛や硬結などを形成し，反応点として現れるという．したがって，体壁部に出現している，軟

古典探訪　『素問・移精變氣論第十三』

⑯（原　文）　得神者昌　失神者亡　　　　　　　（書下し文）　神を得る者は昌え，神を失う者は亡ぶ．

〈意訳・解釈〉　神気のあるものは予後良好であり，神気のないものは予後不良である．

古典探訪　『靈枢・五變篇第四十六』

⑰（原　文）　肉不堅　腠理踈　則善病風　　　　（書下し文）　肉堅からず，腠理踈ければ，則ち善く風を病む．

〈意訳・解釈〉　およそ肌肉が脆弱で，肌のきめが粗いと，簡単に風邪に冒される．

⑱（原　文）　小骨弱肉者　善病寒熱　　　　　　（書下し文）　小骨弱肉なる者は，善く寒熱を病む．

〈意訳・解釈〉　およそ骨格が細くて小さく，肌肉が脆弱な人が寒熱の病に罹りやすい．

⑲（原　文）　麤理而肉不堅者　善病痺　　　　　（書下し文）　麤理にして肉堅からざる者は，善く痺を病む．

〈意訳・解釈〉　肌のきめが粗くて肉が堅実でない人は，痺病に罹りやすい．

古典探訪　『靈枢・憂恚無言篇第六十九』

⑳（原　文）　口唇者　音聲之扇也　舌者　音聲之機也　（書下し文）　口唇なる者は，音声の扇なり．舌なる者は，音声の機なり．

〈意訳・解釈〉　口唇の開閉は，発語発音においては門扉に相当する．敏捷な動きをする舌は，明瞭な発語発音を助ける器官である．

古典探訪　『辨舌指南・観舌之心法』

㉑（原　文）　一舌色　二舌質　三舌尖　四舌心　五舌辺　（書下し文）　一は舌色，二は舌質，三は舌尖，四は舌心，六舌根　七潤燥　八變換　　　　　　　　　　　　　五は舌辺，六は舌根，七は潤燥，八は変換なり．

〈意訳・解釈〉　一に舌の色，二に舌の質，三に舌の尖端，四に舌中，五に舌の周辺，六に舌の付け根，七に潤いと乾燥，八に変化する．

古典探訪　『四診抉微・聞診』／「声審寒熱虚實」

㉒（原　文）　息高者　心肺之氣有餘　吸弱者　肝腎之氣　（書下し文）　息高き者，心肺の気に餘り有り．吸弱き者は不足　怒罵粗励者　邪実内熱也　　　　　　　　　　　肝腎の気が不足す．怒り，罵るの励粗くなる者は邪が実し内熱となる．

〈意訳・解釈〉　息が高き者は，心肺の気が実している．吸うことが弱い者は，肝腎の気が不足している．怒り，罵る気の粗い者は熱邪が体内で実している．

8　第1部　基礎概論

弱，硬軟，凹凸，温度などの反応点を触れることで，望診，聞診，問診などの情報をより正確な情報へと発展させることができる．

これらの知り得た情報により下記のとおり治療方法を組み立てる．

> "どの蔵府と経絡に"
> "どのような方法を用いて"
> "どのような刺激を加えて"
> "どのような効果を生じさせるか"
> （わかりやすい臨床中医実践弁証トレーニング，P2-18参照）

そのための治療原則，すなわち治療目標への設定が重要になる．その治療目標に向けて，患者を治癒へと導くことも重要な手段である．

現代医学も同じである．患者の主訴を診てさまざまな精密検査を行い，知り得た情報により治療方針をうち立てて必要な処置を行う．情報が少ない範囲での治療は，医師自身の誤診や治療上のミスにつながる可能性があるので，医師は必要な情報についての検査項目を取り上げている．

つまり，東洋医学的治療方法をより正確に行うためには，あらゆる情報を収集することが重要である．また，必要に応じて大学病院での精密検査を勧めなくてはならないこともある．臨床家にとって，疾病に対する情報量がより多いほど治療方法の選択肢が増し，不必要な治療を避け，患者さんの肉体的な負担を少しでも軽減させることができる．

したがって，主訴にのみたよって漫然と鍼灸や漢方治療を処方するのではなく，しっか

古典探訪　『素問・疏五過論篇第七十七』

㉓（原　文）凡欲診病者　必問飲食居處　暴樂暴苦　始樂後苦
　（書下し文）およそ病を診せんと欲する者は，必ず飲食・居処，暴かに楽しみしか暴かに苦しみしか，始めに楽しみしも後に苦しみしかを問う．

　〈意訳・解釈〉およそ病人を診察する者は，必ずまず飲食，日常生活と周囲の環境や，精神的に突然の喜びや苦しみがなかったか，あるいは始めに喜び，後で苦しんではいないかを問わなければならない．

古典探訪　『霊枢・師傳篇第二十九』

㉔（原　文）入國問俗　入家問諱　上堂問禮　臨病人問所便
　（書下し文）国に入りては俗を問い，家に入りては諱を問い，堂に上りては礼を問い，病人に臨みては便なる所を問う．

　〈意訳・解釈〉ある国に入るには，まずその国の風俗習慣を聞かねばならない．ある家を訪れるには，まずその家の禁忌事項を訊ねなければならない．他家の堂に上がるには，その家の礼節儀式を聞かなければならない．病人に臨むときには，患者の好みを尋ね，避けるべきことを知る必要がある．

古典探訪　『霊枢・外揣篇第四十五』

㉕（原　文）日與月焉　水與鏡焉　鼓與響焉．夫日月之明　不失其影　水鏡之察　不失其形　鼓響之應　不後其聲　動搖則應和　盡得其情
　（書下し文）日と月と，水と鏡と，鼓と響となり．夫れ日月の明は，其の影を失わず．水鏡の察は，其の形を失わず．鼓響の応は，其の声に後れず．動揺すれば則ち応和し，尽く其の情を得．

　〈意訳・解釈〉事物の間には密接な関係がある．たとえば太陽と月，水と鏡，鼓と響きなどのように，日月が物体を照らせば，たちまち影がでる．水と鏡は物体の本来の形態をはっきりと映し出す．鼓を打てばすぐさま音が出，この音は鼓を打つ動作とほぼ同時に発生する．鍼で病を治療するときも，定まった反応が引き起こされるので，この道理を理解すれば，鍼の使い方に関する理論もまた完全に掌握できる．

りとした診察に基づいた治療を進める．それらの詳細についてはカルテに書き込み，記録として保存しておく．

しかし，長期に及ぶ臨床実践の中では症状の「真仮（真偽）」に応じて証を決定する際に，"捨脈従証（脈を捨てて証に従う）"，"捨証従脈（証を捨てて脈に従う）"すなわち，① 脈証を捨てて症状を重視する考え方，② 症状よりむしろ脈証を重視し治療を行う考え方のどちらにするかを選択しなければならないことがある[28]．

古典探訪 『素問・疏五過論篇第七十七』

㉖（原　　文）凡診者　必知終始　有知餘緒　切脉問名　　（書下し文）およそ診する者は，必ず終始を知りて，余緒當合男女 を知ること有り．脈を切し名を問うに，当に男女を合すべし．

〈意訳・解釈〉およそ疫病を診療する際には，必ず発病の原因と，発病後の経過を理解して，初めて根本と枝葉とを知り，病状を把握することができる．脈を切診して病名を定める際には，男女間の脈証の関係に注意すべきである．

古典探訪 『霊枢・官能篇第七十三』

㉗（原　　文）審皮膚之寒温滑濇　知其所苦　　　　　　　（書下し文）皮膚の寒温滑濇を審らかにすれば，其の苦しむ所を知る．

〈意訳・解釈〉皮膚の寒温滑濇の状態を詳しく診察すれば，病の陰陽虚実を知ることができる．

古典探訪 『傷寒論』／「辨少陰病脈證并治」（陰盛格陽証の証候と治療法）

㉘（原　　文）少陰病　下利清穀　裏寒外熱　手足厥冷　　（書下し文）少陰病，清穀を下利し，裏寒外熱，手足厥冷脈微欲絶　身反不悪寒　其人面色赤　或腹 し，脈微にして絶えんと欲し，身反って悪寒痛　或乾嘔　或咽痛　或利止脉不出者　通 せず，其の人面色赤く，或いは腹痛，或いは脈四逆湯主之　方十六 乾嘔，或いは咽痛し，或いは利止み脈出でざる者は，通脈四逆湯これを主る．方十六．

〈意訳・解釈〉少陰病に罹り，不消化便を下痢して，裏には寒邪があり，また外には発熱がある．手足は厥冷し，脈は消えそうなほど微細であるが，身体にはかえって寒けがなく，患者の顔は紅潮している．あるいは腹痛があり，あるいは乾嘔し，あるいは咽喉部が痛んだり，あるいは下痢は止まったが脈拍の触知されないものは，通脈四逆湯で治療する．処方の第16番

F．内的な変化は外的なものとして現れる
─人体の中の五蔵六府

五蔵と生体との関係 ─┬─ 肝：筋肉・目・爪・魂
　　　　　　　　　　├─ 腎：骨・耳・脳髄
　　　　　　　　　　├─ 心：舌・血脈
　　　　　　　　　　├─ 肺：鼻・皮膚
　　　　　　　　　　└─ 脾：肌肉・口

中医学では，身体と精神は不二なるものと考えられている．喜怒哀楽を始め，情熱や絶望，また，嫉妬や憎しみなどの微妙な感情の変化は，全身の気血の運行や五蔵六府にまで波及するという．

注目すべきことは，蔵府の病変が経絡と経穴という特定な場所に反応点として出現し，診断点として活用が可能であることと，治療点としても配穴が行われていることにある．『丹渓心法』には，内部の情報を知るためには四診などの手段を通じて内部のことを知る，

これは内部で生じたものは必ず形となり外部へ出現する[29],とある(わかりやすい臨床中医診断学,P106-130参照).

古典探訪　『丹渓心法』

[29] (原　文)　欲知其内者　当以観乎外　診于外者　斯以知内　蓋有諸内者形諸外

(書下し文)　その内なる者を知らんと欲すれば,まさに外を観るべし,外を診する者は斯内を知るべし.けだし,諸内のものは諸外に形を有するなり.

〈意訳・解釈〉　本文 p.9 参照.

G. 外部との連絡通路である「五識」
　─全身の感知システムを見逃すな

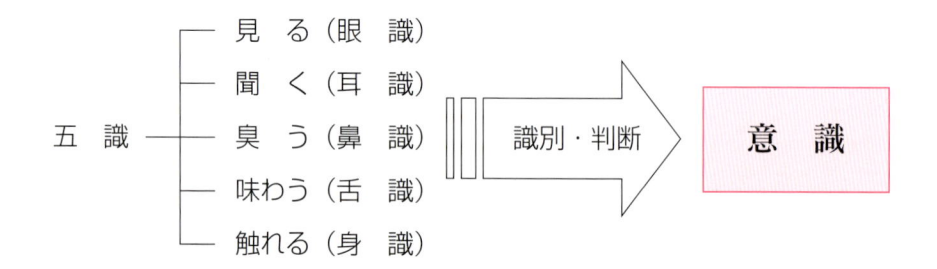

五識 ─ 見る（眼識）
　　　─ 聞く（耳識）
　　　─ 臭う（鼻識）── 識別・判断 ⇒ 意識
　　　─ 味わう（舌識）
　　　─ 触れる（身識）

　「五識」は感覚器官である「五官」（目,耳,鼻,舌,皮膚）による5通りの認識,つまり,見る（眼識）・聞く（耳識）・臭う（鼻識）・味わう（舌識）・触れる（身識）ことで,さまざまな外界の情報を認識する機能である.人間にとって,環境に対する「窓」のようなものであるといえる.

　この「五識」によってもたらされた個々の情報を統合し,識別・判断するまとめ役が「意識」である.たとえば「五識」は"今"存在するものを認識するだけであるが,「意識」は過去や未来をとらえる働きをする.

　臨床家はこのうちの見る,聞く,臭う,触れるという行為より体の変化を観察する.また患者の五官を通して体内部の状態をみる.

H.「急則治標,緩則治本」という考え方
　─疾患の状況に応じて治療法が異なる

標本 ─ 急則治標……急性疾患・局所治療（標治法）
　　　─ 緩則治本……慢性疾患・根本治療（本治法）

　中医の治療原則には,急則治標（急なれば標を治し）,緩則治本（緩なれば本を治す）[30]とある.

　「急則治標」は急性期の疾患に対して,局所の症状を取り除くことを優先させる.つまり,局所の炎症所見などを抑制させ,筋肉の血行不良を改善させるといった対症療法がこれに相当する.

　「緩則治本」とは,慢性化した疾患に対して病因を明らかにし,その原因を除去することから治療を始める.これは疾患を誘発している原因をつきとめ,「なぜ,このような症状が

出現したか」を分析して，症状の改善に結びつけるための弁証を行い分型する．

たとえば，慢性化した五十肩で，肩関節の運動障害が著しく，激痛でしかも夜も眠ることのできない患者に対しては，まず「標」である五十肩の痛みを改善する治療を優先させ，その後，五十肩の主たる原因を除去する．さらに，病の根本に経絡，蔵府上の虚実が影響している場合には，経絡や蔵府を調節する．このほかにも「主証」と「客証」という概念もある．これは主症状と合併症のようなもので，複数に出現する症状に対して「主」と「客」と分類する．

たとえば，頭痛を起こした患者が，その後，肩痛を起こした場合には，「主証」は頭痛で，肩痛は「客証」である．したがって，「主証」は発病よりその症状が引き続き変わらないものをいい，「客証」とは，その時々によって出没する症状や証を指すのである．しかし，注目すべきは「主証」であり，「客証」はその次の問題点として考える．

「標」「本」，「主」「客」はその対象とする内容に違いがあり，「標」「本」では病状の根本と現象を問い，「主」「客」では病状の位置との相関性や順序などを対象とする．

古典探訪 『素問・標本病傳論篇第六十五』

㉚（原　文）有其在標而求之於標　有其在本而求之於本
有其在本而求之於本　有其在標而求之於本
故治有取標而得者　有取本而得者　有逆取而得者　有從取而得者

（書下し文）其の標に在りてこれを標に求むるあり，其の本に在りてこれを本に求むるあり，其の本に在りてこれを標に求むるあり，其の標に在りてこれを本に求むるあり，と．故に治に標に取りて得る者あり，本に取りて得る者あり，逆取して得る者あり，從取して得る者あり．

〈意訳・解釈〉したがってある場合には標の病に対して標を治し，本の病に対して本を治することもある．また，ある場合には本の病に対して標を治し，標の病に対して本を治することもあると言われている．

I．「異病同治，同病異治」という考え方
―病気には個体差がある

治療原則 ― 異病同治……複数の疾患に対して同じ治療法
　　　　　└ 同病異治……1つの病証に対して複数の治療法

異病同治（異なる疾患に対して同じ治療方法），同病異治（同じ疾患でも異なる治療方法）とは，病状に応じた治療を行うことがあげられている．

1）異病同治

たとえば豊隆穴の1穴で喘息，インポテンツ，胃腸疾患，精神不安を改善する．このように，1つの穴が複数の疾患に対して有効であることをいう．

2）同病異治

腰痛症なら腰痛をいくつかのタイプに分類する．たとえば風寒型，寒湿型，腎虚型，労損型などに分類して，それぞれ異なったタイプの症状にあてはめ，異なる治療方法を用いる．ポイントは，疾患がどのタイプに該当するかを証明するため，脈診，舌診の状態，さらに腹部の反応を意識する．これらは単純に病名より経穴を配当して治療するのではなく，全身症状の変化より，発病の原因に対して配穴を行う．

臨床家がよく特効穴とする経穴の多くは，異病同治に属する．患者の複数の訴えを詳しく分析し，その原因を探り，いくつかのタイプにあてはめて，それが正しいか否かを，舌診，脈診，腹診を用いて病証の裏付けを取る．

J．症候，体質，病態より割り出す鍼灸・漢方治療の指針
—証について

四診（望・聞・問・切）による情報は，疾病の治療指針を組み立てるためのツールである．四診の情報をより詳しく，異なった証候，体質，病態別に分類することを中医学では弁証という．

弁証では，四診によって収集したさまざまな情報を分析し，それを蔵府，気血津液，八綱，経絡などの弁証方法を用いて証を立てる．つまり，患者の訴えや，体の表面に出ている反応点，歩き方，話し方，立位，座位，顔色，呼吸の仕方，舌の色，脈の打ち方，おなかの緊張感，筋肉の状態にいたるまで，身体よりの情報を分類整理して病態を検討していくのである．

たとえば，患者の顔色が悪く，冷えの症状や下肢の痛みを訴え，脈に力がなくてしっかりと触れることができず，下腹部の筋肉の軟弱と冷えが認められる．そのとき，どのような病状かを考えることがポイントである．この場合，少なくとも冷えが存在することから，全身の陽気が減退して，温める機能が低下して起こる陽虚証と考えられる．また，顔色が悪くて舌色が冴えないことは，陽虚により全身の器官に気血を供給できず，筋の凝りを発生させ，筋の緊張感を高め，末梢循環の障害を促し，結果的に運動器系統の疾患を引き起こしているのではないか，と考える．

したがって，このような症状の原因は陽気の虚損として対応する必要がある．治療方法としては，陽を補って陰の巡りを促し筋脈を養うことにある．また，鍼あるいは灸のいずれかが最も適しているか否かを検討する．症状の進行具合では刺激の量と質を定めて，陽を益す処方を行う．さらに蔵府の生理機能を改善するために「蔵象学」を用いて，五蔵六府の働き，いわゆる疏泄作用や統血，宣発作用とよばれるものを促す．蔵府機能が正常に働いていなければ蔵府の作用をいくら期待しても思うような治療効果が出ない．したがって，蔵府機能が円滑に働いていることが治療条件として基本にあることを考慮し，処方や配穴を行う必要がある．また，鍼灸治療においては，その具体的な方法として，背部の兪穴や十二経気が集まる原穴[31][32]に触れて五蔵六府の反応を確かめることも必要である．

高武（中国の明代の名医）は『鍼灸聚英発揮』臓腑井滎輸経合主治篇において，いかなる疾病においても十二経脈の原穴に鍼をさすことを強調し[33]，これを"総刺"と名付けた．

おもしろいことに十二蔵府の機能異常は体表面の経穴にシグナルとして送ることで，経穴上に反応点として現れる．特に，井穴，滎穴，腧穴，経穴，合穴[34]という五要穴の上には著しい反応点として出現することに注目して，治療点として活用する．

以上のことからも，肝の疏泄機能を促して陽の虚損を補い，腎を強化して陽気を保存し，全身に気血を広げるという治療目標が必要となる．

処方例として腎の補気に足少陰腎経の原穴である太谿穴，漢方薬では八味丸，腎の滋陰に足少陰腎経の復溜穴，漢方薬では六味丸などを用いて，穴性の効果とともに補気補血を促す．さらに背部の兪穴で蔵府機能の促進と，症状の改善のために井，滎，腧，経，合の五要穴による効果を引き出して経絡気血の巡りを改善する．

古典探訪　『霊枢・九鍼十二原第一』

㉛（原　文）　五藏有疾當取之十二原　　　　　　（書下し文）　五蔵に疾あれば，当にこれを十二原に取るべし．

〈意訳・解釈〉　五蔵に病があれば十二原を取るべきである．

㉜（原　文）　五藏有疾也　應出十二原　　　　　（書下し文）　五蔵に疾あるや，応は十二原に出づる．

〈意訳・解釈〉　五蔵に病があるときには，その反応は十二原穴に現れる．

㉝（原　文）　十二原者主治五藏六府之有疾者　　（書下し文）　十二原なる者は，五蔵六府の疾あるを主治する者なり．

〈意訳・解釈〉　十二原穴は五蔵六府の病を治すことができる．

㉞（原　文）　所出爲井　所溜爲滎　所注爲腧　所行爲經　所入爲合　　（書下し文）　出づる所を井と為し，溜るる所を滎と為し，注ぐ所を腧と為し，行る所を経と為し，入る所を合と為す．

〈意訳・解釈〉　脈気の出てくるところを井穴と呼び，脈気の流れて行くところを滎穴と呼び，脈気の注ぎ運ばれて行くところを腧穴と呼び，脈気の通過するところを経穴と呼び，脈気の集まるところを合穴と呼ぶ．

K．五蔵・五色
―肌の色ツヤによる体内の反応

普段，血気が盛ん，色気がある，などと表現されることがある．これは体の内部情報の現れである㉟．寒証，疼痛，瘀血では青色が強く生じ，赤色では熱証で実熱を示し，虚熱ではやや赤みを帯びる．これらに脈や腹証などを合わせることで正確な弁証が行われる．先人は肌の色を詳しく診ては体内に生じるさまざまな病態を診察した㊱㊲．以下に五行・五色間の病変として，肌の色と病態の関係を示す．

古典探訪　『素問・脉要精微論篇第十七』

㉟（原　文）　其精明五色者　氣之華也　　　　　（書下し文）　夫れ精明五色なる者は，気の華なり．

〈意訳・解釈〉　顔面に現れる五色の様子は，いずれも内臓の精気の状態が体表に現れている．

古典探訪　『霊枢・論疾診尺篇第七十四』

㊱（原　文）　診血脉者　多赤多熱　多青多痛　多黒爲久痺　多赤　多黒　多青皆見者　寒熱身痛　　（書下し文）　血脈を診るに，赤多きは熱多く，青多きは痛み多く，黒多きは久痺たり．赤多く黒多く青多く皆見るる者は，寒熱し身痛む．

〈意訳・解釈〉　絡脈を診察するとき，皮膚に赤い絡脈が多い者は，多く熱証に属し，青いものが多い者は，多く痛証に属し，黒いものが多い者は久痺である．赤，黒，青がとても多く一緒に現れているものは寒熱病であり，身体に疼痛がある．

古典探訪　『霊枢・五音五味篇第六十五』

㊲（原　文）　聖人視其顔色　黄赤者多熱氣　青白者少熱氣　黒色者多血少氣　　（書下し文）　聖人は其の顔色を視る．黄赤なる者は熱気多く，青白なる者は熱気少なく，黒色なる者は血多く気少なし．

〈意訳・解釈〉　才知ある人は顔に現れた黄赤色を見れば，体内の気血の熱を知り，青白色を見れば，気血の寒を知り，黒色を見れば，その多血少気を知ることができる．

14　第1部　基礎概論

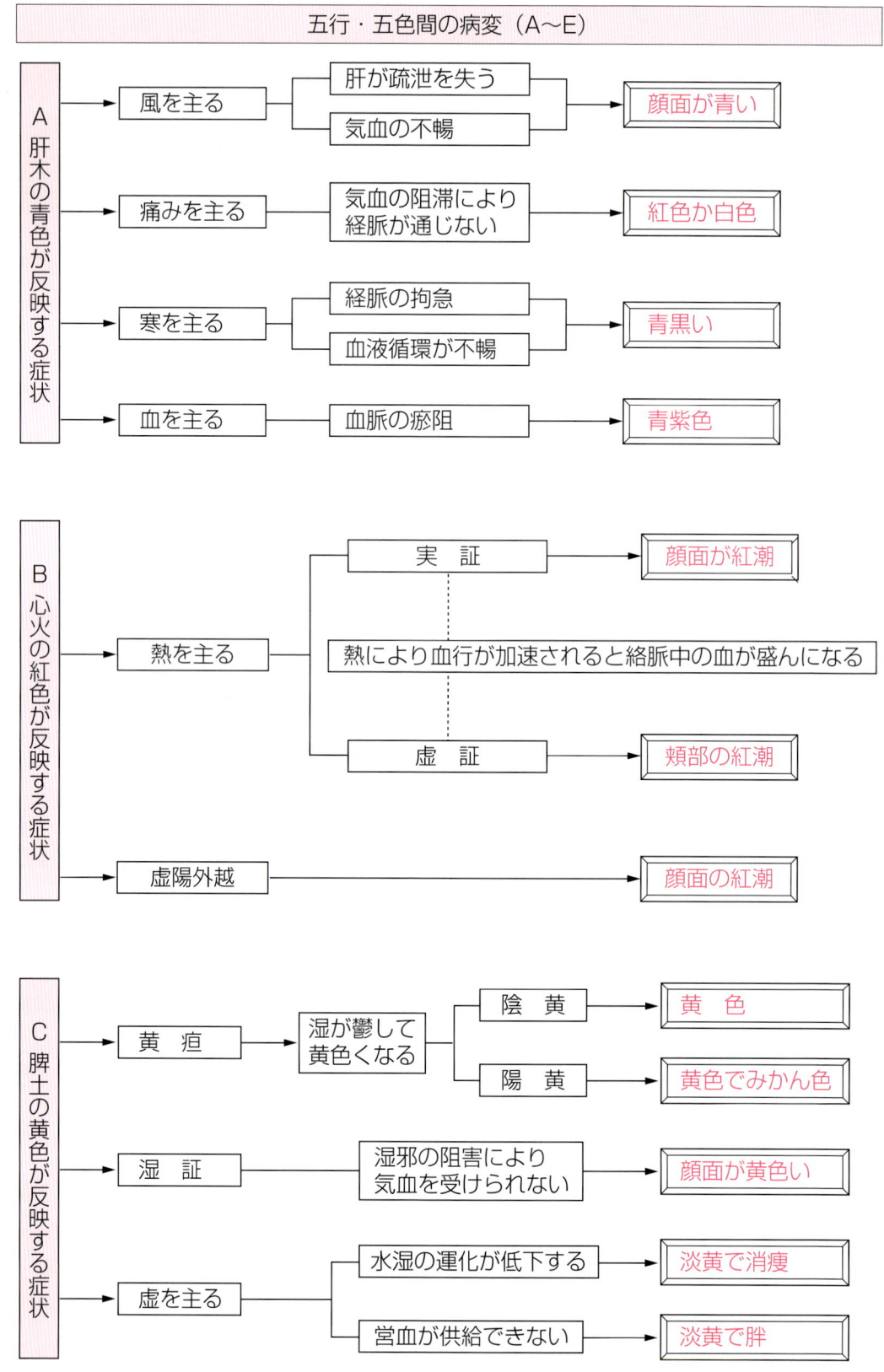

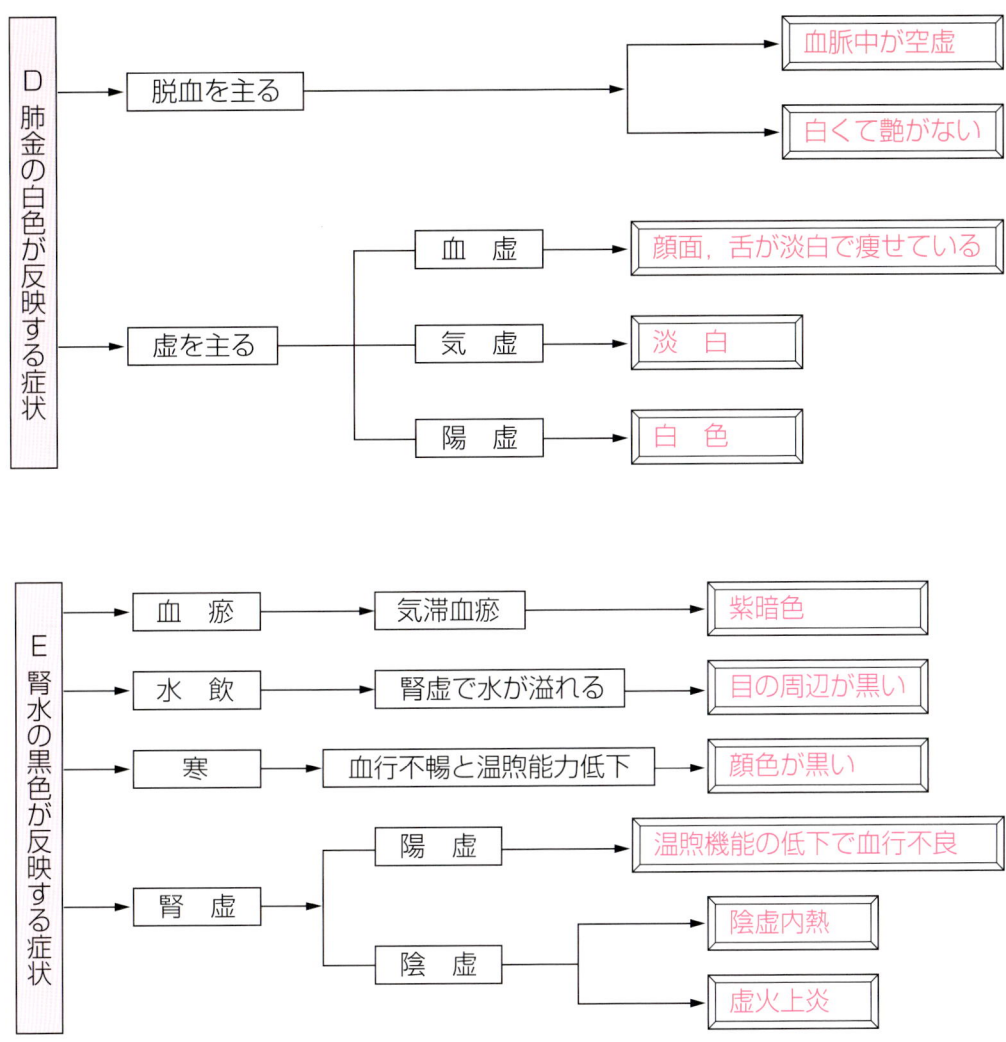

（作図協力：井原奈津子）

第2部

診断学各論

中医診断学の基本

> 見る，嗅ぐ，聞く，触れるという診察法で体内情報を集めよう！

■ 1. 中医診断学の基本原則・基本原理

中医診断学の基本原則と基本原理を以下に示す．

〈基本原則〉(1) 整体審察（**図1**）…………審察内外（内外を診察する）
　　　　　　(2) 診法合参………………………四診合参（望・聞・問・切を合わせる）
　　　　　　(3) 病証の結合

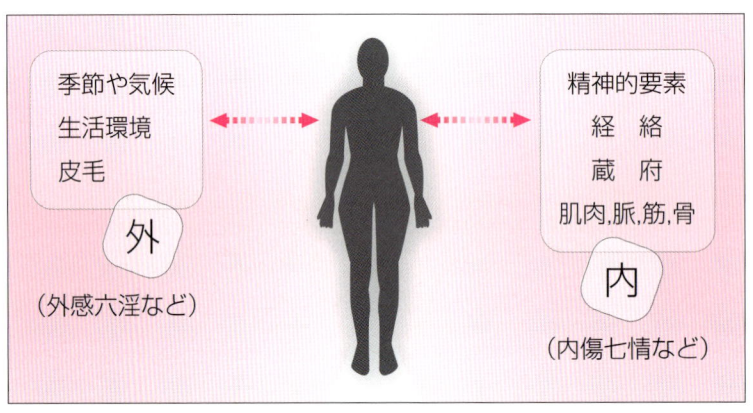

図1 整体審察原理の略図

〈基本原理〉(1) 司外揣内：外部を調べて内部を推測する①．
　　　　　　(2) 見微知著：始めは目立たないが，人体の著しい変化を知る．
　　　　　　(3) 知常達変：常に変化を伴っていることを認識する．

古典探訪　『素問・陰陽應象大論篇第五』

①（原　文）以我知彼　以表知裏　　　　　　　（書下し文）我を以て彼を知り，表を以て裏を知る．

〈意訳・解釈〉自分の正常な状態に比較して病人の異常を知り，表面の症状から内面の病変を理解する．

■ 2. 診断の種類

東洋医学的診断で，現代医学におけるX線や，血液検査などに代えて，四診方法を用いて診察する．四診は望診，聞診，問診，切診に4分類される．これらの診断方法（四診）を用いて病因を追求し，治療目標を検討する．中国の古代文献『素問・陰陽應象大論篇』に"善く診するものは色を察し，脈を按じ，先ず陰陽を別つ"とある．顔の色ツヤや，脈の状態の善し悪しにより病証を診ていた．

(1) 望診（ぼうしん）：視覚を通して病態を診る方法．
(2) 聞診（ぶんしん）：聴覚と嗅覚を通して病態を診る方法．
(3) 問診（もんしん）：問いかけと応答により病態を診る方法．
(4) 切診（せっしん）：手指や手掌の触覚を通じて病態を診察する方法．

■3. 東洋医学的診断のために必要な基本知識

1）陰陽・虚実・中庸

　中庸とは現代医学の基準値に相当し，いわゆる陰陽のバランスの取れた状態で，正常な状態をいう（**図2**）．

　陽虚体質とは陽が足りないために，陰（寒，下降性など）の症状が強く現れたものである（a）．治療原則は補陽である．陰虚体質は陰が足りないために，陽（熱，上昇性など）の症状が強く現れたものである（c）．治療原則は補陰である．

　陰実は「過剰な陰」のために中庸を超えたもので，陰の過剰分だけが症状として現れる（b）．陽実は「過剰な陽」のために中庸を超えたもので，陽の過剰分だけが症状として現れる（d）．陰実や陽実は，陰もしくは陽が過剰な状態となるので，治療原則は祛寒（陰実）か瀉火（陽実）となる．

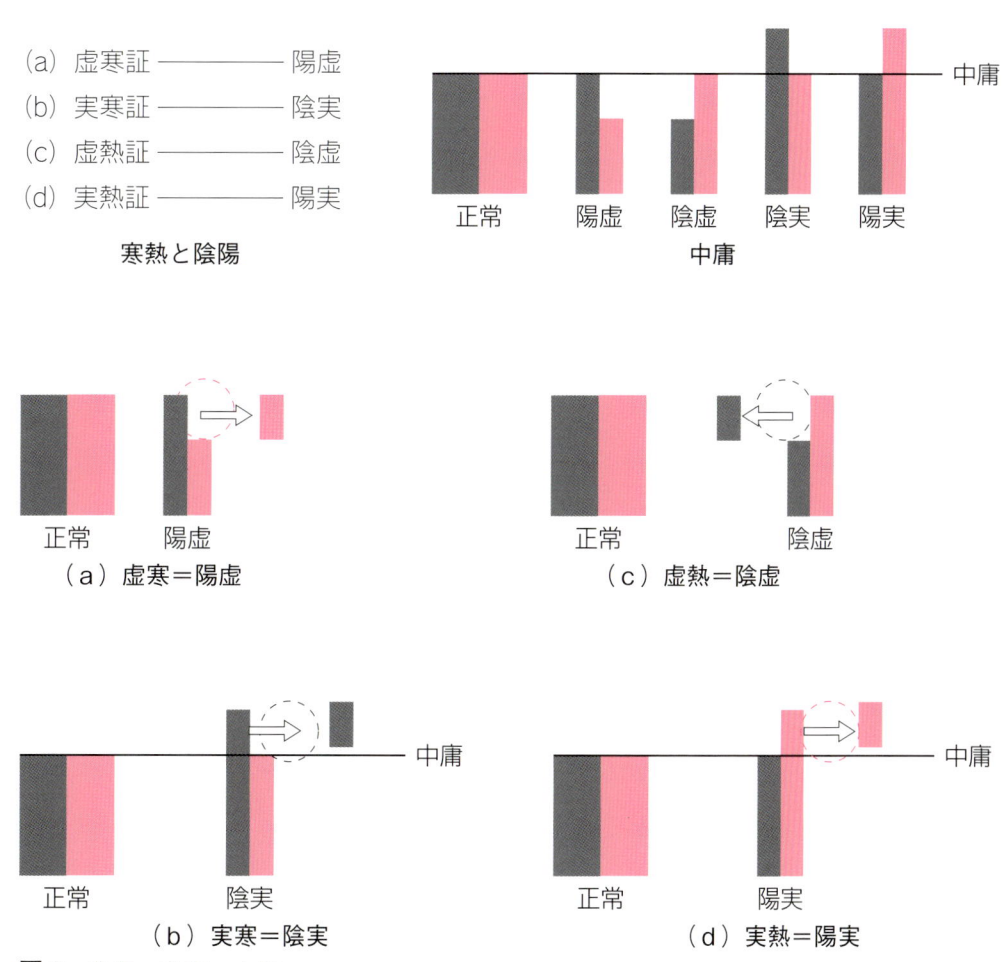

図2　陰陽・虚実・中庸

2）舌と脈所見の符号一覧表

　一般的には，脈と舌の診察を行ったとき，その両者の間では符号性が高く，八綱弁証：病性（寒熱）弁証，病勢（虚実）弁証，病位（表裏）弁証，によく用いられる（**表1**）．

　舌診法は寒熱，虚実，表裏，陰陽などを用いて病証を鑑別するもので，八綱弁証には欠

かすことができない．これには寒熱に弁別する舌色診，虚実に弁別する舌態診や舌体診，表証と裏証に弁別するための舌苔診などがある．とくに舌苔の診察は表裏の診察のみにとどまらず，寒熱などの弁別にも応用される．たとえば熱証を例にあげると，舌色診で紅・絳色，舌苔診では黄苔となり，反対に寒証の舌色診では淡白色，舌苔診では白苔を形成する．

表1 舌と脈所見の符号一覧

	病 性		病 勢		病 位	
	寒	熱	虚	実	表	裏
脈 状	遅	数	浮	洪	浮	沈
舌 色	淡白	紅	淡白	絳	/	/
舌 形	胖嫩	瘦老	胖嫩	瘦老	/	/
苔 状	滑潤	燥	/	厚	薄	厚
苔 色	白	黄	/	/	/	/

3）舌診の主たる基本診察点

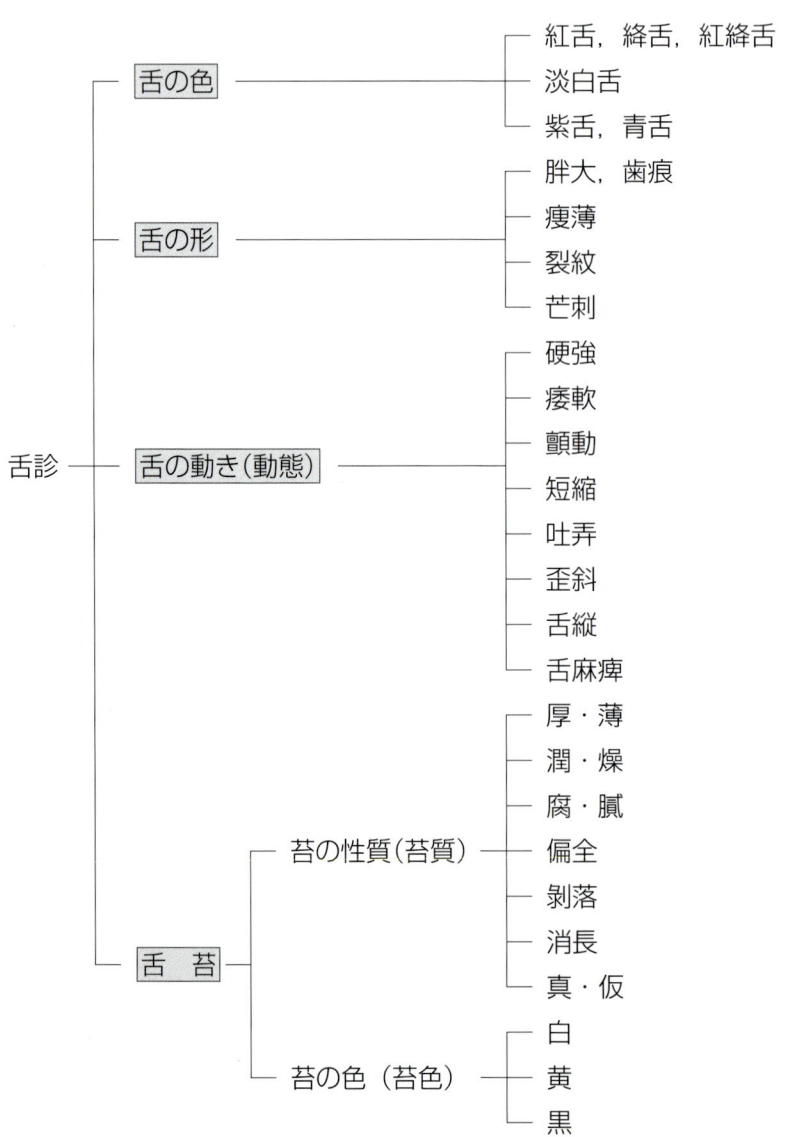

1. 望診／舌診

―本章で学ぶ内容―

望診，なかでも舌診を中心に学ぶ．舌診は古代の殷王朝の甲骨文中にすでに記され，正気の虚実や寒熱の有無を診て病態を判断していた．現代の中医学にも舌の色や形態で診断する方法があり，これを舌診という．

① 正邪の盛衰を判断する．
② 病邪の性質を区別する．
③ 病位や病勢を分析する．
④ 病状の予後を推測する．

望　診

望診は視覚を通して病態を診る方法で，全身望診，局所望診，また望排泄物，望小児指紋，舌診に分けられる（**表1**）．最初に全身の状態，体格と全身の栄養状態，動作や姿勢，目，耳，鼻，口，歯牙，瞼，毛髪，筋肉，肌肉，皮膚，顔色，むくみ，舌などをまず診察する．

表1 望診の分類

全身望診	神　気	有　神・無　神
	色	赤，黒，青，白，黄
	ツ　ヤ（艶）	湿　潤・乾　燥
	姿　勢	動　作
	形　体	肥　満・消　痩
局所望診	頭面部，五　官	目・耳・鼻・口
	体幹部，前陰・後陰	頸項，胸脇，腰背部
	皮膚	斑，疔瘡，癰疽
排泄物	大便・小便	色・量
	分泌物	嘔吐物・痰・涎
小児指紋	色で病性分析	三関（命・気・風）で軽重症を診る
舌　診	舌質	神・色・形・態
	舌苔	性状・色

1. 望診法の手順

① 最初に顔貌と体格をみる．
- 顔貌は人間の精神状態がもっとも現れやすいところである．病で苦しんでいると必ず顔に出現する．病気が進行するにつれて，顔面の表情が少なくなり，眼光の気迫が欠ける．
- 顔面が蒼白で，口唇と眼の周囲に色素沈着のあるものは瘀血証である．

② 姿勢と動作をみる：体のどこかに病があれば，その部位に負担がかからないような姿勢や動作をとる．
- 腹痛が著しい：前屈する．
- 歩行障害など：平均のとれていない歩き方，それぞれの患者の主訴によって関節を曲げたりするなど，その姿勢はさまざまなので，特徴をつかんでおく．初診時と対比することも大切である．

③ 全身の栄養状態と体格をみる．
- 体格が肥満で赤ら顔，首の太い者は実証である．
- 首が長くて胸郭は扁平，前腕と手背の筋肉のない者は虚証が多い．

④ 血色をみる．
- 血色が悪くやせ型の人は陰虚証である．
- 血色が良くて肥満型の人は陽実証である．

⑤ 毛髪をみる．
- 毛髪は腎と膀胱に属し，血の余りとされる．

　東洋医学は患者の生命力や精神力を高めることにある．術者任せの受け身姿勢の患者は慢性化しやすい特徴をもち，症状の改善が認められない場合には，術者の責任にするか，転医するといった可能性がしばしばある．『難経・六十一難』には，患者を診察する上で，顔色，皮膚の色を五色（青・赤・黄・白・黒）にあてはめると同時に，ツヤの有無を含めて，病気の経過と予後を知ることが可能であると述べられている[1][2][3]．

古典探訪 　『難経・六十一難』

①（原　文）望而知之謂之神　聞而知之謂之聖　問而知之謂之工　切脈而知之巧何謂也　然　望而知之者　望見其五色　以知其病．

（書下し文）望んでこれを知るこれを神と謂い，聞きてこれを知るこれを聖と謂い，問うてこれを知るこれを工と謂い，脈を切してこれを知るこれを巧と謂うとは，何の謂ぞや．然り．望んでこれを知る者は，その五色を望見し，もってその病を知る．

〈意訳・解釈〉望診を通じて疾病を知るものを神と称し，聞診を通じて疾病を知るものを聖と称し，問診を通じて疾病を知るものを工と称し，切脈を通じて疾病を知るものを巧と称している．望んでこれを知るとは，身体の外面に現れた青・黄・赤・白・黒の五色を望み病状を知ることにある．

古典探訪 『素問・上古天眞論篇第一』

②（原　文）女子七歳腎氣盛　齒更髮長　二七而天癸至　任脉通太衝脉盛　月事以時下　故有子　三七腎氣平均　故眞牙生而長極　四七筋骨堅髮長極身體盛壯　五七陽明脉衰面始焦髮始墮　六七三陽脉衰於上面皆焦髮始白　七七任脉虛太衝脉衰少天癸竭地道不通　故形壞而無子也.

（書下し文）女子は七歳にして腎気盛し，歯更り髪長ず．二七にして天癸至り，任脈通じ，太衝の脈盛し，月事時を以て下る．故に子あり．三七にして腎気平均す．故に真牙生じて長く極まる．四七にして筋骨堅く，髪が長く極まり，身体盛壮なり．五七にして陽明の脈衰え，面初めて焦れ，髪初めて堕つ．六七にして三陽の脈上に衰え，面皆焦れ，髪初めて白し．七七にして任脈虚し，太衝の脈衰え少し，天癸竭き，地道通ぜず．故に形壊えて子なきなり．

〈意訳・解釈〉女子は7歳になると，腎気が充たされだし，歯が脱けかわり，毛髪もまた長くなる．14歳になると，天癸が発育，成熟し，任脈はのびやかに通じ，太衝の脈は旺盛になり，月経が時に応じてめぐってくる．だから子どもを産むことができるのである．21歳になると，腎気が充満し，知歯が成長して，身体の丈もまた伸びきり，28歳になると，筋骨はしっかりして，毛髪ののびも極まる．この時期は身体が最も強壮な時期である．35歳になると，陽明経の脈が次第に衰え，顔面部はやつれ始める．42歳になると，3つの陽経の脈が次第に衰え，それゆえに顔面部はやつれ始め，頭髪もまた白くなり始める．49歳になると，任脈は空虚となり，太衝の脈は衰え，天癸はつきて，月経が止まる．それゆえ身体は老い衰えて，もう再び子を産むことはできない．

③（原　文）丈夫八歳腎氣實　髮長齒更　二八腎氣盛天癸至　精氣溢寫　陰陽和故能有子　三八腎氣平均筋骨勁強故眞牙生而長極　四八筋骨隆盛　肌肉滿壯　五八腎氣衰　髮墮齒槁　六八陽氣衰竭於上　面焦　髮鬢頒白　七八肝氣衰　筋不能動　天癸竭　精少　腎藏衰形體皆極　八八則齒髮去.

（書下し文）丈夫は八歳にして腎気実し，髪長じ歯更る．二八にして腎気盛し，天癸至り，精気溢写し，陰陽和す．故に能く子あり．三八にして腎気平均し，筋骨勁強たり．故に真牙生じて長極まる．四八にして筋骨隆盛にして，肌肉満壮たり．五八にして腎気衰え，髪堕ち歯槁る．六八にして陽気上に衰え竭き，面焦れ，髪鬢頒白たり．七八にして肝気衰え，筋動くこと能わず．天癸竭き，精少なく，腎蔵衰え，形体皆極まれり．八八にして則ち歯髪去る．

〈意訳・解釈〉男子は8歳になると，腎気が充実し始めて，髪は長くなり，歯が生え替わる．16歳になると，腎気が旺盛になり，天癸は発育して成熟し，精気が充満することにより，射精することができ，男女の性の和合により子を産むことができる．24歳になると，腎気は充実し，筋骨はしっかりし，知歯が成長して，身体もまた伸びて最も盛んになる．32歳になると，筋肉が強壮となり，肌肉が豊かで逞しくなる．40歳になると，腎気が衰えて，頭髪は抜け，歯は痩せてツヤがなくなる．48歳になると，陽気が上部で衰え，顔面がやつれ，頭髪と，もみ上げはごましおになる．56歳になると，肝気が衰え，筋脈の活動は自由でなくなり，天癸は尽きて，精気も少なく腎気が衰えて，肉体疲労が極まる．64歳になると，歯は抜け，頭髪も落ちてしまう．

■ 2. 望　神（神気を診る）

　望診でもっとも大切なのは神気を診る望神であり，患者の活力の有無を判断する．この活力こそが自然治癒能力であり，恒常性維持機能を促して疾病の改善が期待できるか否かを示すものである．したがって術者は最初に，患者の神気や気迫を知ることである[4]．

　望神では，得神，少神，失神，仮神を判別する（**表2**）．

(1) 得神：① 有神，② 精気が充足した状態，③ 健康である．
(2) 少神：① 神気の不足，② 軽度に精気を失う，③ 蔵府機能がやや低下．
(3) 失神：① 無神，② 精気を失い神も衰える，③ 邪が盛んで神が乱れる．
(4) 仮神：① 重症患者に出現する一時的な症状の改善，② 蔵府精気が失われる，③ 正気が将に尽きようとした状態，④ 虚陽外越，⑤ 残灯復明である．
(5) 神乱：① 狂躁不安，② 認知症，③ 卒然昏倒，④ 神志の錯乱をいう．

表2 望神の分類

	精神状態	眼力（眼神）	顔の色とツヤ（艶）	動作や反応
得神	意識は正常	眼神はある	ツヤあり 肌の血色がよい	動作は鋭敏
少神	精神不振 鄭声	眼神は乏しい	ツヤは少し 疲れやすい	動作はやや鈍い
失神	錯誤，譫語 神昏 卒倒	眼神はなく 暗い	ツヤなし 肌の血色は悪い	動作が鈍く 反応が遅い
仮神	突然意識が 正常になる	眼光が一時的 にもとに戻る	ツヤはない	元気がある ような状態

古典探訪 『霊枢・天年篇第五十四』

④（原　文）　失神者死　得神者生　　　　　　　（書下し文）　神を失う者は死し，神を得る者は生きる．

〈意訳・解釈〉　神気を失えば死んでしまい，神気があって初めて生命を維持できるのである．

■ 3. 望　色（色の変化を診る）

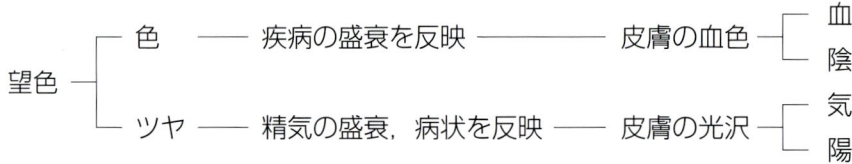

　体表に出現した皮膚色の浮沈や清濁などで診る．肌の色とツヤは環境の変化を受けやすく，肌の湿潤や乾燥，淡白色や発赤などを生じ，身体内部の気・血・津液の不足や有余，また，寒熱病態を診る．

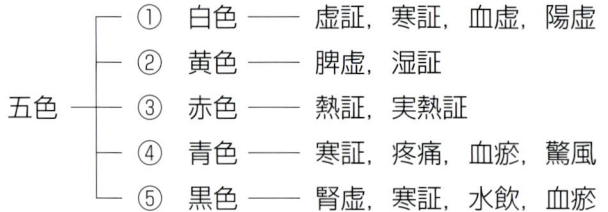

　望色十法は清（1644～1911）の医家，汪宏の書籍『望診遵経』二巻（1875年）による．上巻では望診を行う上での基本原則について語り，下巻では皮膚，肌肉の色ツヤや形体の変化により現れる体表観察法について論じられている．人体の体表面に現れる肌の色のくすみや，乾燥状態の変化を診ることにより，病位，病勢，病性の軽重を診る．**表3**は全身に対する肌の所見についての病態であり，**表4**は顔色の変化により病態を診たものである⑤⑥⑦⑧．

表3　望色十法表

十法	特徴	主証	臨床所見	病機
浮	皮膚の間	表証	浮→沈	表邪が裏に入る
沈	皮膚内部	裏証	沈→浮	裏邪が表に出る
清	清明	陽証	清→濁	陽証より陰証に転化
濁	暗色	陰証	濁→清	陰証より陽証に転化
微	浅淡	虚証	微→甚	虚が原因で実証となる
甚	深濃	実証	甚→微	実証より虚に転ずる
散	疏散	急性疾患	散→搏	邪気が集合する
搏	壅滞	慢性疾患	搏→散	邪気が退散する
沢	潤沢	軽症	沢→夭	精気の衰え
夭	枯渇	重症	夭→沢	精気の回復

表4　顔面の望色表

顔色	五蔵	五行	病機	体表反応
青⑦	肝	木	風・寒・痛…血を主る	顔色が青い・青紫
紅⑧	心	火	熱を主る	顔面紅潮・頬紅
黄⑤	脾	土	湿・黄疸を主る	顔面が黄色・消痩
白⑥	肺	金	陽虚・気虚…推動無力 血虚…………営血虧虚	顔面蒼白
黒	腎	水	寒・水飲・腎虚を主る	顔面がスス黒い

⑤～⑧は古典探訪参照

古典探訪　『霊枢・論勇篇第五十』

⑤（原　文）黄色薄皮弱肉者　不勝春之虚風　　（書下し文）黄色にして薄皮弱肉なるは，春の虚風に勝えず．

〈意訳・解釈〉　色が黄色く皮膚が薄く，肌肉が柔弱な人は，脾気が不足しており，春の虚邪賊風に耐えられない．

⑥（原　文）白色薄皮弱肉者　不勝夏之虚風　　（書下し文）白色にして薄皮弱肉なるは，夏の虚風に勝えず．

〈意訳・解釈〉　色が白く皮膚が薄く，肌肉が柔弱な人は，肺気が不足しており，夏の虚邪賊風に耐えられない．

⑦（原　文）青色薄皮弱肉者　不勝秋之虚風　　（書下し文）青色にして薄皮弱肉なるは，秋の虚風に勝えず．

〈意訳・解釈〉　色が青くて皮膚が薄く，肌肉が柔弱な人は，肝気が不足しており，秋の虚邪賊風に耐えられない．

⑧（原　文）赤色薄皮弱肉者　不勝冬之虚風也　　（書下し文）赤色にして薄皮弱肉なるは，冬の虚風に勝えず．

〈意訳・解釈〉　色が赤く皮膚が薄く，肌肉が柔弱な人は，心気が不足しており，冬の虚邪賊風に耐えられない．

■ 4. 形体を診る

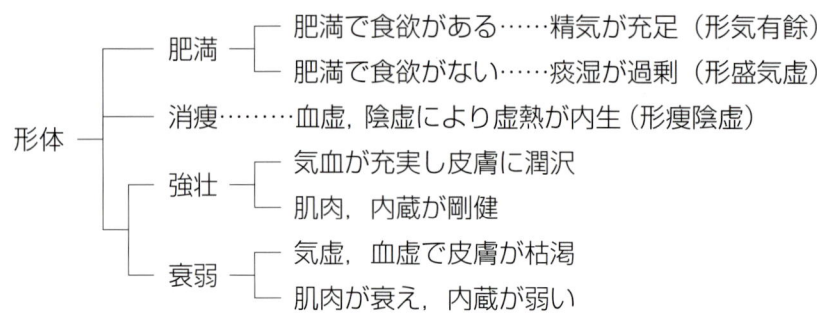

　肉体の大小や強壮状態より気血の盛衰を検討する方法がある．これにより気血の盛衰や病邪の進行状態と病後の良，不良が推測できる[9]．

古典探訪　『霊枢・陰陽二十五人篇第六十四』

[9]（原　文）　先立五形金木水火土　別其五色　異其五形　之人　而二十五人具矣

（書下し文）　先ず五形金木水火土を立て，其の五色を別け，其の五形の人を異にすれば，すなわち二十五人具わらん．

〈意訳・解釈〉　最初に，金木水火土の5つの人の類型を明確に区別しなければならない．次に，五色の違いに基づき，人体を五種類の形体に区別する．かくして二十五種類の人の形態が明らかになる．

■ 5. 姿勢を診る[10][11][12]

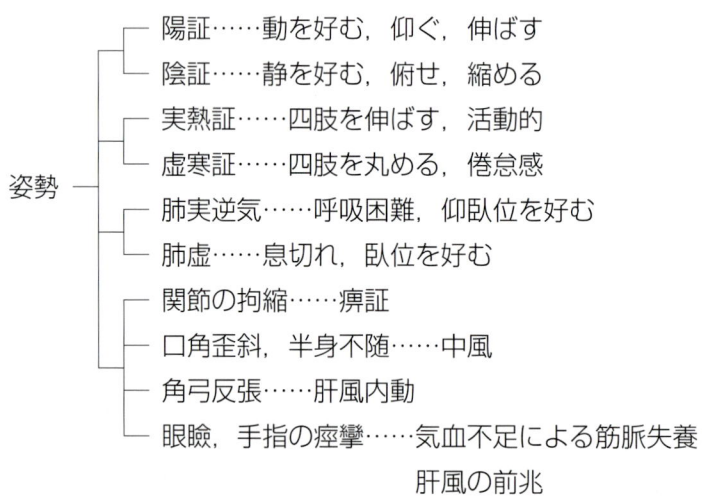

古典探訪　『素問・方盛衰論篇第八十』

[10]（原　文）　是以形弱氣虛　死　形氣有餘　脉氣不足　死　脉氣有餘　形氣不足　生

（書下し文）　是を以て形弱く気虚すれば，死す．形気余りあるも脉気不足なるは，死す．脉気余りあり，形気不足なるは，生く．

〈意訳・解釈〉　身体も弱く気虚であれば，死となるし，身体と気が余りある状態でも，脈気が不足していれば，やはり死ぬ．脈気が余りある状態で，身体と気とが不足であれば，生きる．

古典探訪　『素問・逆調論篇第三十四』

⑪（原　　文）　不得臥而息有音者　是陽明之逆也　　（書下し文）　臥するを得ずして息に音ある者は，是れ陽明の逆なり．

〈意訳・解釈〉　仰臥することができず，息をすれば音がするのは，陽明経脈の気が上逆したためである．

古典探訪　『素問・評熱病論篇第三十三』

⑫（原　　文）　諸水病者　故不得臥　臥則驚　驚則欬甚也　（書下し文）　諸の水病なる者は，故に臥するを得ず．臥すれば即ち驚き，驚けば則ち咳すること甚だしきなり．

〈意訳・解釈〉　一般に水気の病は，仰臥することができなくなる．仰臥すれば水気は上逆し，驚悸するに至り，咳もひどくなる．

舌　診

■ 1. 舌と口唇の望診

　口唇と舌には胃，大腸，肝，任，督脈，衝脈などの経絡が流れている．脾胃は口を介して，飲食物を体内に導入する．したがって，脾胃の反応は口に現れる．口が渇いて，口臭を認める者は脾の異常，胃熱と肝熱は口の中に酸がこみ上げるような感じがあり，心胆の熱は口の中が苦い，肺熱は辛い，腎熱は口が鹹し，脾熱は口甘くする．唇は脾胃の状態・反応を外部に示す部分であり，唇の乾きや裂け目，瘡を生じるのは脾胃に熱を認める場合が多い．

　舌診：舌象は体内の病態を映し出す鏡である．
　① 病邪の性質を測定する温度計
　② 津液の燥湿を測定する湿度計
　③ 体質の強弱を示す信号灯
　④ 血液循環を観察する血流図
　⑤ 疾病の危険性を予告する警報機

■ 2. 蔵府と舌の関係

　蔵府の異常は経絡によって舌に反映する．その位置的な関係を示すと，舌根部は腎・膀胱，舌中部は脾・胃，舌尖部は心と肺，舌辺部は肝胆に区別される（**図1**）．舌診法は舌質，舌体，舌苔と，さらに詳しく分けられ，舌の運動，色沢，苔の質，苔の色をみる．これらは八綱弁証の寒熱や虚実を裏付ける手段となる．

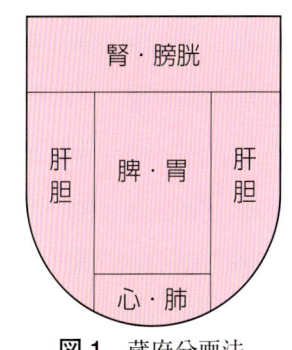

図1　蔵府分画法

　① 舌質は舌の筋肉，組織をさす．これにより気血や蔵府の虚実の変化を観察する．
　② 舌苔は舌面上に付着している苔状のものをさす．これにより病の深浅や虚実を観察する．

　まず舌の色をみる．正常な舌の色は淡紅色で，薄くて白い苔がのっている．柔らかくて，動きもよく，適度に湿っている．

3. 舌の観察手順

①舌の形体と運動（舌質）[13]，②舌色，③舌質の潤燥，④舌苔の厚薄[14]，⑤舌苔の色，⑥舌苔の潤燥，について順に観察する（表5）．

『辨舌指南巻二』観舌之心法に載る舌診法の順番は，

①舌色，②舌質，③舌尖，④舌心，⑤舌辺，⑥舌根，⑦潤燥，⑧変換(変化)である．

表5 舌の観察と種類

舌質	舌質の色（舌色）	淡紅舌	正常な舌色
		淡白舌	正常色より淡白
		紅 舌	正常色より赤い
		絳 舌	紅舌よりさらに赤みがある
		紫 舌	正常色より紫色
		青 舌	正常色より青い
	舌 形	嫩 舌	舌が軟らかく腫れぼったい
		胖 舌	舌の全体が腫れたもの
		歯痕舌	舌の周辺に歯形がある
		老 舌	舌体が堅くしまっている
		痩 舌	舌の全体が痩せたもの
		裂紋舌	舌の表面に亀裂がある
		芒刺舌	舌面にトゲ状の隆起がある
	舌の動態	硬 舌	舌の運動が円滑ではない
		軟 舌	舌の運動が無力なもの
		歪斜舌	舌体が歪むもの
		顫動舌（せんどう）	舌体が震えるもの
		弄 舌（ろうぜつ）	舌で口の周辺をなめ回す
舌苔	舌苔の色（苔色）	白 苔	舌表面の苔色が白い
		黄 苔	舌表面の苔色が黄色い
		灰 苔	舌表面の苔色が浅黒い
		黒 苔	舌表面の苔色が焦げて黒い
	苔 質	厚 苔	「見底」できない苔
		薄 苔	「見底」できる苔
		滑 苔	苔の水分が過度で湿潤しているもの
		燥 苔	苔が乾燥しているもの
		腐 苔	おから状の苔で剥離しやすいもの
		膩 苔	ベッタリとした苔で剥離しにくいもの
		剥落苔	舌苔が全体的，部分的に剥がれ落ちたもの
		偏 全	舌表面の苔の分布領域

古典探訪 『辨舌指南』：曹炳章撰（1917～1920年）．清代までの舌診資料156点を編集した書．

⑬（原　　文）　故可籍以診五藏之寒熱虚実也　　　　　　（書下し文）　故に五藏の寒熱虚実の乱れたさまを診するなり．

〈意訳・解釈〉　舌質を視て五蔵の寒熱虚実を整理する．

⑭（原　　文）　可察中氣之存亡也　　　　　　　　　　　（書下し文）　中気の存亡を察するべきなり．

〈意訳・解釈〉　舌苔を視て中気の有無を察知することができる．

I.
舌　色

　　舌の色彩は寒熱や虚実を客観的に観察する方法である．具体的には，外感病証と内傷病証の2つに分類される．血は陽気によって舌中に充満するので，正常人は，舌に血が充足して陽気が順調に巡っている．

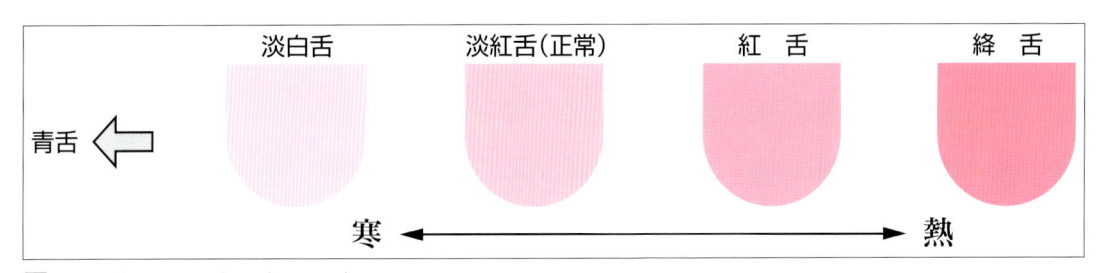

図2　舌色による寒熱弁証の略図

■　舌色の変化と寒熱の関係

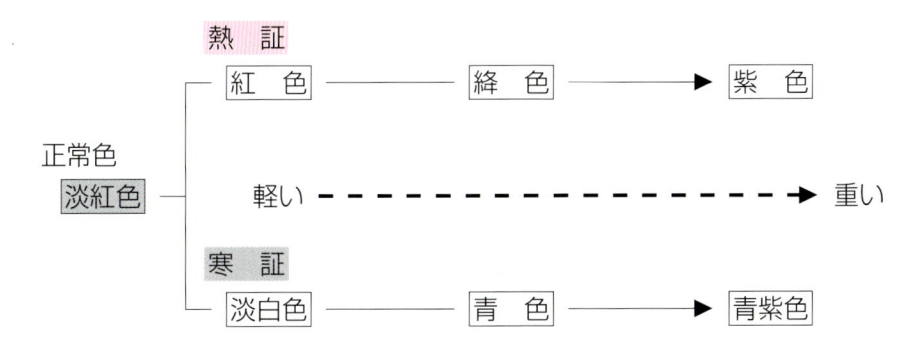

```
                熱　証
              ┌ 紅色 ── 絳色 ── 紫色
正常色         │
 淡紅色 ──────┤        軽い ─────────→ 重い
              │
              └ 寒　証
                淡白色 ── 青色 ── 青紫色
```

■　舌質（形）の変化と虚実の関係

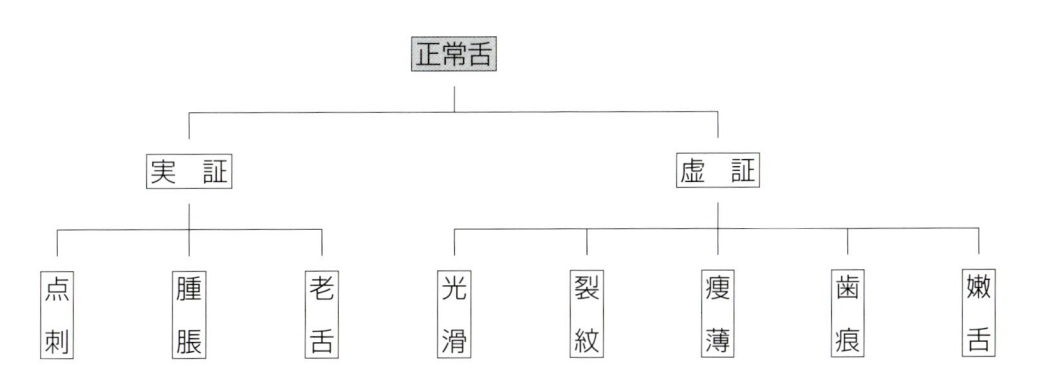

```
                   正常舌
           ┌─────────┴─────────┐
         実 証                 虚 証
       ┌──┼──┐        ┌────┬────┼────┬────┐
      点刺 腫脹 老舌    光滑 裂紋 痩薄 歯痕 嫩舌
```

> 虚・寒証　淡白色（たんぱくしょく）

舌の淡白色は顔面の蒼白と同じで，赤みが少なく白色が強いものをいう．淡白湿潤舌，淡白少津舌，淡白挟紅舌，淡白光瑩舌などがある．
　原因：虚証，寒証，気血両虚にみられる．

■ 淡白湿潤舌

脾陽の不足は，湿の運化作用の低下を発生させ，淡白色で湿潤のある舌を形成する（例：脾虚寒湿）．

■ 淡白少津舌

陽が全身に散布されなくなると津液が少なくなり発生する．

■ 淡白挟紅舌

舌色の大部分は薄くて淡いが，一部分のみに鮮紅色を呈す．その多くの症状は虚火となった現れである．鮮紅色が舌中にあれば脾胃の火，舌尖にあれば心の火，舌辺にあれば肝の火，舌根にあれば腎の火である．

■ 淡白光瑩舌

脾胃の虚弱によるもので，舌面は，薄苔が剥がれて新しい皮を剥いだ状態である．

（治療原則）脾陽虚：脾陽を養って脾の運化作用を促進させる．
（治療原則）湿潤舌：陽を養って全身を巡り水湿を気化する．
（治療原則）虚火：陰を養って陽の亢進を抑制する．

■ 虚証

虚証は血流量の減少や血色の低下をみる．血流量の低下は血虚の症状を起こす．

■ 寒証

陽虚は，陽の不足により全身を温めることができないので，四肢の寒冷感を引き起こす．したがって，血虚の現れである舌の淡白色は全身への血流量や血液量の不足から，末梢循環障害などを考えてみる必要がある．

（治療原則）寒証：陽を養う（温陽散寒）．

■ 気血両虚

気血両虚（表6）では，舌体が痩せ，陽気の不足により舌体がぼってりとした，しまりのない舌を呈し，これを嫩舌とよぶ．

表6　淡白舌を認める代表的な病態の弁証分型

分型	気血両虚型	脾虚寒湿型
症状	頭暈　耳鳴　心悸 自汗　疲労感 顔にツヤがない 短気　虚で細軟	消化不良　倦怠 食欲不振　下痢 腹が脹る　浮腫 沈遅か沈細

●ワンポイントアドバイス　　淡白光瑩舌

苔が脱落して生じることがないということは，脾胃の気が衰退している現れである．新しい苔を発生させることができないため，舌全体が淡白となりつるつる（剥げた状態）する．

熱証　紅　色

熱の症状を示す．

■ 外感病証

舌尖と舌辺部が紅く，薄白苔を認め，主に風熱表証などにみられる．熱が裏に入った裏実熱証の場合には，舌が紅くて苔が黄色で厚く，または乾燥している．

■ 内傷病証

舌尖部の赤さは心火上炎の証を認める．内傷病における陰虚内熱は舌の全体が紅く，少苔で乾燥する．

CHECK 陰虚の舌：少苔か無苔である．さらに脈が細数であることが特徴となる．

熱証　絳　色

紅色よりさらに熱が盛んになっている．

■ 外感病証

深紅色の舌にトゲ状の隆起が出現し，これを芒刺とよんで熱が営血に侵入したときに発生する．絳は深い赤色を指し，紅色がさらに濃くなったものである．

絳舌と紅舌の2つはともに営血の中に熱のあることを示している．重要な点は，紅舌も絳舌もともに熱の勢いを現したものであるが，ここでの熱は実熱，虚熱の2つの種類に分類できる．

(1) **実熱**：熱邪が津液を焼いて傷つけたりすることで，陰液の不足を引き起こしたものである[15]．
- **症状**：口渇，脈は洪数で有力，高熱，煩躁，著しい場合には意識障害を呈する．

(2) **虚熱**：体質的にも陰液の不足により，相対的に陽の実熱を生じさせたものであり，病の根本的な原因が蔵府機能の低下によるものである．
- **症状**：口渇はあるが飲みたがらない，脈は細数で無力，五心煩熱，盗汗などを呈する．
  ① 陰液の不足により熱が亢進する．
  ② 舌が暗色を帯び光沢がない．
  ③ 舌の表面は乾燥し，舌苔がないのが一般的な特徴である．
  ④ 蔵府の異常により熱が産生されて陰液を不足させる．

両者は舌のみの所見ではなく，脈診や切診によってもこれらの情報は引き出すことができる．

■ 内傷病証

深紅色の舌に無苔あるいは少苔となって出現し，ときに裂紋が現れる．これは陰虚火旺により発生する．

CHECK 実熱と虚熱の脈：両者の脈の共通点には数脈が含まれる．
CHECK 熱の虚実：実熱は熱邪の勢いが強い状態．虚熱は陰虚が主体である．

——蔵府に生じた実熱と虚熱の状態を分類すると

(1) **実熱**：
心に実熱があれば，狂妄して悶え苦しむ，精神が昏迷する，譫言，高熱が発生する．

肝にあれば内風証により抽搐し，高熱を生じる．

肺にあれば呼吸促拍し，鼻翼をピクピクさせて，喘，鼻孔に黒く汚い色が出現し，さらに高熱を伴う．

脾にあれば血便，高熱を伴う．

腎にあれば歯が焦げたような状態が形成され，陰嚢が収縮し，高熱を伴う．

(2) 虚熱：

心が虚すと，ビクビクして，悶え，眠れなくなる．

肝が虚すと眼が渋り，耳鳴がする．

肺が虚すと喀血して，空咳がでる．

脾が虚すと食物が停滞して消化不良を引き起こす．

腎が虚すと盗汗し，潮熱を引き起こす

治療原則 舌質の絳色：滋陰で陽亢を抑制する．営血を清して熱を瀉す．

●ワンポイントアドバイス　　外感病証と内傷病証のいずれかに区別すること

外感と内傷を鑑別すると，外感では実証が多く，内傷では虚証が多くみられる．舌診の所見で，絳舌が認められると，外感病では熱邪が営に入ったことを示し，内傷では陰虚火旺の証である．両者は容易に鑑別できる．
- 苔の厚薄は邪気と正気の充実を診る．無苔は邪気がないことを示すが，ときには正気の虚損を現し，体内に邪気があるとき，正気が衰えて濁気が蒸化できない．
- 滑苔は寒湿に属するとは限らない．それは熱が液を蒸発させ，上部に昇ることにより生じる．乾苔も燥熱に属するとは限らない．陽が気化できないときに生じる．

古典探訪　『辨舌指南』

⑮（原　文）舌絳而光亮爲陰液不足　舌無苔而乾燥者　腎藏不足津液虚極也

（書下し文）舌絳にて光亮なるものは陰液不足を為す．舌無苔で乾燥の者，腎蔵の津液不足し極まりて虚すなり．

〈意訳・解釈〉舌色が深紅色で鮮明でなく，水分がなくなって，ペシャンコになっているのは腎陰が枯渇しているからである．

熱証　紅絳湿潤舌

舌の特徴として舌面がみずみずしく，生花のような色の状態である．

■ 外感病証

熱が営分に入り，湿熱が内に潜んでいる状態を示したものである．

■ 内傷病証

蔵府に陰虚火旺が発生し，痰湿を持った病証である．営気が熱されて脾が化湿しない場合にみられる．

紅色でみずみずしく滑らかなものは，虚陽が浮上してきたものであり，真寒仮熱（本来は寒の証候でありながら熱の証候を出している状態）の病証である．

治療原則 舌質の湿潤：脾を強くして滋陰する．営血を清し湿を運化する．

熱証　紅絳乾燥舌

　舌の特徴として，舌面は乾燥しており，鮮紅色か深紅色をしている．この舌は熱邪により津液を失ったことにより発生するものと，元来，陰虚体質の持ち主のいずれかである．

■ 外感病証
　熱邪が営分に入って津液が奪われることにより発生する．

■ 内傷病証
　陰虚火旺の証を示す者にみられる．舌尖部のみ紅絳色で，乾燥し，他の部分が淡紅色なら，心火旺盛の状態である．

治療原則　乾燥舌：滋陰を促して火を降ろし，営血の熱を清して滋陰する．

熱証　紅絳光瑩舌[16]

　舌の特徴として，舌の色は紅色か絳色で，舌面は鏡のように光っているが，乾燥して津液がない．

■ 外感病証
　陰液が消耗を受けたことによる現象である．

■ 内傷病証
　陰液が消耗したことによる現象である．
　原因：
　① 慢性疾患による胃陰虚や腎陰虚を呈するもの，多汗などに起こりやすい．
　② 漢方薬の処方時に，湿薬を用いる証に燥薬を用いた場合に現れる．さらに舌根の乾燥と口渇は腎陰不足を示す．

治療原則　胃・腎陰虚：腎陰や胃陰を養う．

古典探訪　『辨舌指南』

[16]（原　文）　絳光燥裂　爲陰液大傷　　　　　（書下し文）　絳光燥裂なるもの，陰液の大傷となす．

〈意訳・解釈〉　深紅色で，さらにてかりがあり，乾燥し，割れ目がある舌は，陰液の多くが失われている．

熱・寒証　紫　色

　舌の特徴から，青紫舌，絳紫舌，暗紫舌の3つに分類する．一般的には熱証が極まった状態に出現する．熱が盛んで津を傷るとき（熱盛傷津）に，舌の色は紅く紫色となり乾燥する．これは主に絳舌より発展したものである．紫色は寒熱の両方に出現する．

■ 絳紫舌

　外感熱病では絳紫色となることが多く，さらに乾燥する．初期では紫色であるが，次第に深い紫色へと変化する[17]．これは病状の悪化を示し，熱が津液を消耗させ同時に正気をも失う．このときに血中の水分の減少を伴って正気が不足するので，血液の運行が減速して血滞を引き起こし紫色となる（熱入血分証など）．

治療原則 熱証：①清熱，②育陰，③涼血

■ 青紫舌

寒証が極まった状態（内傷雑病・陽虚では青紫色）である．青紫色は淡白色より変化したもので，常時，滑らかで潤いがある．慢性化した陽虚のときには舌が青紫色に変わり，さらに湿潤を認める[18]．これは淡白舌より発展したものである．

寒の凝結は危険な徴候を示す．筋肉が縮み，舌体も短く強ばり，男子の陰嚢は縮み，女子は乳が縮む（寒邪直中証など）．

治療原則 寒証：陽を補って巡りを促す．

●ワンポイントアドバイス　　陰虚と陽虚のときに出現する舌の変化

① 陰虚は，初期の段階では少し舌が紅くなり，次第に津液が損なわれ，火が旺盛になると，紅色が強くなり紅より絳へと転化する．これが慢性化することにより紅絳光瑩舌となる．
※注意：キラキラと光っているが潤ではない．最初は一部だけキラキラと光っている．慢性化するにつれて舌の全体が光り，著しいときは舌全体が痩せてひからびている．
② 陽虚は，初期の段階では淡白色の舌，苔は薄白を現し，水が内部にあれば淡白舌で透明な苔が生じる．寒証が明らかな場合には舌は白色より青色に転化し，舌苔も白苔より黒苔に転化する．したがって舌の所見は，実は進行途上における病証の表裏，寒熱，虚実の経時的な変化を診ている．

■ 暗紫舌[19]

舌色は絳紫色で，暗くツヤがない．紫色（表7）の中に灰色味を帯びているように見える．
──舌が暗く（黒く）なる原因について考える．
① 熱邪が深くて重い，津液が枯れて血が乾燥し，血滞が起こったとき．
② 胸郭内部に瘀血を認め，さらに熱邪が営に入ることで，血が熱されて流れの悪くなったとき（血熱血瘀）．
③ アルコールにより湿熱の邪が血中深く留まるとき（酒毒内蘊証など）．

治療原則 熱邪：清熱して，陰を育てる．①血を清す，②営を清す．
瘀血による舌の所見には，瘀斑や紫斑がある．

表7　紫舌を認める代表的な病態の弁証分型

証　型	寒邪直中型	熱入血分型	血瘀型	酒毒内蘊型
症　状	四肢の寒冷 下痢・嘔吐 寒がり チアノーゼ	意識障害 うわごと 高熱・吐血 鼻出血	顔色が暗い 肌膚の甲錯 固定性の刺痛 腹部腫瘤	舌体腫大・苔焦燥 食欲不振 吐き気 悪心・口苦
脈　状	沈遅・伏（青紫舌）	洪数（絳紫舌）	細渋	弦数

古典探訪　『舌鑑辨正』1894年

⑰（原　文）　紫見全舌　藏府皆熱極也　　　　　　　（書下し文）　全舌にみる紫は，蔵府みな熱の極みなり．

〈意訳・解釈〉　舌全体が紫色であれば，五蔵六府のすべてに極めて高い熱がある．

古典探訪　『傷寒舌鑑』1667年

⑱（原　文）淡紫青筋舌（中略）乃直中陰経　必身涼四肢厥冷　脈沈面黒

（書下し文）淡紫青筋の舌は，（中略）これ寒邪は厥陰に直中し，必ず身が涼しく，四肢厥冷し，脈沈にして面は黒なり．

〈意訳・解釈〉淡紫青筋の舌は（中略）寒邪が厥陰に直中し，外証は必ず四肢が厥冷する．脈が沈んで顔面の色は黒となす．

古典探訪　『重訂通俗傷寒論』（秀按説）1932年ごろ

⑲（原　文）舌色見紫　総属肝臓絡瘀……因寒而瘀者　舌多淡紫帯青　或滑或黯

（書下し文）舌色に紫をみるは，すべて肝の蔵の絡瘀に属す．熱によりて瘀するは，舌多くは淡紫に青を帯び，あるいは暗か滑．

〈意訳・解釈〉舌の色に紫色がみられるのは，肝蔵の絡脈に瘀がある．寒が原因で瘀のある者は，舌が淡紫で青を帯びていることが多く，また，滑か暗い．

瘀血　青色

舌の特徴として，水牛のような舌で⑳，外傷により体表に出現する青あざのように見える．

原因：瘀血や寒の凝滞により発生する．

■ 血に属する者（血瘀型）
- 舌質が青く乾燥[21]
- 口乾があるが飲みたがらない
- 肌膚の甲錯（肌のカサツキ）
- 顔色がドス黒い
- 脈は遅で細渋
- 局所には腫脹や紫斑[22]，刺痛を伴うことが多い
- 瘀血が上焦にあれば患者は胸満を自覚する
- 瘀血が下焦にあるときには腹脹し（自覚的），腹痛，口臭などがある

血瘀型を形成する主な原因：
① 気滞や気虚のために血の推動や運行が不利となり停滞するケース
② 寒邪が蔵府に入り寒の凝滞性によって血が停滞するケース
③ 陽虚体質により血の運行が停滞したケース
④ 外傷性疾患による出血で，経脈外に血が止まるケース

■ 寒が凝滞したもの[23]（寒凝滞型）
- 舌面が潤滑
- 四肢が冷える
- 寒がる
- 爪の色が青い
- 口唇が青い
- 遅脈
- 陽虚により気血の巡りが衰える．さらに気滞が生じて気分は鬱ぎ，イライラし，口渇があるが水分を欲しない．これは真寒仮熱（真は寒で症状だけが熱証のように出現する証）が原因で起こる．

治療原則　寒邪：温経散寒を用いる．寒を散らして経を温める．陽気を巡らす．血を生かす．

- 寒邪は陰邪で，寒が内部で盛んになれば（陰寒内盛）陽気が鬱滞して昇発できないために，気血が停滞して舌が青くなる．

(1) 外寒病より青舌となったもの
- 寒邪が少陰か厥陰に直中（太陽病を経ずに直接陰に侵入したケース）したことを示す．

(2) 慢性疾患時の青舌
・過度の発汗や下痢によって陽気が損なわれ，肝腎が虚して虚寒が発生する．

古典探訪 『舌胎統志』1930 年

⑳（原　文）青色舌如水牛之舌　　　　　　　　　（書下し文）青色の舌は水牛の舌のごとし．

〈意訳・解釈〉舌の色は水牛の舌のような青さである．

古典探訪 『辨舌指南』

㉑（原　文）舌青口燥　漱水不欲咽　唇痿胸満　無寒熱　（書下し文）舌青く口燥するものは水を漱ぎて咽するを欲
脈微大来遅　腹不満其人自言　満者内有瘀　　　　　せず，唇痿胸満し，寒熱なく，脈は微大にし
血也　　　　　　　　　　　　　　　　　　　　　て来るときは遅く，また，その人が自ら満を
　　　　　　　　　　　　　　　　　　　　　　　言う者，内部に瘀血があるなり．

〈意訳・解釈〉舌が青くて口が乾燥し，（中略）胸部が膨満し，寒や熱はないが，脈状は微大で来るときは遅く，（中略）その人が自ら膨満と感じるのは体内に瘀血がある．

古典探訪 『舌鑑辨正』

㉒（原　文）淡紫帯青舌　青紫無苔　多水滑潤而痩小　（書下し文）舌中に青紫斑を生じ，無苔で水多くべたべた
為傷寒直中腎肝陰証　　　　　　　　　　　　　　して潤い，痩せて小さいのは寒が肝腎を直中
　　　　　　　　　　　　　　　　　　　　　　　した陰証をなす．

〈意訳・解釈〉舌に青く紫色の斑が生じるのは，強い肝気のうっ滞が生じているからである．このようなときの治療は肝の気のうっ滞を流すことにある．

古典探訪 『辨舌指南』

㉓（原　文）舌色青滑　乃直中腎肝陰証陰寒之象　　（書下し文）舌色青滑は，すなわち直中による腎肝陰証，
　　　　　　　　　　　　　　　　　　　　　　　陰寒の象なり．

〈意訳・解釈〉舌色が青くてべとべとしているのは寒邪が腎と肝に直中したことによる陰証であり，陰寒が体内にあることを現している．

II.
舌　形

　舌の形や状態は体内の津液や元気の衰弱を現し，主に栄・枯・老・嫩の4つに分けて舌形の全体像を把握する．

　津液が十分な状態で，舌をみると舌体にツヤ（艶）と潤いがあるものを栄とよび，反対に津液が不足したり，損なわれたりした場合を枯とよぶ．舌表面のツヤと潤いの観察からは，陰虚や熱の進行を知る．

　舌体が堅く紋理が粗く，細くて一定の厚さを伴わない舌が老舌である．このタイプは実証の者に多く，さらに乾燥して絳紅色が伴えば熱証となるので，八綱弁証の熱証，陰虚などに相当する．反対に舌体が柔らかくて，紋理が細かく，ぽってりとした大福餅みたいな舌が嫩舌で，虚証の者に出現する．さらに舌が淡白色で潤っているものは，寒証などの寒冷症状があり，外感六淫の寒邪に犯されたときにでる．八綱弁証上の寒証，すなわち陽虚や気虚が反映した現れである．

　一般に全身症状が軽いときは，舌の色ツヤの変化を現す．一方，舌体が腫れる，歪む，縮む，ひからびる場合は，内蔵に病変が発生したことを示し，重症として対応する．

気虚　胖大（はんだい）

　舌の特徴として，舌体が正常なものよりも腫れぼったくて大きく，舌を伸出したときに口の幅いっぱいになる．さらに淡白色で舌苔が白くて舌面に湿潤を認めると，気虚や陽虚がある．胖大舌ともよばれている．「舌腫」と区別を要する．

　原因：脾虚による水湿の運化作用の減退（**表8**）．

■　**脾虚が原因で水湿を生じた場合**

　舌体が「ぽってり」としているために歯痕舌になる場合が多く，脾腎陽虚証などに出現する．それに膩苔を確認できれば，湿盛や痰飲証である．

■　**舌色が鮮紅色で，腫れて痛みが伴うもの**

① 胃熱や心熱の熱が上焦すると気血を壅滞（ようたい）させる．

② 意識障害があり，意識がハッキリとしなければ，熱が心包に入り心火上炎を起こして，気血の鬱（うっ）滞を示している．

■　**淡白色で胖大で歯痕がある場合**：苔がべとべとしていると陽虚である．中毒などでは，胖大で青紫舌を形成する．

CHECK　胖大：現代医学的には，舌組織の浮腫，結合組織の増殖や鬱（うっ）血，リンパの停滞などによって発症すると考えられる．

表8　胖大舌を認める代表的な病態の弁証分型

証　型	脾気虚型	腎虚水泛型
共通症状	胖大で嫩，舌質が淡，舌辺の歯痕，寒冷感，倦怠感	
症　状	食欲不振，泥状便，腹脹，悪心，吐き気	四肢の寒冷，腰下肢の浮腫，下肢のだるさ
脈　状	虚緩，遅弱	沈遅，沈細

気虚　歯痕（しこん）

　別名：歯根　歯圧痕　歯印　舌辺鋸痕

　舌体の胖大により歯の圧迫を受けて，舌辺に生じる圧迫痕跡が歯痕（**表9**）で，舌辺部に凹凸がみられるものをいう．ただし，歯並びが悪い人にも歯痕舌が現れるが，本証には該当しない．

---

(1) 淡白色・歯痕・べとべとしている

・陽気の衰弱による寒湿である．

(2) 淡紅色・歯痕

・脾気虚に湿をともなったものである．

(3) 歯痕・胖大舌

・脾気虚　　・心脾両虚……精神疲労

(4) 舌辺縁が凹凸で鋸歯状のもの

・肝の気血鬱滞

▼ **病因病機**：気虚型は水の運化が低下して，陽虚型は水液が蒸化できない．
① 気化機能の低下
② 営血の生成不良
③ 血の運化不利

表9 歯痕舌を認める代表的な病態の弁証分型

証　型	気虚型	陽虚型
症　状	顔面が白いか萎黄　倦怠無力感　自汗　腹脹　食欲不振　泥状便　息切れ	顔面蒼白　青黒色　疲労倦怠感　浮腫　食欲不振　腹部寒冷　泥状便　四肢寒冷
脈　状	細弱で無力	沈で微

陰虚　痩薄（そうはく）

舌の特徴として，舌全体がやせて薄くなり，小さくなったりする．これは陰液の不足，陽虚により舌全体を長い間，養うことができないために出現する．

■ 痩薄舌で淡白色
気血が不足（気血両虚）する．
■ 紅絳舌で乾燥
陰虚による熱の亢進（陰虚火旺）を認める．

治療原則 陰虚：滋陰降火．陰を養い，火を降ろす．

CHECK 痩薄：現代医学的には，栄養不良や脱水状態のために，舌の筋肉や上皮組織が萎縮を起こして発生する．

気虚　裂紋（れつもん）

舌面上にみられる亀裂[24]をいい，深さ，方向，長さ，短さ，数をみる．裂紋の種類には①横裂，②縦裂，③斜裂，④乱裂，⑤人文裂，⑥川字裂，⑦井字裂などがある．

▼ **病因病機**：一般には熱証を現し，舌苔の有無や色の違いにより病態が異なる．また，陽虚などにより陰液（体内水分の総称）が舌面上を潤すことができずに，湿邪が陰液の散布を妨害したために起こる．この亀裂や溝より虚実を観察する．

・裂紋が多いものや深いもの……病が重い．
・裂紋の少ないもので浅いもの…病が軽い．

病証の性質を識別するためには，舌の乾燥や湿潤を区別する．

(1) 裂紋があり，紅絳舌で乾燥
① 陰虚型
・温熱病の後期で津液を傷つけた"熱盛傷津"時に多く，慢性病の衰弱により陰液を消耗して現れる．

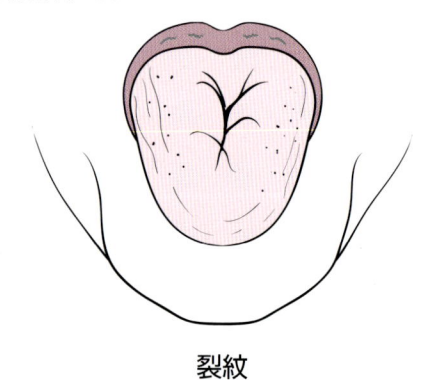

裂紋

※無苔……虚証で外邪が少ない
② 陽明実熱型
・外寒熱病で，熱邪が陽明に入り胃腸に結合し，津液を消耗して生じる．
 ※黄苔で乾燥して粗糙……邪が実して陰が傷られる
(2) 裂紋があり，淡白色
・気血両虚　　・陽虚
・さらに淡白で胖嫩を伴い歯痕が認められ，膩苔，裂紋がみられたときは，湿邪による脾虚が発生し，体内の運化作用が低下して湿邪を代謝できない．
・苔上に津があり，しかも裂紋が入っていれば，乾燥によるものではない．気虚によって生じる．
CHECK 舌の粘膜における萎縮や断裂は，扁平化もしくは癒合によって発生する．

古典探訪　『辨舌指南』

㉔（原　文）平人之舌無紋也　有紋者血衰也　　（書下し文）平人の舌は紋が無きなり，紋の有る者は血が衰えるなり．

〈意訳・解釈〉 正常人の舌は裂紋がなく，裂紋が有るのは血が衰えているのである．

熱邪　芒刺（ぼうし）

別名：点刺

舌面上に生じるトゲ状の隆起である．紅・白・紫色などの舌面に点状に散在する，茸状乳頭の変化を"点"といい，中医学ではこれらを総称して紅星点とよぶ．

"刺"とは芒刺のことで，舌面に現れるトゲ状の隆起である．これは主に糸状乳頭の角化や増殖によって生じ，舌中部に出現する特徴をもつ．
点刺は熱邪が身中にとじこもる"熱邪内結"が原因で発生する．点刺をみれば，まず熱邪が発生していると考える．芒刺が高く隆起するのは熱邪が強く，熱邪が強いほど芒刺も多く大きくなる．
CHECK 点刺：茸状乳頭の増殖は充血により発生する．

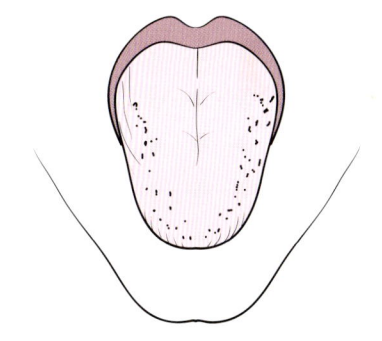

芒刺（点状に出現している）

・"点"は，営血に熱が入ったことを示し，心や肝の火が盛んなことを表す．とくに絳舌で紅点を伴う場合はこのタイプである．
・"刺"は気分の熱が盛んになるため胃腸熱盛などの症状にみられる．
・紅舌，焦黄苔で乾燥して芒刺がある……気分熱盛．
・紅舌，黄苔で，舌中部に芒刺（**表10**）がある……胃腸熱盛．

舌尖部の芒刺は，心火亢盛，舌中は脾胃の熱，舌辺では肝胆火盛と判断する．また，不眠や便秘，精神的な緊張が長期化することによって発生する．

表10 芒刺舌を認める代表的な病態の弁証分型

証　型	陽明府実型	営分型
症　状	発汗　高熱　便秘　痞満 口や舌の乾燥 腹部が硬く膨満（腹満）	煩躁　譫言 夜間時の発熱 斑疹
脈　状	数で滑か，沈遅で有力	細数

陰虚・陽虚　光滑（こうかつ）

別名：鏡面舌　光滑舌　光剥舌　舌光　光紅柔嫩舌

舌面が平滑で舌苔がなく，乾燥し，乳頭が消失して光沢がある．光ったように見える（表11）．

原因：陰液が大量に失われ，舌面を潤して養うことができないために生じる．

■　舌が絳色

胃陰虚や肝腎陰虚において，紅絳舌で光滑があると，重度な陰虚証を示す．気陰両虚では淡紅色に胖舌を伴う．

■　脾胃の陽虚

淡白色の舌に光滑がみられる．

CHECK 光滑：糸状乳頭や茸状乳頭の萎縮によって発生する．

表11 光滑舌を認める代表的な病態の弁証分型

証　型	腎陰虚型	胃陰虚型	気血両虚型	気陰両虚型
症　状	舌体が痩せる 咽喉の乾燥 耳鳴・難聴 腰膝酸軟　盗汗 五心煩熱　憔悴	口渇　吃逆 心窩部痛 空腹感がある 食べたがらない 皮膚熱感　便秘	顔面白か萎黄 口唇の乾燥 頭暈　心悸 倦怠無力感 不眠　しびれ	倦怠無力 咽喉の乾燥 息切れ 皮膚の乾燥 浅い眠り
脈　状	沈細で数	細数で無力	沈細で無力	虚か細数で無力

III. 舌　態

舌態とは，舌の動態を指し，主に舌の運動機能を診ることで病態を把握する方法である．中枢神経疾患では舌の働きが悪く，言語障害などの所見が現れる．

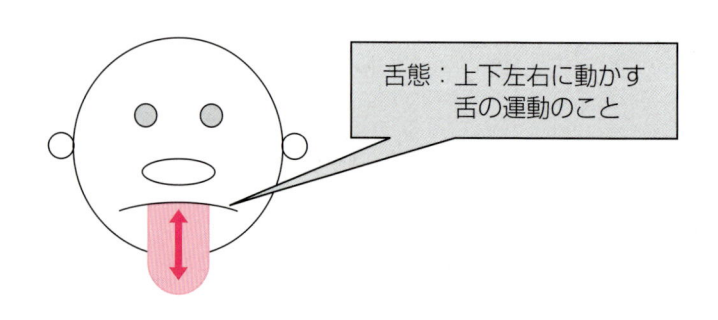

舌態：上下左右に動かす舌の運動のこと

熱証　硬強（こうきょう）

別名：舌強　舌渋

舌形は大きくも小さくもなく，舌が硬直して動かしにくく，発語などがうまくできない状態のもので，舌体は柔らかさを失い，その多くは言語不明瞭である（表12）．

原因：温熱が心包に入ることで，熱により精神がかき乱されて起こる．

■ 外感病証

・紅絳舌，乾燥し高熱

熱性傷津により津液が損なわれ，燥が盛んになり，舌の筋脈が栄養を失い，舌が強ばって柔らかさを失う．

・意識の昏迷と譫語（言語錯乱）を伴うものは，熱入心包・痰濁内阻による．

■ 内傷病証

・内風証

硬強で，口や目がゆがんで半身不随．突然卒倒した後に現れる．もし，倒れないうちに硬強舌が出現すると，中風の前兆である．

治療原則　舌の硬強：血を養って内風を駆逐する．清熱により滋陰する．心熱をさまして開竅する．

表12　強硬舌を認める代表的な病態の弁証分型

証　型	熱入心包型	風痰阻絡型	
		中経絡	中蔵府
症　状	意識障害 高熱　譫語 目の充血　頬紅	意識明瞭 半身不随　頬紅	突然意識喪失 顔面紅潮　嚥下不能
脈　状	洪大で滑数	浮弦・緊・滑	弦緊

熱証／気血両虚証　痿軟（いなん）

特徴として，舌が弛緩して無力となる．舌体の麻痺があり，柔らかくなり，疼痛や瘙痒感も認めない，自由に動かすことのできない舌である（表13）．

■ 心脾気血両虚証

① 筋脈を栄養することができなくなり，痿軟舌[25]（表13）を生じると，舌色は淡白色である．さらに人中の部分が平らになり，唇が腫れてしまった者は，脾気がすでに絶えようとしている．

② 熱が原因で筋脈への滋養を失ったものに，外感と内傷がある．外感病証では熱邪が旺盛となり，津液を傷って出現したものである．また，内傷病証では陰虚火旺となって出現する．これは胃や腎の気と津液の損傷によると考えられる．

(1) 急性疾患

紅絳舌で鮮明，乾燥するものは熱性傷津である．

(2) 慢性疾患

① 淡白色で湿潤しているものは，気血が極度に失われている．
② 紅絳舌で鮮明，乾燥しているものは，陰液の極度の消耗である．

治療原則 痿軟舌：気血の補益，陰を養って気を補う，火を降ろして津液を益すこと．

表13 痿軟舌を認める代表的な病態の弁証分型

証 型	心脾両虚型	肝腎陰虚型	痰湿阻肺型	肺熱葉焦型
症 状	顔にツヤがない 心悸　不眠 健忘　食欲不振	意識障害 倦怠感 頬紅　難聴	言語障害　多痰 顔面蒼白　悪心 胸痞　心悸	呼吸困難　鼻腔の乾燥 便秘　口渇　乾咳 尿は濃く少量 四肢に力が入らない
脈 状	細弱	微細	沈滑	細数

古典探訪 『霊枢・經脉篇第十』

㉕（原　文）　肌肉軟　則舌萎　　　　　　　　　（書下し文）　肌肉軟かければ，すなわち舌は萎え．

〈意訳・解釈〉　肌肉が軟らかくなってしまうと舌体は萎縮する．

熱極・陰虚 陽虚・酒毒 **顫動**（せんどう）

別名：舌戦　舌顫

舌の特徴として，舌の筋肉がピクピクと動いて，自分自身で制御できないものを指す．とくに舌を伸展すると舌体が震えて止まらない（表14）．

原因：舌の筋脈が陽気の温煦と陰液の滋養を得られないためである．慢性病では，陽虚や血虚で温煦や滋養する力が低下するために舌が顫動㉖し淡白舌となって出現する．

■ 外感病証

① 熱極生風証では，紅絳舌で，全身の痙攣や，体が弓状になる．本証は高熱によって生じる熱極傷津による動風現象のために，痙攣のような症状がみられ，中医学では「蠕動」とよばれている．
② 虚風内動証でも，紅舌で乾燥し，手足に不随意的な運動が発症する．

■ 内傷病証

① 肝陽化風証では，紅絳舌で少苔である．
② アルコール中毒によるものは，舌質が紫紅舌となる．

表14 顫動舌を認める代表的な病態の弁証分型

証 型	血虚型	酒毒型	肝風型		
症 状	不眠　心悸 健忘　多夢 無力倦怠感	幻覚　健忘 手のふるえ 水をよく飲む	熱極生風型	肝陽化風型	肝腎陰虚型
			意識障害 高熱　痙攣	四肢振戦 頭痛　目眩	舌体の萎縮 運動麻痺
脈 状	細弱	滑数	弦数		

古典探訪　『辨舌指南』

㉖（原　　文）　大抵舌戦由于氣虚者　蠕蠕微動　　　　（書下し文）　大抵の舌戦は気虚により，蠕蠕と微に動くなり．

〈意訳・解釈〉　たいていの舌の運動にふるえのある者は，気虚が生じている．

陰虚・陽虚　短縮（たんしゅく）

別名：短縮舌　巻縮舌

　舌が緊縮して，口外に出すことができないことがある．危篤の証候で，注意が必要である．主に6つの原因に分類できる．また，先天的に舌小帯の短縮によって伸出ができない場合がある．

原因：
① 寒邪が筋脈の拘縮を引き起こした短縮舌．
② 痰濁阻絡（痰濁内阻）で起こる短縮舌．
③ 熱性傷津による動風現象が筋脈を攣急させて起こる短縮舌．
④ 気血や陰液の不足で筋脈が栄養不良となる短縮舌．
⑤ 肝経の気が絶したために発生する．
⑥ 温熱病で熱邪が心包に内陥すると生じる．

■ 寒凝による筋脈の拘縮で起こる短縮舌
① 舌は湿って過度に潤っている．
② 陽気が失われた場合には舌色が淡白である．
③ 寒邪の直中によるときには，舌色が青紫舌になって出現する．これは長時間ひどい寒さにあたるか，外感寒邪に突然襲われることで，寒邪が筋脈に停滞して，筋脈を攣縮させるため，舌の筋脈も縮んで伸びなくなる．

■ 痰濁阻絡（痰濁内阻）による筋脈不利で起こる短縮舌
① 舌質が胖舌で，舌苔が粘膩苔になって現れる．
② 風邪が原因で淡白色へと変化したものは中風証でみられる．
③ 内部に痰湿がつかえ，肝風が内動し，風邪が原因で淡白色へと変化したものは舌根部の運動を邪魔して，舌の短縮が起こりやすくなる．

■ 熱性傷津の動風による筋脈の攣急で起こる短縮舌
① 舌質が紅絳舌で乾燥している．
② 熱病で津を傷り，筋脈が津液に栄養されなくなり，また，熱によって内風を生じ，肝風内動を発生させて筋脈を攣急させる．また，舌も縮んで固まり伸びなくなる．

■ 気血や陰液の不足による筋脈不栄（栄養不良）で起こる短縮舌
① 気血両虚では，舌色が淡白舌で舌質は胖・嫩舌である．
② 脾胃が衰えて，後天の精を充足できずに気血が虚し，舌体を養うことができなくなり，舌が縮んで伸びなくなる．
③ 陰虚では舌質が紅絳で乾燥している．

■ 肝経の気が絶えたために生じる短縮舌
① 裏熱が旺盛となり肝陰が損なわれる．
② 短縮舌に陰嚢の収縮をみる．
③ 意識障害，筋肉のひきつり，口唇が青いなどの所見をみる．

■ 熱入心包により生じる短縮舌

① 心包は心の護衛として働いている．小腸の経絡は頬部に絡い心との間で表裏関係をなすので，心病による短縮舌の特徴は頬部の紅潮を伴う[27]．
② 熱が肺から心包に逆転するケース……進行が早い，意識障害，牙関緊急．
③ 中焦に滞った熱が心包に上昇するケース……目の充血，便秘，顔面紅潮．

CHECK ① 陽虚の場合：短縮＋淡白＋湿潤
② 陰虚の場合：短縮＋紅絳＋乾燥
③ 寒邪直中の場合：短縮＋青紫＋湿潤

古典探訪 『霊枢・五閲五使篇第三十七』

[27]（原　文）心病者　舌巻短　顴赤　　　　（書下し文）心病は舌巻きて短く，顴赤し．

〈意訳・解釈〉心に病があるときは，舌が巻いて縮こまり，両頬に赤色が見受けられる．

熱証　吐弄（とろう）

別名：吐舌　舒舌

舌の特徴として，舌を口の外に垂らした状態が吐舌であり，舌をしきりにチョロチョロ出し，口の周辺をなめまわすものが弄舌である（**表15**）．一般的には口渇，舌体が緊縮して滑らかではなく，内風によって筋脈は動揺し，舌がしきりに動く．本証は軽症と重症に分ける．

■ 軽　症

無意識に体内の熱を体外に放出するために舌を口の外に出す．舌と唇の乾燥を防ぐため吐弄舌となる．これは心脾の熱が体内に蓄積されることによって発生する．

■ 重　症

心脾の熱が蓄積され体外に放出できなくなると，心火と化し，神明をかき乱して動風（ふるえ）する．また，脾熱は津液を煮詰めること（傷津）で筋脈の萎縮を生じる．

① 重症吐舌は疫毒が心を侵すことにより，正気が絶えて舌が紫紅色となる．このときは舌を垂らしたままで，口の中へ戻す力も衰弱する．
② 重症弄舌は熱極生風などの動風現象，驚風の前兆として，紅舌や弦数脈となって現れる．

治療原則 吐弄：心脾の熱を瀉し，滋陰により内風を鎮める．

表15 吐弄舌を認める病態の弁証分型

証　型	心脾実熱型	脾腎虚熱型	癇証型
症　状	左右をなめ回す 口内炎　便秘 顔面紅潮　口渇	時々口外に出す 五心煩熱　口渇 口角より涎	発作的に出す 突然意識不明　児童でも現れる 口から泡
脈　状	弦数	細数	沈弱

風証　歪斜（わいしゃ）

別名：歪斜舌　舌偏　舌歪

舌の特徴として，舌を伸出したとき左右の一方向に歪んでいる．口の中より舌を伸ばしたときに舌尖部が片側に偏位した状態で，縮めることができない．中風の前兆を現す．

原因：外風や内風によるもので，経絡の流れが詰まって，気血の運行を阻む．

■ 中内風

① 風痰阻絡：急性期で，顔面麻痺とともに舌が歪斜，半身不随を生じる[28]．
・舌苔白膩　脈滑で有力

② 陰虚動風：耳鳴りや頭暈，顔面麻痺，舌のこわばり，言語障害を生じる．
・舌質が紅か乾燥　脈は弦滑で数

■ 中外風

湿地や寒冷の土地で長期間居住し，あるいは発汗後に風寒の邪を受けることで，経絡が阻害し気血が滞って発生する．

■ 中風後遺症（脳梗塞）

治療原則　舌の歪斜：血を養って内風を鎮め，あるいは腎を滋養して平肝熄風させる．

古典探訪　『辨舌指南・辨舌之形容』

[28]（原文）口眼喎斜　半身不遂者　偏風也　舌偏向左者　左癱　舌偏向右者　右癱瘓

（書下し文）口眼喎斜し，半身不遂のもの，偏風なり．舌の左に偏向する者は左癱，舌の右に偏向する者は右癱と瘓する．

〈意訳・解釈〉口と目が歪み，手足が不自由なものは風が内部で偏よりをもつ．舌のゆがみは，左側半身が不自由な場合には舌が左に向き，右側半身が不自由な場合には舌は右を向く．

痰火/気血両虚　舌縦（ぜつじゅう）

舌の筋肉が弛緩して収縮できないために生じる現象である（**表16**）．そのために，舌が口外に伸びたままで，涎が流れて，口のなかに戻すことが困難になる．これは体内の熱気をさまそうとする行為である．

■ 気血両虚

① 舌体が弛緩し，淡白色・胖・嫩状態で肥大した舌である．
② 意識がハッキリとしない状態である．

■ 痰火擾心

① 舌体が脹満して乾燥し硬い舌で，舌質は紅絳色を生じ実熱証候として発症する．

治療原則　舌縦：実熱を除くこと．心熱をさますと淡紅色に変化する．また，虚証型のものには中焦の気を補って，気を益す．

表16　舌縦を認める代表的な病態の弁証分型

証　型	肝気鬱結型	気虚型	心火型
症　状	胸脇苦満 抑うつ状態 食欲不振 ため息	倦怠感 自汗 息切れ 話したがらない	顔面紅潮 口渇　尿が濃い 煩躁
脈　状	弦	虚弱	数で有力

風・痰証　**舌麻痺**[29]（ぜつまひ）

舌の特徴として，舌麻痺は舌の運動と知覚の低下が認められるものをいう（**表17**）．
原因：
① 営気営血が上昇できないために，舌を養えない[30]．
② 肝風内動による血虚生風証や肝気の挟痰．

■　**血虚生風**：血虚により内風を生じたために，血が舌を栄養できない状態．
　① 舌質……淡白色で少苔．
　② 肝風が上焦をかき乱して，舌が麻痺する．根底に陰虚がある．
■　**肝気挟痰**：肝気に痰が挟まれた状態．
　① 舌苔は厚膩苔である．
　② 内風により痰を挟んで，気血の上行を阻止するために，舌，口唇，顔面などが麻痺する．
■　**痰　阻**
　① 風痰
　　・外風が痰を伴って現れる．
　　・痰が盛んとなり肝風を伴って現れる．
　② 痰火
　　・内熱の痰火が舌下の絡脈を阻害して現れる．
　　・痰が盛んとなり火邪を受けたことで現れる．

治療原則　血虚生風：血を養って内風を鎮める．

表17　舌麻痺を認める代表的な病態の弁証分型

証　型	肝風型	血虚型	痰濁型	
			風痰	痰火
症　状	頭暈　頭痛 意識障害 半身不随 言語障害	顔面蒼白 息切れ 健忘　不眠 多夢	頭暈	
			四肢しびれ 意識障害	口　苦 耳　鳴
脈　状	弦で細数	細で無力	浮滑・弦緩	弦滑で数

古典探訪　『霊枢・經脉篇第十』

㉙（原　　文）　腎足少陰之脉……入肺中　循喉嚨　挟舌本　（書下し文）　腎，足の少陰の脉は……肺中に入り，喉嚨を循り，舌本を挟む．

〈意訳・解釈〉　足の少陰腎経は……肺に入り，喉に沿って舌根を挟む．

古典探訪　『素問・逆調論篇第三十四』

㉚（原　　文）　滎氣虛則不仁　　　　　　　　　　　　　（書下し文）　滎気虛すれば則ち不仁たり

〈意訳・解釈〉　滎(栄)気が虛して弱くなれば皮肉は痺れる．

IV. 舌苔

　舌苔の変化は2つに分けられる．1つは苔質の変化，もう1つは苔色の変化である．苔質は厚薄，燥，滑，腐，膩苔などに区別され，苔色は白，灰，黄，黒色などに色を分ける．
　舌苔を診る際には，有根や無根，消長（消退と増長），潤滑，乾渋，裂紋，腐膩などの舌面の全体情報を同時に診る．

■　舌苔の特徴

1. 有根と無根の苔を区別するうえで，有根は胃気があるとし，無根は胃気がないものと考える．
2. 苔の消長を経時的な変化としてとらえる．

(1) 有根

・「根」が地中深くにあるのと同様に，苔が舌の根っこより生じてくるような状態をいう．
・苔は拭い去ることができない，あるいは拭い去ることができても，苔の跡が残っている．

(2) 無根

・舌苔が薄く，わずかに舌上に塗った程度である．
・容易に拭い去ることができ，舌面が滑らかできれいである．
・舌質に光潤があり，舌と苔の区別がはっきりしていない．

(3) 消長

　「消」とは消退，「長」とは増長という意味をもち，邪気の衰退や増強で，苔も邪気の充実度により薄い状態から厚い状態へ移行する．反対に邪気の衰退により厚い苔が薄くなる．これは病気の予後を判断する上での手掛かりとなる．
　また，治療上で，舌全面の厚い苔が突然消失することがあり，2つの原因が考えられる．

① 苔のあとが残っていて汚く，舌の上に小さい赤い点が散在しているものは，古い苔が脱落して新しい苔が発生する現象で，病邪は根本的には衰退していない．このような場合にはすぐに新しい苔が生えてきて厚苔となるため，仮の邪気の消退と考える．

② 苔が消退したあと，舌面に何もなく乾燥しているものは，邪が消退したものではない．邪気は留まって正気が減少し，胃気が途絶えようとしている状態を示す．

CHECK　消長を意識するあまり，苔の消退をすぐに病の好転へと結びつけるのは注意が必要である．一両日ぐらいは経過をみて判断する．

Ⅳ-1. 苔質

苔質は苔の湿度，厚薄，粘稠度，剥落の有無などを区別する．苔を透して舌体が見える「見底」と，舌体がまったく見えない「不見底」を基準にして観察を行う（図3）．

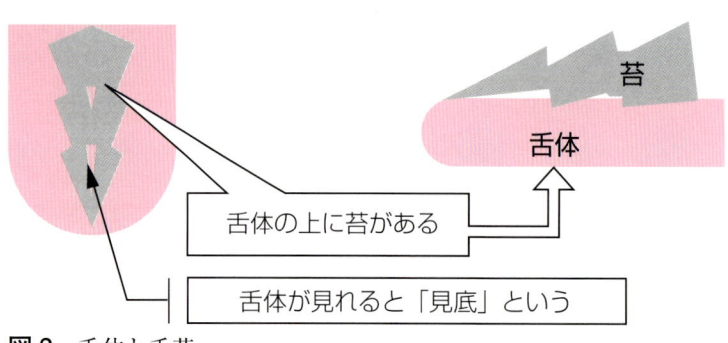

図3　舌体と舌苔

虚証　厚薄（こうはく）

舌の特徴として，舌体が「見底」できるものは「薄苔」とよばれ，舌体がまったく見底できないものは「厚苔」とよばれる．病邪の深浅を知る．

■ 薄苔
病の勢いも軽く，正気にも損傷がないために，外感病の表証や軽度の内傷病を示す（脾胃虚弱証など）．

■ 厚苔
痰湿や湿濁の発生を示す．
・外感病では邪盛入裏，表邪が入裏した状態を示す．
・内傷病では食滞や痰飲湿の停留を示す．

CHECK　厚薄苔：八綱弁証の表裏を弁証するときに用いられる．"薄い苔は表証，虚証で，厚い苔は裏証"と覚えておく．

熱証・寒証　潤燥（じゅんそう）

舌の特徴として，正常人の舌苔は燥湿が適度に調節され，乾燥でも潤滑でもなく，顆粒が存在していたとしても，指にザラザラと触れることはない．苔の燥湿は八綱弁証の際に寒熱の弁証を行う鑑別方法である．

一津液の存亡を知る

たとえば熱証であるのにかかわらず苔に湿潤があり，寒証であるのに苔が乾燥しているケースがある．これは熱邪が営分に侵入すると，熱盛のために気血中の水分が蒸発して水が上昇し，舌苔が湿潤するためである．

もうひとつの特徴は，体質が陽虚証で，陽気の衰えにより津液の循環が衰え，津液を上部まで運搬することが容易にできないと，体内に食滞，停水があるので乾燥苔となる．

したがって，運化作用と陽気の存亡が，津液の働きに対して影響を与え，苔が燥や湿と

なる．

■ 滑 苔

舌面の水分が多く，湿りすぎている状態の舌であり，水滑苔ともよぶ．

原因：

　陽虚のために，水湿の運化ができなくなる．土は水を抑制することができずに体内に過剰な水分を生じさせ，寒湿を体内に留めることによって寒邪や湿邪となる．湿邪の停滞は痰飲を発生させる．

■ 燥 苔

舌苔が乾燥していることから，燥苔とよばれる．

原因：
① 津液が不足し，舌表面に津液を輸布（全体に行き渡らせる）させる力がない．
② 陽虚による気化不利のため，津液が上昇できない．

病証：
① 熱盛傷津・陰液の虚損によるもの．
② 燥邪が肺を傷る燥邪犯肺証により津液が不足する．

■ 糙苔（ぞうたい）

芒刺を生じて苔面がザラザラした感じのするものをさす．これは熱盛傷津の現れである．

■ 燥裂苔

苔質が乾燥し裂紋がみられるものをいう．

> **CHECK** 舌苔の潤燥：気血津液弁証の津液を弁証するにあたり，"潤は津液が未傷，燥は津液の損傷"と覚える．

■ 仮燥苔

陽虚による津液の運化作用の低下で，舌が津液の滋養をうけることができないために苔面が乾燥する状態である．

●ワンポイントアドバイス　滑・燥苔のいずれにせよ，陽虚が関わっている

① 滑苔における陽虚は「陽」という温煦機能を用いて，全身を暖め水湿を巡らせる原動力が弱まるからである．つまりこれは水湿の代謝障害となる．
② 燥苔を起こす原因にも陽虚が関わっている．これらは温煦機能の低下により全身に水湿が巡らずに，津液を全身に輸布できない．したがって，滑苔は津液の流れをコントロールできないために生じる水湿の蓄積で，もう一方は津液を流すことができずに招いた乾燥である．

湿濁・陽熱　腐膩（ふじ）

舌の特徴として，粘稠でべったりとした感じがすることを腐膩とよぶ．腐苔と膩苔は無根または有根で区別する．陽気の虚損や湿濁の内停を知る．

■ 膩 苔

形状は一般的に舌の中央部より舌根部がやや厚く，舌辺と舌尖部が薄い．舌苔が油状にべっとりとして，粘りのある状態がみられ，顆粒が細かくて緻密であり，貼り付いて拭い取ることのできない有根のものである．たとえ顆粒が若干まばらであっても，緻密の程度

は腐苔と比べものにはならない．

膩苔は粘膩苔，濁膩苔，垢膩苔と，顆粒の状態によって分けられている．

膩苔が発生する原因：
① 湿濁が体内に止まり，陽気の循りを阻む．
② 症状では，湿盛，痰飲，食積，湿熱などで，この苔を認める．

(1) 垢膩苔

湿熱，痰熱，食滞により出現する．特に黄色は熱の状態を反映したものである．

(2) 粘膩苔

湿熱や痰熱によるものである．舌苔が白く厚くて粘っているのは脾胃湿熱である．舌苔が白く粘っていて乾燥のないものは脾虚によるものである．

(3) 濁膩苔

湿濁や痰濁が盛んな状態（湿濁内盛）で生じる．

反対に，熱とは逆に寒湿が盛んな状態は白膩苔や白滑膩苔になって現れる．

■ 腐　苔

腐苔は比較的厚い苔で，舌苔の顆粒が粗くて大きく，さらにまばらで厚いのが特徴である．ちょうど豆腐の食べかすが舌上に付着しているようにみえ，拭うと簡単に剥がれ，除去できる無根のものをいう．

苔の色が暗くて汚いものを腐垢苔という．また，胆汁様の粘液が付着したものは膿腐苔とよばれ，邪が盛んになっているときに出現しやすい．

カンジダ（菌交代現象）の発生によって舌面に白い膜や，米粒のような白い点として腐苔がみられるものは霉腐苔（ばいふたい）とよばれ，正気が損傷して"濁邪"（濁腐）が上昇していることを示している．

腐苔は実熱などの陽熱の余りにより発生する．

① 食べ過ぎや暴飲暴食による食積や，痰濁などが慢性化することで，それらが体内に蓄積されて熱化し，熱邪が胃の中の腐濁を蒸騰（じょうとう）するために現れる．陰虚内熱の末期に出現する．
② 腐苔は膩苔が熱化することにより移行する．腐苔が少なくなって薄苔が生じると，正気が病邪に勝ち回復する状態にある．

腐苔の色：白色や黄色がある．

・白苔は寒証を表しているが，この腐苔の白色の多くが熱証に属する．これが腐苔の特徴である．
・腐苔や膩苔は高齢者に多くみられる．高齢のために正気を消耗させ，気血の生成と流れが弱まって，邪を代謝できないためである．

●ワンポイントアドバイス　腐苔と胃熱の関係

陽熱の余りが長期化して体内に蓄積されたことで，濁が降りずに上昇して腐苔となって出現する．つまり濁邪が内に集まり，それが胃陽の熱により蒸発して上昇し形成されたものである．

したがって，この苔は濁邪の内部蓄積によるものであるが，胃陽も実している．

痰湿・胃気　偏全（へんぜん）

舌の特徴として，舌面の苔が左右前後一方向に偏って生じるものを「偏」といい，舌全体に薄くみられるものを「全」という．

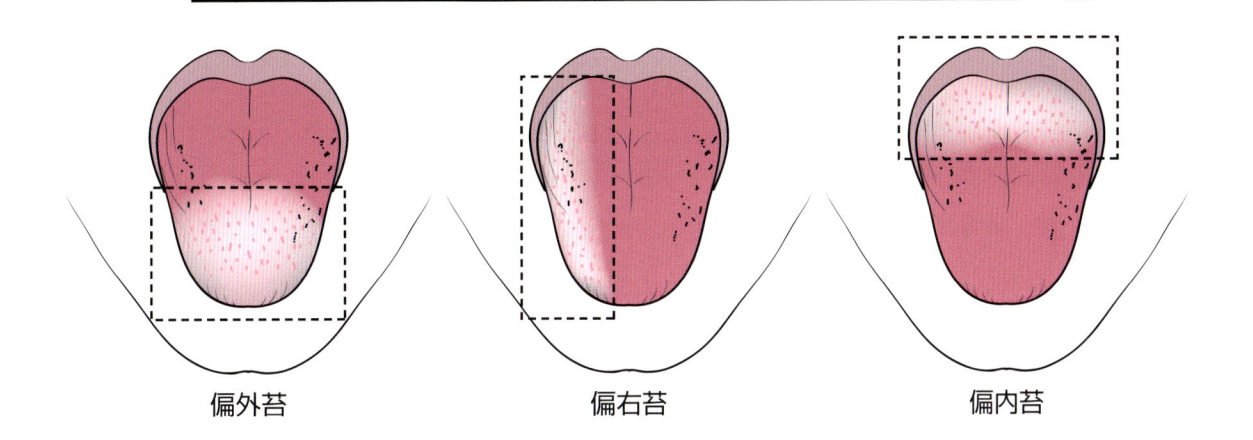

偏外苔　　　　　偏右苔　　　　　偏内苔

■ 全　苔

舌の表面全体に均等に苔が覆って，舌尖部が薄いものを指す．苔が舌の全体を厚く覆っているものを「満布」という．

原因：

邪気が三焦にび漫していることを示し，脾の運化作用が機能低下を起こし，痰湿が中焦を阻んで，上・下焦に影響を及ぼす．

■ 偏　苔

舌苔が一方に偏ってみえ，舌苔の厚薄や偏りの境界がハッキリしている．

(1) 舌尖部

外部に偏ったものを偏外苔とよぶ．脾胃虚弱のものが邪気を受けて裏証に生じた場合に現れる．

(2) 舌根部

内部に偏ったものを偏内苔とよび，胃気の停滞を表している．反対に舌中部にのみ苔が出現する偏中苔は，痰飲の停滞と食滞の現れである．

(3) 偏苔で左に偏る「偏左苔」

蔵の病に出現し，治しがたい．偏左苔に対して，偏右苔は肌肉の病に生じ，半表半裏証にある．また，本証は肝胆湿熱を示す．

(4) 舌中部が薄く，あるいは少苔・無苔

脾胃の陽気が不足して，昇清作用の生理的な減退により気血が上昇できないか，または腎陰の不足によって上部を滋養できない状態にある．これは気血や陰が損なわれていることを示す．

痰濁・陰虚　剥落（はくらく）

舌の特徴として，舌苔が部分的あるいは完全に剥落したもので，剥落した部分が露出している状態である（**表18**）．胃気や胃陰の盛衰を知る．

・一般的には外寒熱病の後期に現れやすく，余熱が陰液を消耗する．

・慢性病あるいは熱による過度の発汗で気と陰が損なわれて生じる．

また，虫がかじったように剥がれている舌苔を「虫碎舌」という．「虫碎舌」は火毒が体内で盛んになったことを示している．

■ 光剥苔

舌苔が完全に剥落して乳頭が消失し，舌面上が鏡面状になったもの．

■ 花剥苔

部分的な舌苔の剥落を認め，剥落した場所は光滑するもので，斑状を呈するものもある．胃の気陰の両傷を表している．

花剥苔で膩苔を認めるときは，痰濁が残って正気を失い，難治性の病証にみられる．

■ 類剥苔

舌苔の剥落が部分的で，剥落部が光滑ではなく新しい顆粒を認める．

■ 地図苔

剥落した部分が日時の経過とともに変化を繰り返す舌をいう．アレルギー性の疾患でよく認められる．

この舌は気血の補給が十分に行われていないために，脾の後天の精の不足などが影響したものと考えられる．または正気の不足により気血の運搬が円滑に行われないことでこの舌を形成する．

表18　剥落苔を認める代表的な病態の弁証分型

証　型	胃陰虚型	気陰両型
症　状	口渇　吃逆　食欲不振 味覚が鈍い　腹脹　嘔吐	倦怠　無力感　息切れ 盗汗　五心煩熱　咽喉の乾燥
脈　状	細数で無力	細数

気　虚　消長（しょうちょう）

舌の特徴として，舌苔の厚薄が病気の進行に伴って出現する．

■ 消—消退（改善）

正気の回復を示し，病が退散している．このような場合には舌苔が厚から薄になる．

■ 長—増長（悪化）

邪気が盛んで，病が進行している．このような場合には舌苔が薄から厚，無から有に変化する．

仮退：舌苔が突然病状の変化によって消退することがあり，これを「仮退」とよぶ．次の3つに分類される．

① 突然舌苔が消退して，新しい苔が生じないために鏡面舌になり，胃の気陰衰退の悪い兆候．

② 舌面のところで舌苔が剥落して花剥苔を形成し，陰が損なわれている．

③ 舌面全体の厚苔が突然消退して，紅点，裂紋などを残し，しばらくすると再度，厚苔が認められる．これは湿濁の正と邪の2つを持った体質である．

> **CHECK** 真苔・真化：症状の回復が著しいものは舌面に舌苔が新生する萌芽（新苔）があるため，上部を覆っている苔が消退する．舌苔が消退した「真苔」の後に新しい薄白苔が生じる「真化」がみられ，これは胃気が回復し，穀気の吸収が速やかに行われ，回復の兆しを示している．

胃気存亡　真仮（しんか）

舌の特徴として，舌苔の真仮は，根があるか否かで判断する．いわゆる，舌苔が舌面にしっかりと付着し，剥離しにくいのが「有根」で，舌苔が舌面に浮いて付着し，剥離しやすいのが「無根」である．普通，有根苔を真苔といい，無根苔を仮苔という．これは「胃気の存亡」[31]の現れである．舌苔の真仮は病状の変化と衰退を知る上での材料となる．

■ 外感病証

① 初期

真苔は邪気盛んであることを意味し，仮苔は邪気が軽度で浅いことを指す．

② 後期

「真苔」は胃気が残存し，「仮苔」は胃気が衰退する．

厚苔で無根のような状態で，舌苔の下に新しい苔が発生している場合には疾病が回復しているとみる．無根の厚苔の下に新しい苔が発生しないのは，本来は胃気が存在していたのだが，後に胃気が衰退したことを示している．

古典探訪　『素問・平人氣象論篇第十八』

[31]（原　　文）胃者平人之常氣也　人无胃氣曰逆　逆者死　（書下し文）胃なる者は平人の常気なり．人に胃の気なきを逆と曰う．逆なる者は死す．

〈意訳・解釈〉胃気があるということは，それが平人の正常な脈と呼吸の気であることを示すものである．人の脈と呼吸に胃気がなければそれは逆象であり，逆象が現れるということは死証を意味する．

Ⅳ-2.

苔　色（胎色）

苔色の診断意義は，寒・熱・虚・実など，とくに八綱弁証を用いる際の指標の1つである．歴代の医家らの著書で，「白苔は肺に属し，寒や表を主り，肺は皮毛を主る．風寒などの外感病を感受した場合，病邪が表証にあり，まだ熱が裏に入っていないのであれば，舌苔の色は大きく変化しない」とある．ところが熱が裏に入る過程では，舌苔の色は黄色へと変化する．このように苔色は病状の変化を表すので，病位や病勢，病質を診断する材料の基準となる．

寒証　白苔類

舌の特徴として，舌面を覆う白い苔のことである．多くの白苔は肺の病変を反映させ，表証や寒証の病証を現している（**表19**）．

```
             ┌─ 脾陽虚証……遅，緩脈
             │    陽虚により虚寒と水湿の運化が障害され生じる
             │
   白  苔 ───┼─ 風寒表証……浮緊脈
             │    風寒の邪が肌表より侵入し陽気を消耗して発生する
             │
             └─ 寒湿表証……緊脈
                  寒湿の邪が肌表に停滞するために発生する
```

白苔を認める病証

■ 薄白苔

風寒湿の3邪が表証に停滞している状態である．

① 白苔が薄く舌上に平らに広がり，顆粒は均一で，湿度や乾燥状態は適当，舌色は淡紅色，さわやか色である．これは正常舌として診る．

② 風寒[32]，風湿などが表証にあるときにも出現する．薄白苔は，表証でまだ病が裏に伝わっていない，また，内部に邪を認めず，胃腸も実していないものである．すなわち内部に熱邪が鬱滞していないので，舌苔に影響を受けない．

古典探訪　『辨舌指南』

[32]（原　文）舌無苔而潤　或微白薄苔者　風寒也　　（書下し文）舌に苔なくして潤，あるいは微かに白薄なる苔は，風寒なり．

〈意訳・解釈〉　舌面に苔がなくてべとべとしているか，または薄くわずかに白い苔のあるものは風と寒が体内にある．

■ 薄白滑苔

① 寒湿が裏に入る，または飲邪が本来存在する状態で，舌苔が薄くて白い．

② 苔の表面は津液が多く出現し，津液がしみ込んで滑潤となり，一見するとおも湯が舌全体に広がったような状態である．

③ 苔の上に津液が多いのは，過剰な水湿が体内にあることを表す．この場合の水湿は湿邪が裏に向かう傾向にあるか，あるいは痰が上部に溢れたものである．

　しかし，苔が薄くて白いことから考えても，湿邪が侵入し始めた頃であり，裏には入っていないため，まだ胃腸の濁気とは結合されていないと考える．

■ 薄白燥苔

① 著しいものには津液が認められない．このような症状は肺陰虚か，外燥を感受したものにみられ，津液はすでに傷られていることを示している．

② 肺陰虚の者は，陽気が充実して津液が不足しているので，外感外邪により熱や燥を生じやすく，邪は表証にあるが，乾燥した苔を生じる．

③ 燥は津液を損ないやすい性質をもつ．裏に熱邪が認められなくても口は乾燥する．したがって，燥邪に傷れた場合，その多くは薄くて白い「薄白」で，乾燥している苔が出現する．これは熱が津液を傷ったときに現れる黄色で，乾燥している苔の状態とは違っている．肺燥を患っている患者によくみられる．

治療原則　肺陰虚：表邪を解いて肺を潤す．

■ 白潤厚苔
  ① 風寒が表にある．
  ② 寒湿が原因で反映する．この場合の白苔はやや厚く，舌面の全体に広がり，顆粒は均一でさらに潤っている．このような苔の状態は外感少陽病によくみられる．苔の状態が薄から厚へ移行しているので，邪が入裏し始めていることを示している．ただし，邪は陽明には入っていないので，内部に熱象がなく，色も白色で黄色ではない．
  ③ 太陽に邪が侵入するケースがある．これは病邪が表にあって，入裏する初期の時点で苔はまだ基本的には表の状態を保っている．実質は入裏した状態を示すものであるが，どの経絡へ入ったかを知ることが困難である．
  ④ 雑病（内傷病証）でこの種の苔に出会ったら，ほとんどが寒湿の証である．

治療原則 少陽病：中気を温めて湿を動かす．発汗により少陽を和解させる．

■ 白厚膩苔
  ① 飲食や湿濁の停滞にみられる．舌苔は白色で厚く，その顆粒が疎密である．普通は，水で米の粉を混ぜて舌の上に広げたようにみえる．舌縁部，舌尖部に薄く，舌中より舌根部にかけて少し厚い．これは中気の働きが低下しているか，飲食の停滞あるいは腸胃に湿濁を形成している．
  ② 患者が口の中を粘っこいと感じ取られた場合には，内部で湿と熱が交わって水分を蒸発させるために，津液が濃縮を受けて粘稠になったことを示す．
  ③ 口渇が著しく水分を必要とする場合は，熱証が顕著に出現し，津液が損なわれている．津液が損なわれると，苔は乾燥するのが一般的な所見であるが，この場合の湿潤は本来，水湿の多さを示すものである．

治療原則 湿濁：湿を排泄して滞りを取り除く．

■ 白厚膩滑苔
  ① 外感または陽虚が原因で，寒邪を発生し，湿の停滞により寒と結合して寒湿となる．
  ② 苔は白色で厚く膩苔，苔の上の津液は比較的多く，豆腐を舌の表面に広げたように見える．
  ③ 苔の白色は寒を表し，滑は湿を表している．
  ④ 白滑で厚膩[33]なのは，寒湿痰飲が集まって停滞している．
  ⑤ 脾陽虚のために，水飲が流れずに停滞することにより発生する．
  ⑥ 水毒や痰湿を排泄して滞りを取り除く．
  ⑦ 痰飲の患者に多くみられる．

古典探訪 『辨舌指南』

[33]（原　文）滑而膩者　湿与痰也　滑膩而厚者　湿痰与寒也　（書下し文）滑にして膩は，湿と痰なり．滑膩厚は湿痰と寒なり．

〈意訳・解釈〉　べたべたとねっとりとした苔は湿と痰である．さらにその苔が厚いものは湿痰と寒証を表している．

■ 白厚膩燥苔
  ① 胃気の衰弱，胃の津液が傷られ，湿濁が停滞している場合に発生する．主な所見は，苔の上には津液が少なく，顕著なものは舌苔に津液を認めない．
  ② 厚膩の象を呈するのは内部に濁邪の積滞が存在し，その結果として苔が厚膩になる．

【治療原則】厚膩燥苔：陰を補う．脾気を強めて運化作用を促進させる．湿を化して停滞を取り除く．

> ●ワンポイントアドバイス　　苔が乾燥しているもの
>
> ・熱がなくて苔が乾燥している場合は，体質が陰虚を表し，または胃気の虚弱や気化作用が衰えることによって津液が上部に達することができない．
> ・熱があって苔が乾燥している場合は，熱象として黄苔が出現して当然であるが，苔が白色で乾燥しているのは，内熱が外寒に抑えられているために，津液を傷り，熱は上部に達することができないためである．もし熱が上部に達することが可能であれば黄苔として出現する．

■ 白糙苔と白裂苔の特徴について
① 熱病が津液を傷ったときや暑証によることが多い舌である．
② 舌の上面に白い苔が薄くまたは厚く広がっている．
③ 顆粒は粗くてまばらにあり，乾燥して硬い．一見すると砂粒のようにも見え，触ると荒れた手のようである．これを白糙苔という．
④ 顆粒が細くて舌質が硬いものは白裂苔という．これらの苔は，激しい内熱により津液が傷れて生じる．
⑤ 白裂苔は津液が乾燥して突然硬い苔を形成し，脱落も変色もできずに，白色で粗い裂紋のある苔へと変化したものである．ただし，白裂苔で乾燥していないもので裂紋があるものは，暑温の病証に認められる．これは気虚で熱があり，それに内部の汚濁に湿が加わってできたものである．

【治療原則】舌苔の裂紋：津液を生み，熱を抑え，暑を冷まして気を補う．

■ 白粘膩苔
① 痰湿によるものや，脾に湿熱が集まって形成する．
② 白粘膩苔上に混濁した粘液が軽く覆い，卵の白身が苔の外面を覆ったように，舌の上面にある顆粒を付着させて，1つの固まりとなる．
③ このような舌は，体内において湿だけではなく痰の存在も表している．
④ 白粘膩苔は寒証に属しているが，口の中が粘って甘く感じ，胸部や腹部につかえを感じれば，脾に湿熱が集まった結果である．

【治療原則】舌苔の粘膩：湿を乾かして痰を解く．

表19　白苔類を認める代表的な病態の弁証分型

証　型	脾陽虚型	風寒表証型	寒湿表証型
症　状	食欲不振 泥状便　腹痛 四肢寒冷 喜温　畏寒	悪寒　悪風 頭痛　項強 発熱　無汗 全身の痛み	悪寒　発熱 頭重　頭痛 無汗　倦怠 腰背部の重痛
脈　状	遅か緩で，無力	浮緊	緊

| 熱　証 | **黄苔類** |

舌の特徴として，黄色の苔が生じるものの多くは，体内の陽の亢進によって熱が旺盛になったことが原因で，脾胃に熱の存在が認められた場合によく認める（**表20**）．

- 一般的には蔵府の病により，熱が内部で盛んになることで，脾胃の運化作用に影響を与え，濁気の停滞を引き起こし，これが熱邪とともに燻蒸されて上昇し，白苔より黄苔に変化する．
- 黄苔は裏証[34]，実証，熱証を示す．
- 蔵府に熱邪が侵入すると，舌苔を黄色に変化させる．
- 脾胃に熱の存在が認められると，黄苔をより現しやすくなる．
- 内熱の促進は黄苔をより一層激しく変化させる．

黄苔を認める病証

黄苔 ─┬─ **脾胃湿熱証**……滑数脈
　　　　　湿邪が裏に入って熱化したとき
　　　　　暴飲暴食による食積(しょくせき)停滞により熱を生じたとき
　　　├─ **陽明熱盛証**……洪大脈
　　　　　寒邪が熱化して裏に入ったとき
　　　　　熱邪が気分に入って陽明の熱を旺盛にする
　　　└─ **陽明熱結証**……脈は沈で有力か滑実
　　　　　陽明経の熱邪が胃腸内にとどまるために生じる

古典探訪　『傷寒舌鑑』

[34]（原　文）黄苔者　裏証也（中略）　直至陽明府実　胃中火盛　火乗土位　故有比苔

（書下し文）黄苔は裏証なり．（中略）直に至る陽明の府，実し，胃中の火盛んにして，火は土位に乗ず，故にこの苔有り．

〈意訳・解釈〉　黄苔のある者は裏証である．（中略）直に陽明の府が実して，胃の中が実火で盛んとなり，火が土に乗じるとこの苔が生じる．

■ 淡黄苔
① 脾胃の湿熱，風寒が熱化すると形成する．
② 舌苔は薄白色でやや厚く，白色の中に黄色を帯びる．
③ 顆粒はハッキリしていて，正常な潤沢がある．
④ 外感病に現れた場合は薄白苔から変化したものである．
⑤ 白色から黄色に変化した場合，病が熱化して裏に入ろうとしている状態である．
⑥ 注意すべき点は悪寒が消失し，口渇，高熱などの症状を伴えば，邪がすでに入裏したことを示す．
⑦ 淡黄色の苔がやや厚く，むかつきがある場合は，湿熱が腹部に入り，それらが気機（気の機能）を閉塞し，気滞によって気の疏通が妨げられたことによる．

治療原則　熱をさまし，湿を排泄する．

■ 黄滑苔
① 外邪（表邪）が初めて入裏することにより形成される．

② 舌苔は黄色で厚薄のいずれかが認められ，顆粒はハッキリしている．
③ 津液があり，湿潤で光沢を認める．
④ 苔は黄色を呈しているので内熱を示し，苔の上は湿潤で乾燥していないことから津液は損なわれていないことを示す．
⑤ 体内に熱があっても旺盛ではない．

治療原則 熱をさまして，表を解く．

■ 黄濁苔

① 湿熱の邪が裏に入って旺盛になると形成される．
② 黄苔の顆粒が鮮明ではなく，口の中の津液も濁っている．
③ 苔が濁っているが，厚くなく，苔の面に光沢があるものは，邪が集まっていない状態を示す．
④ 黄色で苔が粉のように舌上に広がり，暗い黄色厚苔であると，湿熱の汚濁の邪が，胃腸内部の腐敗した宿便と結びついている．

治療原則 濁を除いて，運化作用を促す．

■ 黄粘膩苔

① 湿熱による痰によって形成する．
② 顆粒が緊密で厚く，舌面に黄色い小麦粉を広げた，あるいは卵の黄味を塗ったような苔である．色の濃淡や粘膩の厚薄により湿熱の重さを識別する．
③ 『金匱要略』には「黄苔」とあるが，「黄膩苔」という記載がなく，後世の温病学説の発展に伴って黄膩苔に対する認識が深まった．

治療原則 熱をさまし，湿を化して痰を切るようにする．

■ 黄燥苔

① 熱によるものや内部に実熱があると形成される．
② 黄苔で乾燥し，厚苔と薄苔の2つに区別できる．
③ さらに薄苔は舌全体に広がっているものと，舌中舌根部が比較的厚いものに区別される．
④ 多くは病気の初期か病後に現れやすい．
⑤ 白色が黄色に変化し，潤が燥になるのは外感の邪が熱化して初めて入裏し，その熱が津液を傷ったことにより起こる．
⑥ 厚苔が薄くなり，深より浅へと変化するのは，邪が津を傷ったことにより起こる．
⑦ 黄色で厚く乾燥しているものは，裂紋や紅点がなくても，外感，内傷を問わず，内部に実熱が盛んになることを示す．

治療原則 熱をさまし，陰を養う．

表20 黄苔類を認める代表的な病態の弁証分型

証　型	肝胆湿熱型	大腸湿熱型	痰熱壅肺型	痰熱結胸型
症　状	胸脇苦満 腹満　口苦 頭重　倦怠感	裏急後重　下痢 肛門の灼熱感 腹痛　尿が濃い	黄色粘稠痰 血痰　咳嗽 胸が張る	顔面紅潮　発熱 結胸　口渇　便秘 悪心　嘔吐　熱感
脈　状	滑数・濡数	弦滑で数	滑数で，右寸実大	滑数

陽虚・熱極　黒苔（灰苔）類

　舌の特徴として，舌苔が黒色を帯び灰色を呈するものをいう．一般的に黒苔や灰苔が認められると病状が重く，黒苔と灰苔では色の濃淡にその差が認められる．中医学では，黒色は腎に関係する．腎は水の蔵でもあることより，寒が極まることにより腎の真蔵色である黒色の苔色を示す．また，その反対のケースもあり，熱が極まることでも苔色が黒くなるので注意する．八綱で弁証を行った際に，証候が寒極あるいは熱極の状態を示す場合は，苔は黒くなり，舌質の上で変化する（表21）．

・舌尖が紅く黒苔がある．
・舌根が紅く舌縁が黒苔である．
・紫舌で，黒苔や灰苔がある．

　これらのケースは寒熱のいずれかが極まった際に認められる．ただし，愛煙家，飲酒家などでは喫煙・飲酒による染色もあるので，喫煙本数や飲酒などを問診しておく必要がある．

黒苔，灰苔を認める病証

黒　苔
　├─ 脾陽虚証……沈遅脈
　│　　寒邪により脾陽を損なうもの
　│　　陽虚体質が内寒を生じる
　├─ 痰飲証……弦滑脈
　│　　脾虚により津液を運化できないために湿を生じる
　│　　停滞した湿より凝縮した「痰」が胃腸にとどまる
　└─ 湿熱証……沈滑脈
　　　　脾の運化作用が低下したために内湿が鬱して熱化し，湿熱となって中焦に停滞したために生じる

表21　黒苔類を認める代表的な病態の弁証分型

証　型	脾陽虚型	痰飲型	湿熱型
症　状	顔面萎黄 食欲不振 腹冷痛　腹満 泥状便	胃内停水　倦怠感 胸腹脹満　心下悸 眩暈　口渇　少尿 咳嗽　息切れ	潮熱　腹脹 口苦　口乾 泥状便　四肢麻木 反復した悪寒発熱

■　薄灰黒苔

① 陰寒により形成する．
② 舌の上に苔はほとんどなく，薄い灰黒色の苔がぼんやりと現れるもので，陰を挟んだ証に認める．
③ 外感病証で発熱が認められると，苔の色は薄くて白色あるいは黄色となる．薄く灰黒苔がみられたときは，熱の象が認められても陰寒が内部にあるものとして考える．
④ 舌辺に苔がなく，舌の中央部にのみ薄い浮いた灰黒色の苔がみられ，光沢，湿潤が認められるものがあり，これは寒が太陰に入って，寒湿が脾に障害をもたらしている現れである．

治療原則　中焦を温める．

2. 聞　診

―本章で学ぶ内容―

ここでは治療家の聴覚と嗅覚を通じて，患者の声，言語，音声の強弱や清濁，呼吸，咳嗽，嘔吐などの変化について臨床上における診察の意義を学習する．

聞　診

聞診法は体臭や排泄物，呼吸や音声，吃逆，咳嗽，振水音などを通じて診察する方法である（**表1**）．中国歴代皇帝に仕えていた侍医らは，皇帝の体内の排泄物の臭いから，体調の虚実を判断し，皇帝の健康管理に非常に神経を注いだ．当時の中国では，人の排泄物が診断上重要な役割を果たしていた．現代の臨床では，患者に接する際の初期段階で遭遇する体臭と口臭として扱われている．

表1　聞診のいろいろ

発　語（言語）	声（せい）語（ご） 鄭（てい）声（せい）語（ご） 譫（せん）語（ご）独（どく）語（ご） 錯（さく）語（ご）
発　声（音声）	呻（しん）吟（ぎん） 驚風証（小児の驚き恐れ） 鼾（かん）声（せい）
呼　吸	気　短（息切れのこと） 少　気（呼吸が浅い） 喘 ｝（呼吸困難） 哮
咳　嗽	嘔　吐 噯　気（げっぷのこと） 呃　逆（しゃっくりのこと） 太　息（ためいきのこと） 欠　　（あくびのこと） 噴（ふん）嚔（てい）（くしゃみのこと）
気　味	口　臭 体　臭 排泄物（大小便・嘔吐物など）

I.
聞診の基本

　音声①は体内より体外へと発する信号である．これはこころの動きによりさまざまな情報を相手に伝える．声の大小は先天的なものである．声に力があって明確なものは気血が充実し，声に力のないものは虚していると考えられる．さらに譫言（うわ言）は胃の実熱によっても現れ，慢性疾患による精気の消耗により出現する．

古典探訪　『難経・六十一難』

①（原　文）聞而知之者　聞其五音以別其病　　（書下し文）聞いてこれを知る者は，其の五音を聞いて，以て其の病を別つなり．

〈意訳・解釈〉　聞いてこれを知るとは，その呼・歌・言・哭・呻の五音を聞いて，疾病を弁別することである．

1. 五　音

　五音とは，角・徴・宮・商・羽で，音階でいうと，低音から順にド（宮）レ（商）ミ（角）ソ（徴）ラ（羽）に相当する（**表2**）．その音階は蔵府の虚実を示すとともに五蔵六府と関連し診断時の情報として用いる．

表2　五音の特徴と五蔵と五音の関係

五音	五蔵	五音の特徴
角（かく）/ミ	肝	カキクケコの牙音で強く鋭い音
徴（ち）/ソ	心	タチツテト，ナニヌネノ，ラリルレロの舌音
宮（きゅう）/ド	脾	アイウエオ，ヤイユエヨ，ワイウエヲの喉音
商（しょう）/レ	肺	サシスセソの歯音
羽（う）/ラ	腎	ハヒフヘホ，マミムメモの唇音で力がこもらない音

患者の音声がどの音階に属しているかによって，蔵府の病態を知る

2. 五　声

　病人の発する声を五声とよぶ．呼・言・歌・哭・呻とに分けて，五蔵六府を診察する（**表3**）．

表3　五声の特徴と五蔵と五声の関係

五声	五蔵	五声の特徴
呼（こ）	肝	痛みなどの，病気の苦痛を訴える
言（げん）	心	無口の者でも言葉が多くなる
歌（か）	脾	歌うように話しかける
哭（こく）	肺	泣きやすく，泣き言が多くなる．内向的になる
呻（しん）	腎	あくび，うなり声がでる

障害を受けた蔵府より特徴的な発声音を聞き分けて病邪のある蔵府を特定する

II.
聞診の実際

■ 1. 音　声（発声）

(1) 力強くて高い声は実証や熱証に通じる．反対に低くて弱い声は，虚証や寒証に通じる（**図1**）．

> ① 力が強い声⇨実・熱証
> ② 力の弱い声⇨虚・寒証

(2) 重く濁った声は湿濁の阻滞を表す．湿は下注する性質（重だるい）をもつ．湿の流れが悪くなり，湿が集まると痰湿が形成される．

(3) 鼻づまりによる濁った声は，風寒によるものである．

(4) 声のかすれがあり，症状によっては声の出ない状態になることを「失音」という．これは突然発声できなくなる肺気不宣と，慢性化して咽喉が乾燥して声がかすれる肺

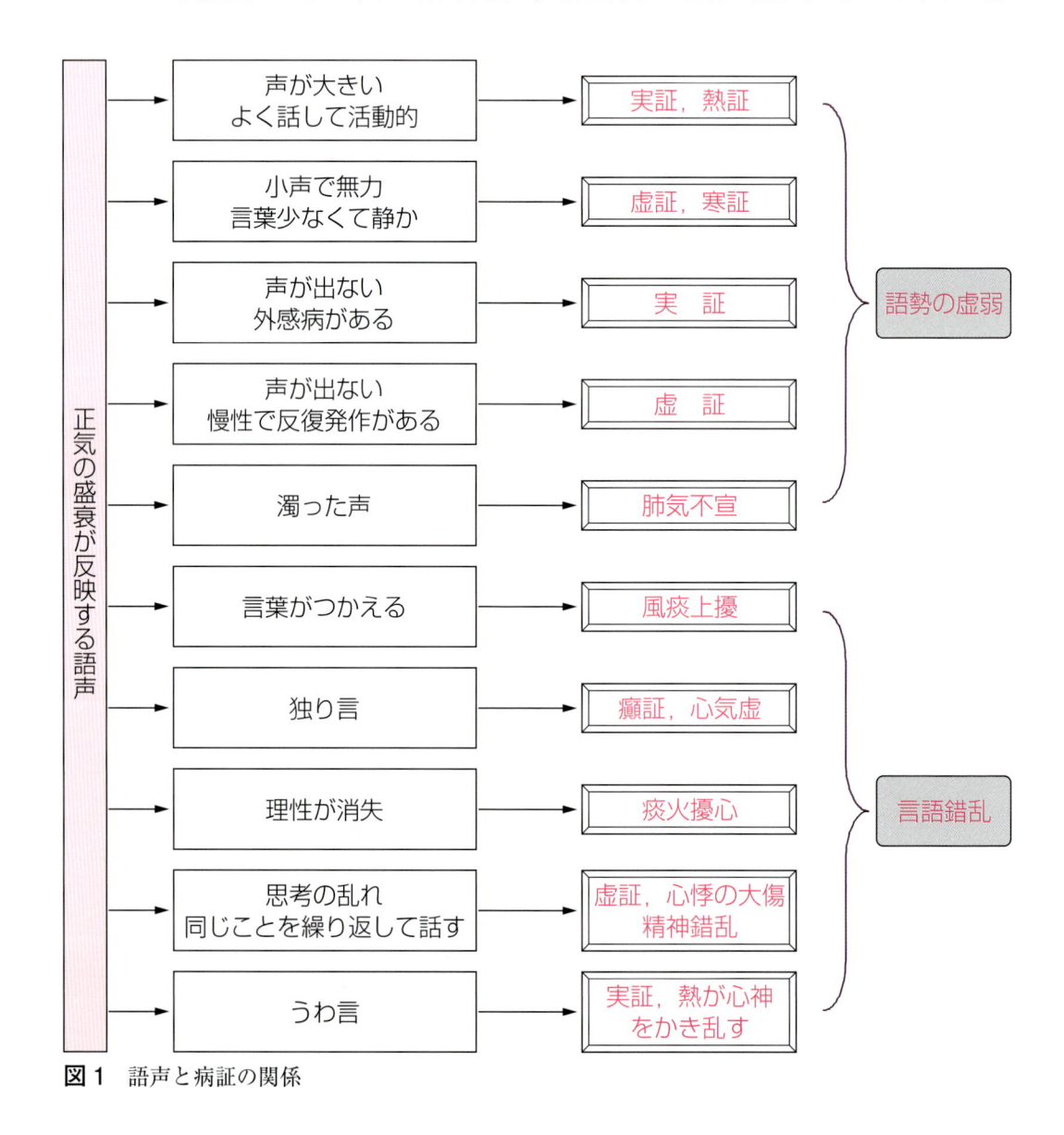

正気の盛衰が反映する語声	語声	病証	分類
	声が大きい　よく話して活動的	実証，熱証	語勢の虚弱
	小声で無力　言葉少なくて静か	虚証，寒証	
	声が出ない　外感病がある	実証	
	声が出ない　慢性で反復発作がある	虚証	
	濁った声	肺気不宣	
	言葉がつかえる	風痰上擾	言語錯乱
	独り言	癲証，心気虚	
	理性が消失	痰火擾心	
	思考の乱れ　同じことを繰り返して話す	虚証，心悸の大傷　精神錯乱	
	うわ言	実証，熱が心神をかき乱す	

図1 語声と病証の関係

腎陰虚に分かれる．

肺気不宣は外邪が肺を犯した状態によって出現する．急性期に比較的多くみられるのに対して，肺腎陰虚は慢性病に認める．

肺腎陰虚の場合は，肺陰は腎陰を滋養し，腎陰は肺陰を養っている．慢性の咳嗽や肉体疲労，過度の性生活により腎陰が損なわれると，肺陰を滋養できなくする．陰が陽を制しきれないと，肺に虚火が発生し，肺陰が焼灼されて肺燥を起こす．

(5) 鼾声（かんせい）：「いびき」のこと．熱が盛んなときに出現しやすい．

2. 言　語（発語）

言語はこころの支配する領域でもあり，精神状態（神明）は「ことば」に変えて発せられる．イライラして，ことばが非常に多いのは実証や熱証で，陰虚が伴っている．反対に静かで口数が少ないタイプは，虚証や寒証に多くみられ，陽虚が伴っている．

> ①　イライラする，よく話す⇨実・熱証
> ②　静かであまり話さない　⇨虚・寒証

さらに，ことばを話す上で言語錯乱状態となった者を虚実に分類する．

(1) 実証は2つのタイプに分類される．

1つは熱が心神をかき乱して起こる譫語であり，話が支離滅裂で，意識昏迷があり，声には力がない．

もう1つは，痰火が心神をかき乱されることによって出現する狂言であり，わめき散らし，言葉が荒々しいという特徴をもつ．また，痛みなどによる呻吟（しんぎん）がある．

> ①　熱擾心神→譫語＝話が支離滅裂
> ②　痰火擾心→狂言＝わめき散らす

(2) 虚証も2つに分類される．主に正気の損傷が心で起こっていることが多い．

心気が損なわれて起こる独語（どくご）では，独り言を言い続けたりする．

もう1つは意識がハッキリせず，あるいは重複した話を繰り返したり，声は低くて弱い．これは心気虚で起こす．鄭声（ていせい）とよばれている．

> 心気の損傷 ─┬→ 独語＝独り言を言い続ける
> 　　　　　　└→ 鄭声＝重複した話を繰り返す

キーワード　譫語（せんご）：実証で話の筋が通らず，声は高く力あるもの．
　　　　　　　錯語（さくご）：虚証で話が錯乱し，話した後に自分で気がつくもの．
　　　　　　　独語（どくご）：虚証で独り言をいい，人が見えるとやめてしまうもの．
　　　　　　　呻吟（しんぎん）：苦しみうめくもの．

CHECK　言語と八綱との関係
　　　・虚証：声は小さい，話が途切れる．
　　　・実証：声は大きくて勇ましい．
　　　・寒証：一般にあまり話したがらない．
　　　・熱証：よく話したがる．
　　　・外感病証：声が高く力がある．初めは軽く後が重くなる．
　　　・内傷病証：声が低くて弱々しい．初めは重く後が軽い．

● ワンポイントアドバイス　　言語障害を区別しよう！

本証は下の表のように心，肝，脾の異常により出現する．

証型	心脾両虚型	肝鬱気結型	瘀血擾心型
舌診・脈診	舌質淡　脈細	舌苔薄白　脈細弦	舌質暗，瘀点　脈渋
弁証のポイント	・不眠　・驚悸　・健忘 ・食欲不振 ・顔面の色ツヤが悪い ・倦怠	・情志の抑鬱　・太息 ・胸悶　・不眠　・多夢 ・怒りやすい	・言語錯乱が月経の進行に伴って出現する ・月経痛 ・出産後の出血が止まらない

3. 呼　吸

1）呼気と吸気が示すもの

呼吸は，清気と濁気の交換が行われている状態で，中医学では宣発粛降作用という蔵府の生理機能による肺の運動である．この呼吸の働きにより蔵府機能の虚実を判断する（**図2**）．

・息切れを認めたものは気虚体質．これは胃に水がとどまったときや，心疾患にみられる．

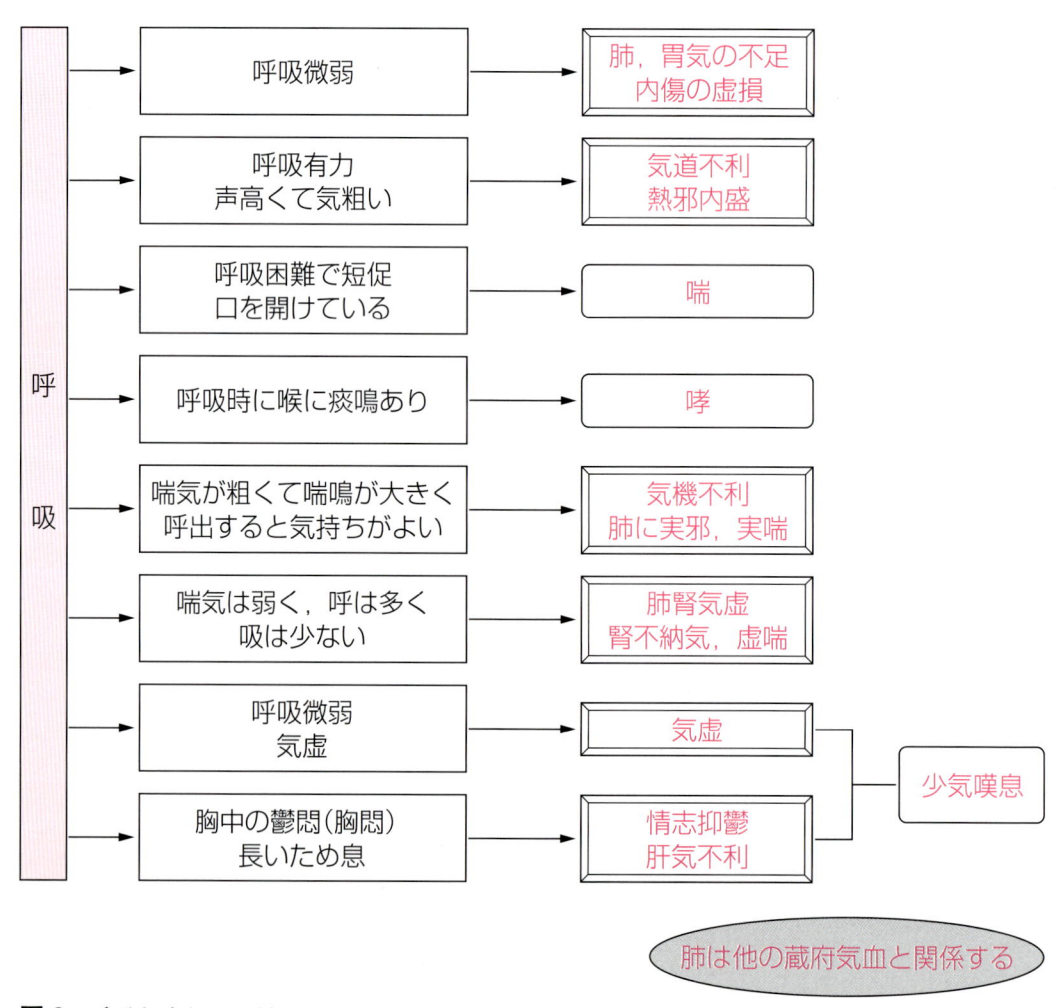

呼吸

- 呼吸微弱 → 肺，胃気の不足　内傷の虚損
- 呼吸有力　声高くて気粗い → 気道不利　熱邪内盛
- 呼吸困難で短促　口を開けている → 喘
- 呼吸時に喉に痰鳴あり → 哮
- 喘気が粗くて喘鳴が大きく　呼出すると気持ちがよい → 気機不利　肺に実邪，実喘
- 喘気は弱く，呼は多く　吸は少ない → 肺腎気虚　腎不納気，虚喘
- 呼吸微弱　気虚 → 気虚 ┐
- 胸中の鬱悶（胸悶）　長いため息 → 情志抑鬱　肝気不利 ┘ 少気嘆息

肺は他の蔵府気血と関係する

図2　呼吸と病証の関係

中医では息切れのことを「気短」という．
・呼吸が浅く，体力が低下しているときの呼吸困難を「少気」という．
・顔面浮腫，下痢が併発するものは陽気の衰弱によって水の循環が悪くなった状態である．陽は全身の水液を流す働きをもつ．

(1) 呼吸が粗くて，呼吸音が高いのは実証で，呼吸が微弱で呼吸音が低いのは虚証である．吸気が困難で呼吸が短く呼吸音が低いのは，肺腎気虚（腎不納気証）により起こるために，注意を要する．

(2) 呼気性困難で，呼吸が粗くて呼吸音が高いものは肺実証である．
この両者の症状を中医学では「喘」（呼吸困難）という．

① **実 喘**：息が粗く，呼吸音は高く大きく，息を吐き出すと気持ちがよいもの（肺実証に多い）．

② **虚 喘**：息が弱く，呼吸音は低く短く，呼気が多く吸気が少ない，続けて呼吸ができないもの（腎の納気作用が減退，肺腎気虚に多い）．

(3) 呼吸困難に喘鳴を伴うものを「哮(こう)」という．

(4) 気虚が原因で起こる微弱な呼吸状態を「少気(しょうき)」，肝の気鬱で起こるため息を「太息(たいそく)・嘆息(かんそく)」という．

音声では肺腎陰虚，呼吸では肺腎気虚という．肺と腎の蔵府生理が機能低下した病態に注目する．

中医学における蔵府の機能生理上，肺は粛降作用によって腎の納気を助け，腎は納気作用によって，さらに肺の吸気を助けている．もし，腎気虚のために納気が減退し，腎不納気が発生すると，呼吸器系の病態を引き起こしやすくする．

つまり，気虚の症状がさらに蔵府の肺と腎にまで波及し，肺腎気虚証の症状を発生させている．このような病態における治療原則は，肺を養って「喘」を安定させ，腎を補って納気を増強させる．

キーワード 太息・嘆息：胸中が憂鬱ですっきりせず，ため息をつくもの．

2) げっぷ・しゃっくりなど

■ **噯気（あいき）**

・「げっぷ」のこと　・満腹時にみられる　・消化不良

① 過食などでは食後に発生し，酸腐臭をともなう．過食による消化不良を中医学では食積という．

② ストレスなどの長期化によって起こる肝気犯胃証が原因で起こるものは，胸脇部の脹痛と食欲減退，腹部のつかえを覚え，弦脈が多い．

③ 気虚が胃で発生するげっぷは，腹部のつかえと，食欲の減退，細脈に淡舌がある．

原　因
① 飲食物が胃腸に停滞
② 気逆
③ 肝胃不和（肝鬱などで脾胃の働きが悪くなる）（『わかりやすい臨床中医臓腑学』第2版，P165を参照）

■ **呃逆（あくぎゃく）**

・「しゃっくり」のこと　・吃逆　・胃気上逆

胃が実する場合はしゃっくりの音が高くて力強く，反対に胃気が失われた場合は音

が低くて弱々しい特徴をもつ．
　① 実熱……音が高くて短く力がある．
　② 虚寒……音が小さく無力なもの．

■ 欠
・「あくび」のこと　・風寒の邪　・過労　・腎虚

■ 噴　嚔（ふんてい）
・「くしゃみ」のこと　・肺気の逆上　・風寒の邪
肺気が鼻に上衝して生じる現象は「噴嚔」という[②]．

キーワード 噯気（あいき）：古代では「噫気」とよばれていた．
　　　　　　 呃逆（あくぎゃく）：古代では「噦」とよばれていた．

古典探訪　『霊枢・口問篇第二十八』

②（原　文）陽氣和利　満于心　出于鼻　故為嚔　　（書下し文）陽氣和利し，心に満ちて，鼻より出づ．故に嚔を為す．

〈意訳・解釈〉　陽気がおだやかに疎通し，こころや胸に満ち，上がって鼻から出てくしゃみとなる．

■ 4. 咳　　嗽（がいそう）

　咳と嗽は2つの症状を表したものである．咳とは，声あって痰のないもの，嗽とは痰あって声のないものをいう（表4, 5）．またこの2つを痰のない咳（乾咳）と痰のある咳（湿咳）に区別する場合がある．

　咳嗽は肺の粛降作用が低下したとき，あるいは肺気の上逆により出現する．したがって咳嗽は肺病証でよく遭遇する症状の1つである．また脾腎の病証により生じることもある．

(1) 咳の声が低くて弱々しいものは虚証，咳の声が重くて濁るタイプは実証．
(2) 咳の声が重くて痰が伴うタイプは「痰湿」が原因で起こる．
(3) 無痰，または少量の粘稠痰が出るような咳を「燥咳」という．
(4) 咳の声がかすれて，まるで犬が吠えるような咳嗽を「白喉」という．

表4　咳嗽の分類と病証

i	外感風寒の咳	・鼻が詰まっている　・痰は水様である　・咳の声が重い
ii	火熱の咳	・乾いた咳　・痰が少なく，あるいは少量の粘稠な咳
iii	肺熱の咳	・痰は黄色くて濃く咳が出しにくい　・咳の声がこもる ・鼻息が熱く粗い　・喉が乾燥して疼痛を呈する
iv	肺実の咳	・発作的な咳が止まない　・咳をしてもスッキリしない

表5　咳声（咳）の証候・病機

咳声	証候	病機
重濁	実証	外感風寒・痰湿が肺に影響
低微	虚証	肺気の虚損
乾咳	燥邪犯肺証・肺陰虚証	陰虚により肺燥
痰声	痰湿阻肺証	痰湿により肺が阻まれる

5. 気　　味（きみ）

排泄物，分泌物，体臭，室内の臭いは気味に属している（**表6**）．

| ・体臭　・口臭　・腋の臭い　・大便　・小便　・帯下 |

口臭の聞診は臊・焦・香・腥・腐の5種類に分け，さらに蔵府の配当も診断上欠かすことができない．

(1) 実証・熱証……悪臭がある
(2) 虚証・寒証……なまぐさい
(3) 五蔵と臭いの関係……① 肝：あぶらくさい（臊）
　　　　　　　　　　　　② 心：こげくさい（焦）
　　　　　　　　　　　　③ 脾：かんばしくさい（香）
　　　　　　　　　　　　④ 肺：なまぐさい（腥）
　　　　　　　　　　　　⑤ 腎：くされくさい（腐）
(4) 小便が臭いのは湿熱
(5) 放屁が臭いのは食滞

表6 臭いの特徴と臨床所見

	特　徴	臨床所見
口　臭	酸臭	胃腸積滞
	腐臭	潰瘍，膿瘍
大小便（二便）	大便に酸臭	腸内に鬱熱
	大便溏泄（腥臭）	脾胃虚寒
	泄瀉腐臭	食滞胃脘
	小便が黄赤（臊）	膀胱湿熱
	甘い臭い	消渇病
帯　下	腥臭（なまぐさい）	寒証
	黄色く粘稠	湿熱
	稀薄で腥臭	寒湿
嘔吐物	稀薄で無臭	胃寒
	酸臭	胃熱

3. 問　　診

―本章で学ぶ内容―

　問診は経験の浅い治療家でも臨床で用いることができる方法である．主に患者やその家族に対して，主訴や症状，発病の時期，原因，現病歴や既往歴を問いかけることにより情報を収集し，その臨床的な意義について学ぶ．

問　　診

　問診とは，患者との会話によって身体の情報を得る方法である．術者はたえず患者の訴えに耳を傾ける．臨床家は一定の専門的な知識をもつために，部分的な問診のみで生理や病理に結びつけ，患者の訴えを半分ほど聞き，即治療を行おうとする．まずは相手の訴えを十分に聞き，次の段階に進める（表1）．

　問診には，主訴のほか，悪寒発熱，冷，汗，食欲，疼痛や麻痺，しびれ，睡眠状態，大小便，口渇，月経，家族歴，既往歴，嗜好品などがある．

表1　問診事項

一般状況	・主　訴　　・現病歴　　・既往歴 ・嗜好品　　・家族状況
寒　熱	・悪寒発熱 ・但寒不熱 ・但熱不寒 ─┬ ・壮　熱 　　　　　　　├ ・潮熱・日晡潮熱 　　　　　　　├ ・寒熱往来 　　　　　　　└ ・長期微熱
発　汗	・自　汗　・盗　汗　・大　汗 ・頭　汗
現症状	・疼　痛 ・頭身，耳目 ・大小便，月経 ・睡眠状況 ─┬ ・失　眠 　　　　　　└ ・不　眠 ・飲食・味覚 ─┬ ・食　欲 　　　　　　　├ ・口　渇 　　　　　　　└ ・摂取量

I. 問診事項の基本

中国の古典文献である『景岳全書』と陳修園の『医学実在易』には，患者に問診を行う際の「問いかけの方法」を10種類に分け，これを十問歌として残した（表2）．

■ 問診の順番

① 寒と熱を問う　　　② 発汗を問う
③ 頭身の痛みを問う　④ 胸腹の痛みを問う
⑤ 耳目を問う　　　　⑥ 睡眠を問う
⑦ 飲食と味覚を問う　⑧ 口渇を問う
⑨ 大小便を問う　　　⑩ 月経を問う

表2　十問歌

『景岳全書』	『医学実在易』
① 寒　熱 ⇨ 悪寒，発熱を指す	① 寒　熱 ⇨ 悪寒，発熱を指す
② 汗　　 ⇨ 発汗状態	② 汗　　 ⇨ 発汗状態
③ 頭　身 ⇨ 頭痛や身体の痛み	③ 頭　身 ⇨ 頭痛や身体の痛み
④ 便　　 ⇨ 大便の性状，尿の色，排尿障害の有無	④ 便　　 ⇨ 大便の性状，尿の色，排尿障害の有無
⑤ 飲　食 ⇨ 食欲，味覚など	⑤ 飲　食 ⇨ 食欲や味覚
⑥ 胸　　 ⇨ 胸腹部，呼吸状態や圧迫感，不快感	⑥ 胸　　 ⇨ 胸腹部，呼吸状態や圧迫感，不快感
⑦ 聾　　 ⇨ 聴覚の状態	⑦ 聾　　 ⇨ 聴覚の状態
⑧ 渇　　 ⇨ 咽喉部，口の渇き	⑧ 渇　　 ⇨ 咽喉部，口の渇き
⑨ 顔色と脈より陰陽を察す ⇨ 代謝循環	⑨ 慢性疾患 ⇨ 既往歴
⑩ 臭　　 ⇨ 嗅覚の異常	⑩ 因　子 ⇨ 病に至った原因

II. 問診の実際

■ 1. 寒と熱を問う

患者の「冷える，熱っぽい，寒気がする」という訴えから，どのような病証と結びつくかを考える．

寒熱とは，具体的には悪寒と発熱をさす．悪寒（畏寒）が強い方を風寒という．発熱が強いものは風熱という．

寒には3つある．

① 悪寒は寒気のことで，暖かくして寝ていてもゾクゾクと寒気がすることである．反対に畏寒は，暖かくすれば治る．
② 悪風（畏風）は，風などの外気に触れることを嫌う．寒気がないのが特徴である．
③ 厥冷は自覚的，他覚的に四肢が冷えた状態である．冷えのぼせのことを厥逆という．

虚熱は，患者の自覚的な熱感や，臨床家の触診によって感じ取られる熱で，体温計などに現れる数値上の熱とは異なる．中医学上の熱とは数値の熱を求めるのではなく，数値で現すことのできない主観的な熱のことである．したがって，中医学上でいう体内の熱や火

とは，数値に現れるとは限らないことに注意する（**図1**）．

1）全身の寒熱

■ 悪寒発熱（表証）

悪寒と発熱が同時に出現する．悪寒が重いのは風寒による外感病の初期であることが多い．発熱が重くて悪寒が軽いのは風熱によるものである．

外邪，正気がともに強い場合は悪寒発熱も強く，この両者が反対に弱い場合は悪寒発熱ともに弱い．外邪が強くて正気が弱い場合は，悪寒が重く発熱は軽く治りが悪い．反対に外邪が弱く正気が強い場合は，悪寒発熱が起こらない．すなわち，正気によって全身を防衛することで，外部よりの侵入物を阻むのである．

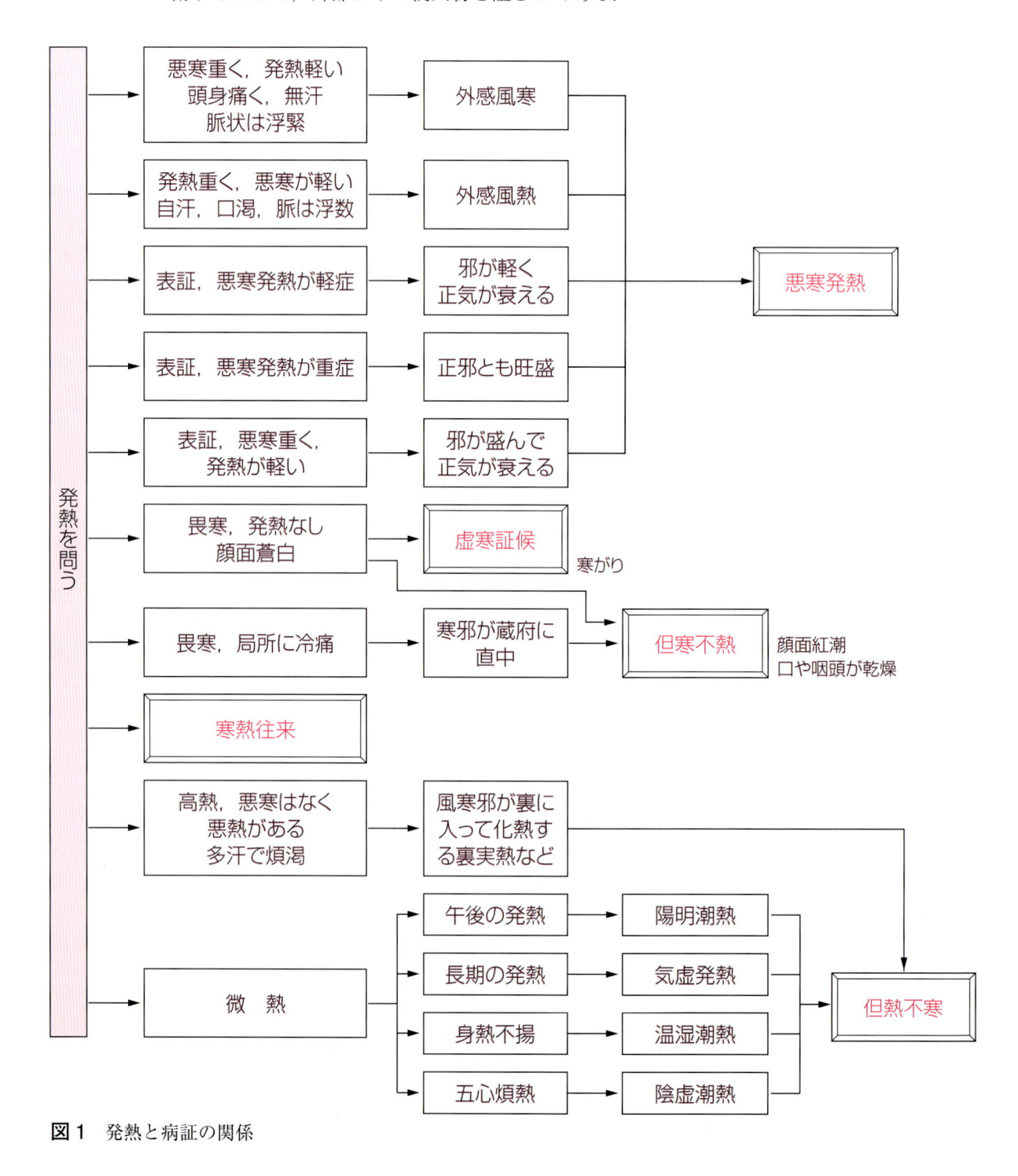

図1 発熱と病証の関係

発熱を問う：

- 悪寒重く，発熱軽い／頭身痛く，無汗／脈状は浮緊 → 外感風寒 → **悪寒発熱**
- 発熱重く，悪寒が軽い／自汗，口渇，脈は浮数 → 外感風熱 → **悪寒発熱**
- 表証，悪寒発熱が軽症 → 邪が軽く正気が衰える → **悪寒発熱**
- 表証，悪寒発熱が重症 → 正邪とも旺盛 → **悪寒発熱**
- 表証，悪寒重く，発熱が軽い → 邪が盛んで正気が衰える → **悪寒発熱**
- 畏寒，発熱なし／顔面蒼白 → **虚寒証候**（寒がり）
- 畏寒，局所に冷痛 → 寒邪が蔵府に直中 → **但寒不熱**（顔面紅潮／口や咽頭が乾燥）
- **寒熱往来**
- 高熱，悪寒はなく悪熱がある／多汗で煩渇 → 風寒邪が裏に入って化熱する裏実熱など → **但熱不寒**
- 微熱
  - 午後の発熱 → 陽明潮熱 → **但熱不寒**
  - 長期の発熱 → 気虚発熱 → **但熱不寒**
  - 身熱不揚 → 温湿潮熱 → **但熱不寒**
  - 五心煩熱 → 陰虚潮熱 → **但熱不寒**

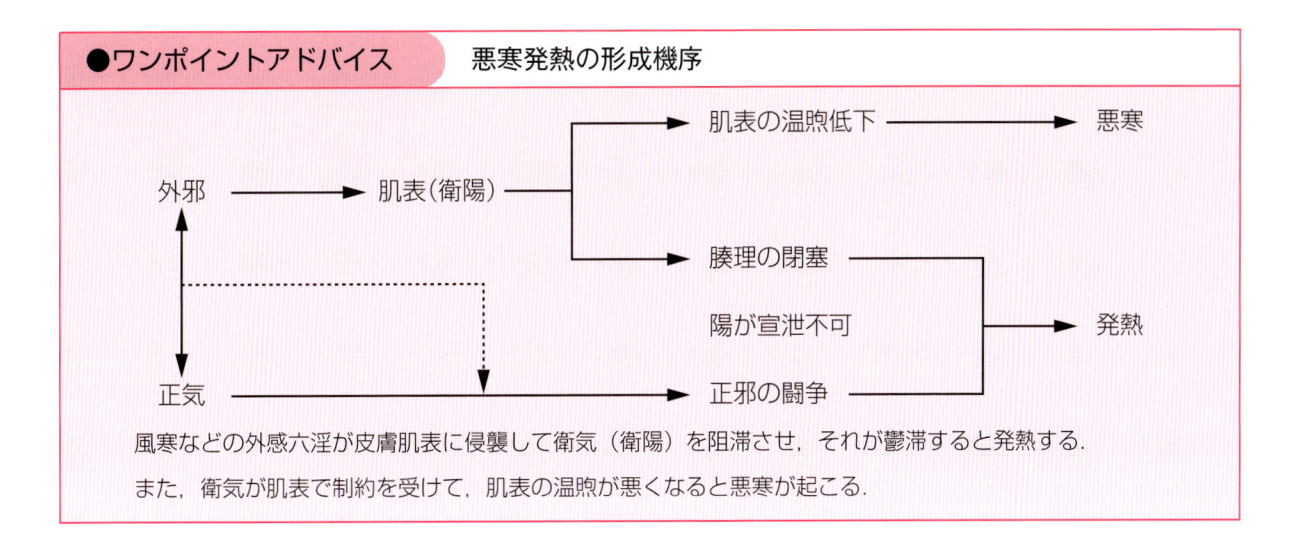

> ●ワンポイントアドバイス　　悪寒発熱の形成機序
>
> ```
> 外邪 ──→ 肌表(衛陽) ──┬─→ 肌表の温煦低下 ──→ 悪寒
>  ↕                    │
>                       └─→ 腠理の閉塞 ──┐
>                           陽が宣泄不可 ─┼─→ 発熱
> 正気 ──────────────────→ 正邪の闘争 ──┘
> ```
>
> 風寒などの外感六淫が皮膚肌表に侵襲して衛気（衛陽）を阻滞させ，それが鬱滞すると発熱する．また，衛気が肌表で制約を受けて，肌表の温煦が悪くなると悪寒が起こる．

■ 但寒不熱（裏寒証）

寒がるが，暖かくすれば治まる．これは陽気の不足のために寒が内より生まれたものと，外部より寒邪が直接蔵府に進入することが原因となる．

■ 但熱不寒（裏熱証）

発熱のみが出現するが，悪寒はない．

2) 発熱の時間・程度によっての分類

■ 壮　熱

高熱が続き，悪熱して悪寒のないものである．症状としては，高熱が続く，顔面紅潮，口渇，大量の汗，脈の洪大である．

■ 潮　熱

一定の時刻になると発熱を繰り返す症状である．一般的には午後に発熱するものが多く，午後3時から5時前後に出現する日晡潮熱（陽明潮熱）と，夜間時に発熱が著明になる夜間潮熱に分ける．日晡潮熱（陽明潮熱）は高熱が特徴で，陽明府実証に属する．さらに便秘，腹部の脹満と痛みを訴え，舌苔は黄色で乾燥し，芒刺を診る．

また，陰液の不足によって起こる内熱には五心煩熱と骨蒸発熱がある．五心煩熱は胸中の煩熱，掌心や足底の熱感を自覚する．骨蒸発熱は，骨の中から蒸し返すような熱感が自覚的に感じられるものを指す．症状としては寝汗，口やのどの渇き，頬部の発赤があり，舌が赤く，舌があまり湿っていないのが特徴である．

■ 寒熱往来（半表半裏証）

寒熱往来とは，悪寒，発熱が交互に出現し，瘧疾（伝染性疾患）と少陽病にみる．瘧疾の寒熱が往来するときは悪寒と戦慄と壮熱が交互に出現し，激しい頭痛と口渇，発汗がある．少陽病では悪寒と発熱が交互に出現し，食欲の減退，咽喉部の乾燥，口の中が苦く，胸脇苦満を訴える．

■ 長期微熱

長期微熱とは，正常な体温より少し高く，発熱の日数が比較的長いもの，または発熱していると感じるが，体温が高くないものをいう．これが陰虚の症状を伴う「陰虚発熱」と気虚の症状を伴う「気虚発熱」である．陰虚発熱は，寝汗，口やのどの渇き，頬部の発赤，舌が赤く，舌があまり湿っていないという陰虚による内熱の特徴がある．気虚発熱は微熱

が長期に及んだために体力の消耗があり，中気の不足による脾気虚などに多くみられる．過労により悪化する．また，顔面部が白くなり，食欲不振，脈は力がなく（虚脈），無気力となる．

CHECK　寒熱と病邪による陰陽盛衰への影響

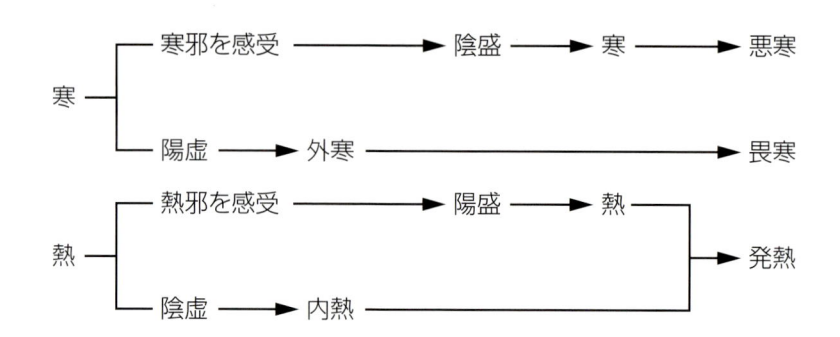

```
        ┌─ 寒邪を感受 ────────→ 陰盛 ──→ 寒 ──→ 悪寒
   寒 ──┤
        └─ 陽虚 ──→ 外寒 ──────────────────────→ 畏寒

        ┌─ 熱邪を感受 ────────→ 陽盛 ──→ 熱 ─┐
   熱 ──┤                                    ├──→ 発熱
        └─ 陰虚 ──→ 内熱 ───────────────────┘
```

●悪寒と畏寒の区別
  1. 悪寒は外感寒邪などを受け，衛陽（衛気）が傷られ寒邪が侵入したことで発生する．
  2. 畏寒は本来，体質が陽虚のために外部の気温が低下することで寒冷を強く感じる．

●発熱の区別
  1. 暑熱邪による発熱は外感熱邪を受け体内の陽が旺盛となって熱を生じ津液を損う．
  2. 内熱は元来陰虚体質の者が，陽を制約しきれないために生じる熱で，内熱により津液が減少する体質である．

※陽虚，陰虚は自覚的に感じる所見で，他覚的な検証が難しいために現代医学において自律神経失調症と判断されていることが多い．

2. 発汗を問う

発汗は宣発作用によって体熱を汗にして体外へ放出し，衛気などによる陽性の気の働きにより体内の津液を蒸発させて体表に排泄されたものをいう（**図2**）．患者に発汗の有無，時間，発汗量，発汗部位などについて問診する．

(1) **盗汗**：睡眠時の発汗をいい，陰虚のときに出現する．俗にいう寝汗である．
(2) **自汗**：日中よく汗をかき，活動により症状がひどくなる特徴をもっている．陽虚体質の人に多くみられる．
(3) **大汗**：大量の発汗のことをいう．これは口渇と高熱に心煩を伴い，洪大脈を呈する裏熱亢盛の発汗と，顔面蒼白と四肢厥冷に冷や汗を伴い，微脈を呈する亡陽（陽気が失われた状態）の発汗の2つに分類する．
(4) **悪化もしくは好転を意味する病状の転換期の汗**：これには戦汗がある．戦汗は高熱が持続した後に悪寒と戦慄がみられ，その後発汗して解熱すれば病状は回復するが，解熱しなければ反対に悪化する．症状的には全身の戦慄の後に発汗する．

以上は裏証の発汗であるが，特に局所に出現する発汗について述べると，最も局所的に目立つのが頭汗である．

- 中焦より生じるもの：全身が重く，倦怠感を生じ，舌診では黄膩苔を形成する．
- 上焦より生じるもの：口渇，心煩があり，舌診では黄苔，脈診では浮いて数脈を呈する．手掌，足の裏がよく発汗するものは，熱が陰経の経絡走行部位（少陰経・厥陰経）

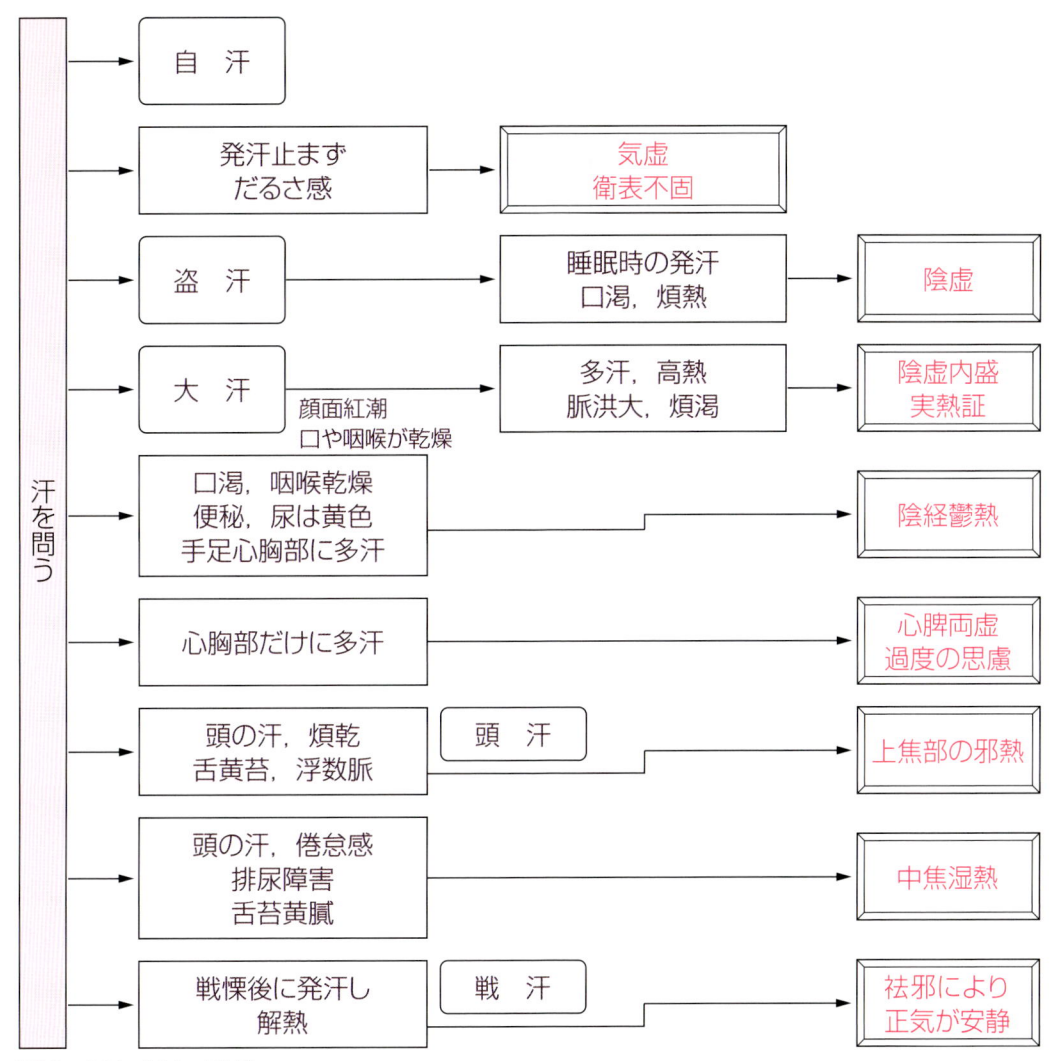

図2 汗と病証の関係

```
           ┌─→ 自 汗
           │
           ├─→ 発汗止まず ─────────────→ 気虚
           │   だるさ感                   衛表不固
           │
           ├─→ 盗 汗 ──→ 睡眠時の発汗 ──→ 陰虚
           │             口渇,煩熱
           │
           ├─→ 大 汗  顔面紅潮   多汗,高熱    陰虚内盛
           │         口や咽喉が乾燥 脈洪大,煩渇 → 実熱証
   汗を    │
   問う    ├─→ 口渇,咽喉乾燥 ────────────→ 陰経鬱熱
           │   便秘,尿は黄色
           │   手足心胸部に多汗
           │
           ├─→ 心胸部だけに多汗 ──────────→ 心脾両虚
           │                                 過度の思慮
           │
           ├─→ 頭の汗,煩乾  ┌─ 頭 汗 ──→ 上焦部の邪熱
           │   舌黄苔,浮数脈 │
           │                │
           ├─→ 頭の汗,倦怠感 ───────────→ 中焦湿熱
           │   排尿障害
           │   舌苔黄膩
           │
           └─→ 戦慄後に発汗し ─ 戦 汗 ──→ 祛邪により
               解熱                         正気が安静
```

に溜まって生じる。

合併症として，便秘，咽喉部の乾き，尿の色が濃く，脈が細くなる。

また，表証の汗は外邪を感受して，衛気（体表を守る陽気）虚弱者に起こる衛表不固証，悪風，発熱を主とする外感風熱証（浮数脈・舌尖，舌辺が紅い）と太陽中風証（浮緩脈・舌苔は薄くて白い）にみられる。

特に注目すべきことは，傷寒表実証でありながら無汗状態を呈するものである。これは悪寒発熱，舌苔は薄くて白く，浮緊脈を特徴とする。

CHECK 発汗の東洋医学的な原理

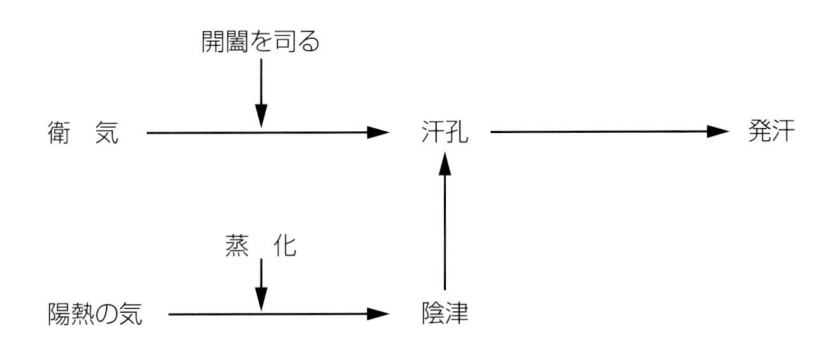

```
              開闔を司る
                 ↓
    衛 気 ─────→ 汗孔 ─────→ 発汗
                              ↑
                 蒸 化         │
                 ↓            │
    陽熱の気 ──→ 陰津 ─────────┘
```

衛気は肌表を守り，腠理の開閉を調節する．汗は体内の陽熱により津液を蒸化させたことで汗孔を通して発生する．

■ 3. 頭身の痛みを問う

中医学には「不通則痛」[1]（通じなければ痛む）（図3）と呼ばれる用語がある．これは経絡の流れが閉塞を受け，気血の運行が失われて発生する痛みで，実証に現れる．原因として外感風邪，気滞血瘀，痰湿の滞りがある．

一方，虚証の痛みとは，本来あるべきはずの気血の不足や，陰精の過度の消耗により蔵府と経絡を養うことができないために発生する疼痛を指す．中医学ではこれを「不栄則痛」（栄養できないために生じる痛み）という．

◆ 病証との関係（表1）
- 肝陽上亢による頭痛は脹痛に眩暈を伴うもの．
- 痰湿によるものは重痛に胸悶感を自覚する．
- 瘀血では固定性の痛みや刺様痛がある．
- 気血の不足時に頭痛が発生するとシクシクとした痛みが長時間持続する．
- 外感頭痛では悪寒発熱があり，急性期にみられる．
- 全身痛で初期，外感によるものは悪寒発熱を認め，筋肉と関節痛がある．
- 慢性化すると脾胃の虚弱により筋肉が衰えて無力となり，「痿症」となる．

中医学では筋や関節の痛みを主訴とする症状で，主に風寒湿熱の邪が四肢の経脈に阻滞することで発生する痛みを痹証といい，風痹，寒痹，湿痹，熱痹の4つに分ける．

■ 痹症の痛みの特徴
- 風痹は遊走性の痛みのために疼痛が移動する．
- 寒痹は冷えると痛みが増し，温めると軽快する．
- 湿痹は痛みが限局されて固定したものである．重だるさを特徴とする．
- 熱痹は関節部が赤く腫れ，熱痛を主とする．

CHECK 胸悶の特徴

脇脹（胸脇部の脹満感）………肝　　気短（息切れ，呼吸が浅い）………心
刺痛（刺すような痛み）………心　　多痰（痰が多い）………………………肺

古典探訪　『素問・挙痛論篇第三十九』

①（原　文）寒氣客則脉不通　脉不通則氣因之　　（書下し文）寒気，客すれば則ち脈，通ぜず，脈，通ぜざれば則ち気これに因る．

〈意訳・解釈〉　寒気が侵入すれば脈の流れが悪くなり，脈の流れが悪くなると気も流れなくなる．

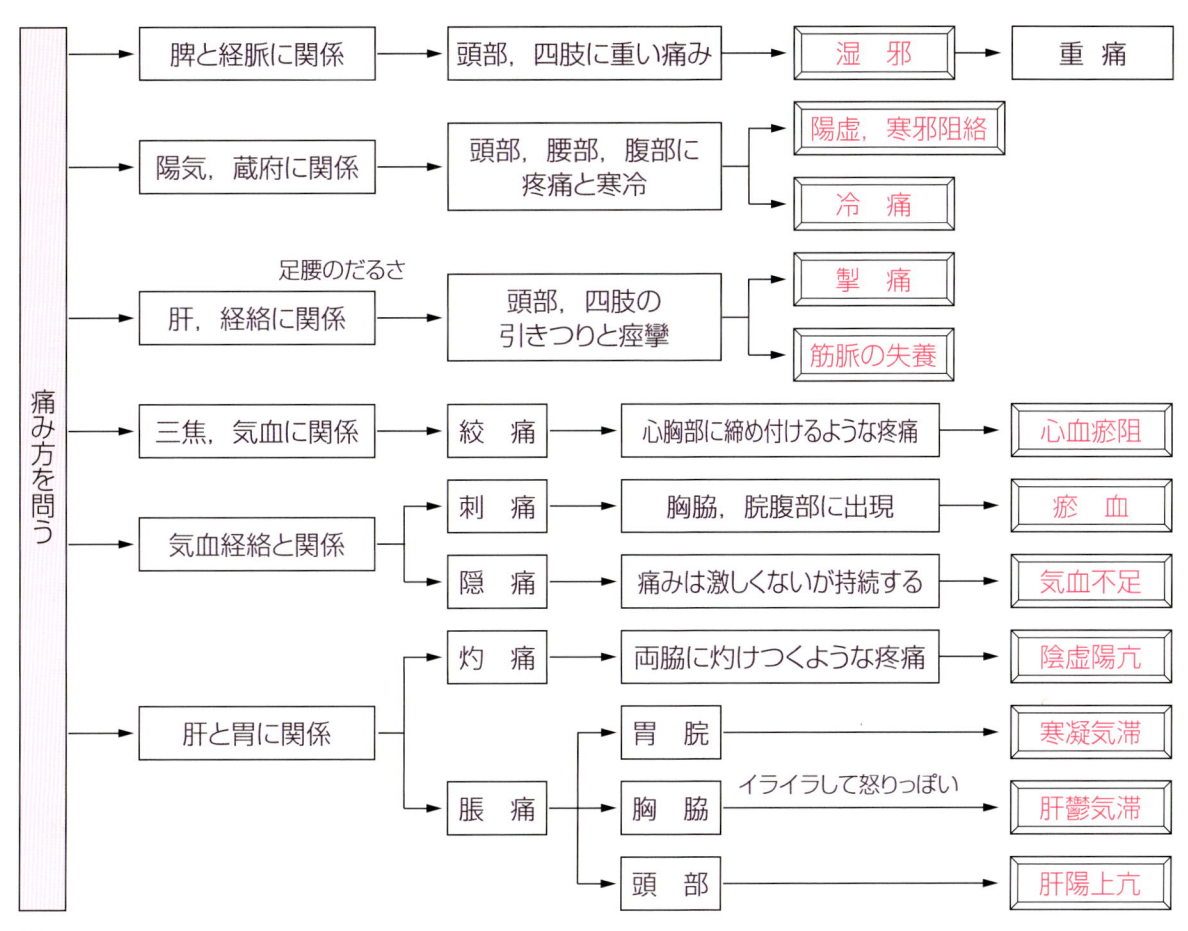

図3 痛みと病証の関係

```
痛み方を問う
├─ 脾と経脈に関係 → 頭部，四肢に重い痛み → 湿邪 → 重痛
├─ 陽気，蔵府に関係 → 頭部，腰部，腹部に疼痛と寒冷 →┬ 陽虚，寒邪阻絡
│                                                   └ 冷痛
├─ 肝，経絡に関係（足腰のだるさ）→ 頭部，四肢の引きつりと痙攣 →┬ 掣痛
│                                                              └ 筋脈の失養
├─ 三焦，気血に関係 → 絞痛 → 心胸部に締め付けるような疼痛 → 心血瘀阻
├─ 気血経絡と関係 ┬ 刺痛 → 胸脇，脘腹部に出現 → 瘀血
│                └ 隠痛 → 痛みは激しくないが持続する → 気血不足
└─ 肝と胃に関係 ┬ 灼痛 → 両脇に灼けつくような疼痛 → 陰虚陽亢
                └ 脹痛 ┬ 胃脘 → 寒凝気滞
                        ├ 胸脇（イライラして怒りっぽい）→ 肝鬱気滞
                        └ 頭部 → 肝陽上亢
```

表1 痛みの性質と部位

1) 痛みの性質について分類

① 脹痛…………疼痛＋脹満感覚………………気滞が原因
② 刺痛…………針で刺される痛み……………瘀血の滞りによるもの
③ 冷痛…………寒冷感を伴う痛み……………実寒や虚寒
④ 重痛…………疼痛＋重だるさ………………湿邪の滞りによるもの
⑤ 絞痛…………絞るような激しい痛み………実邪の滞り
⑥ 灼痛…………疼痛＋熱感………………………熱証
⑦ 隠痛…………シクシクと持続的な痛み……気血の不足
⑧ 酸痛…………だるい痛み………………………虚証
⑨ 空痛…………手でおさえると軽減するような痛み……気血の不足
⑩ 掣痛…………引っ張られるような痛み……肝鬱気滞など
⑪ 游走痛（走竄痛）……痛みの部位が定まらない……風湿痺証，気滞

2) 痛みの部位について分類

頭痛：後頭部痛……太陽経　　側頭部痛……少陽経
　　　頭頂部痛……厥陰経　　前額部痛……陽明経

■ 4. 胸脇腹の痛みを問う

- 胸の痛みが背部まで突き抜けるように響く→胸痺（きょうひ）（胸部の疼痛や閉塞感）
- 刺痛と冷や汗が流れ，顔色が青く灰色で血色がない，また胸部の苦悶感を伴うものを真心痛（心血瘀阻）といい，重篤な胸痺としてみる．これは現代医学の狭心症や心筋梗塞に相当する．
- 胸部に脹満感があり，胸悶と胸部の痛みをもつ者は痰飲が肺に伏している（痰飲伏肺）と考えられる．
- 胸脇部の脹痛があり，噯気が出ることで症状が軽減するのは肝気鬱滞に属する．
- 胸部痛に潮熱や盗汗の陰虚の症状が出現し，さらに血液が混じった痰や空咳が認められるものの多くは肺癆（はいろう）として気を付ける．現代医学の肺結核に相当する．
- 発熱，咳嗽，胸悶を伴う胸部痛で膿血色の痰を吐き出す者は肺癰（はいよう）で，茶色の痰を出す者は肺熱がこもっている．
  ——脇部では肝胆の経絡が走行するので，脇に出現する症状は肝胆の経絡との関係が深い．
- 肝気鬱滞が生じると脹痛と遊走性の痛みを引き起こす．さらに進むと焼けるような痛みがあり，口が苦くて紅舌が認められると，肝火の鬱滞が発生していると考える．この症状に黄疸が発生している場合は全身が黄色くなる．また，固定性の痛みが刺すように起これば，瘀血の発生を検討する．重要なことは，咳や痰を吐くときに胸脇部から肋骨のあたりに腫れや痛みを生じ，呼吸が早まったり，横になるのが辛かったりした場合，水飲が胸脇部に停留する懸飲（けんいん）（滲出性胸膜炎の類い）という症状が発生している．
  ——腹部では下腹部や心下部などの痛みを確認する．
- 下腹部の鼠径部（そけい）から睾丸にかけて冷痛があれば，肝脈が寒邪の滞りにより生じる寒滞肝脈病証である．
- 下腹部の脹痛に排尿時の困難が生じた場合は癃閉（排尿障害）である．
- 臍の上の冷痛は寒邪が胃を犯すために出現する．
- 食べてもすぐに空腹になり，強い灼熱痛を呈して口臭と便秘を認めたものを胃熱と判断する．
- 胃陰虚のときには，空腹でも食欲がなく，軽い灼熱痛で舌が赤く，苔が少ないのが特徴である．
- 胃陽虚の場合は薄くて透明な唾液を吐き，シクシクと痛む（隠痛）．
- 実証の痛みは，突然あるいは激しく痛みだし，飲食や，腹部を圧迫することで増悪する．
- 虚証の痛みは，長期間続き，シクシクと痛み，痛い部位を按じるか，飲食により痛みが軽減する．寒証の痛みは暖めると軽くなり，反対に熱証は冷やすことで軽快する．
- 気滞による痛みは遊走性で脹満感を伴う．

CHECK 疼痛の形成機序

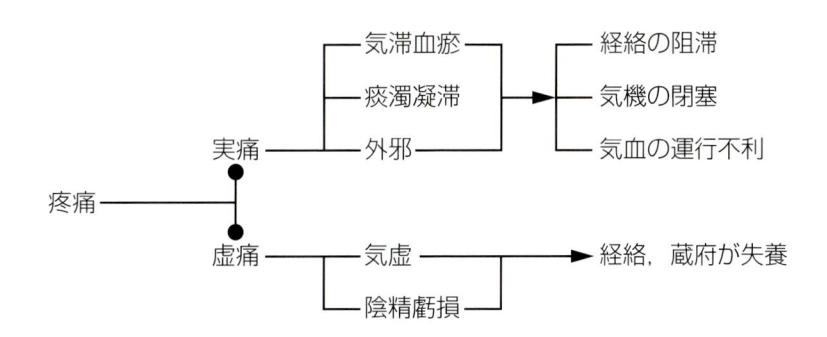

```
                    ┌ 気滞血瘀 ┐      ┌ 経絡の阻滞
              ┌ 実痛 ┼ 痰濁凝滞 ┼─→  ┤ 気機の閉塞
              │      └ 外邪   ┘      └ 気血の運行不利
疼痛 ─┤
              │      ┌ 気虚   ┐
              └ 虚痛 ┤         ├─→ 経絡，蔵府が失養
                    └ 陰精虧損 ┘
```

疼痛には虚痛と実痛の2つがある．
(1) 虚痛は血行障害により筋や神経が栄養を受けることができずに生じる痛みで，「不栄則痛」に相当する．その痛みの特徴は隠痛や酸痛である．
(2) 実痛は外邪などにより気血の通路（経脈）に障害を生じて，気血の停滞が原因で起こる．「不通則痛」に相当するもの．その痛みの特徴は刺痛や脹痛である．

■ 5. 耳目を問う

聴力や視力の状態より，身体の病証を検討する．耳鳴，耳聾は老化現象としてよくみられる．老化現象の耳鳴は主として腎精の消耗[2]や脾胃の虚弱，耳聾は慢性病などによる虚証タイプに多く出現する．突然の耳聾（聴力減退）は実証に属し，突然大きな音で始まり，耳をおさえると増悪するのは，肝火が上部をかき乱す肝火上炎や痰火の閉塞によって起こる．

◆ 病証との関係
・肝陽上亢，肝火上炎では目が充血し，さらに涙が流れ，光がまぶしく感じるのは風熱が目を犯した場合である．陽がもつ上昇する性質は病証の進行途上で発生した火を炎上させ，頭部をかき乱す．また，眩暈も肝陽上亢によって発生する．この場合は，顔面紅潮，耳鳴，足腰のだるさや頭部の脹感がある．腎陰不足による眩暈も同様な症状が発生する．
・痰湿による眩暈は四肢の倦怠感や舌の膩苔を認め，胸悶感がある．中医学では，めまいは古来より目眩，眩暈とよばれている．その他にものがハッキリと見えない目昏があり，老化現象や虚弱体質，慢性病に現れ，その原因は主として腎精と気血の不足に由来する．

古典探訪　『霊枢・決氣篇第三十』
②（原　文）　精脱者　耳聾　　　　　　　　（書下し文）　精脱する者は，耳聾す．
〈意訳・解釈〉　精（腎精）が大量に損耗すると，人の耳は聞こえなくなる．

■ 6. 睡眠を問う

睡眠は主として不眠と嗜眠の2つに分類される．不眠症とは寝つきが悪く，目が醒めや

78　第2部　診断学各論

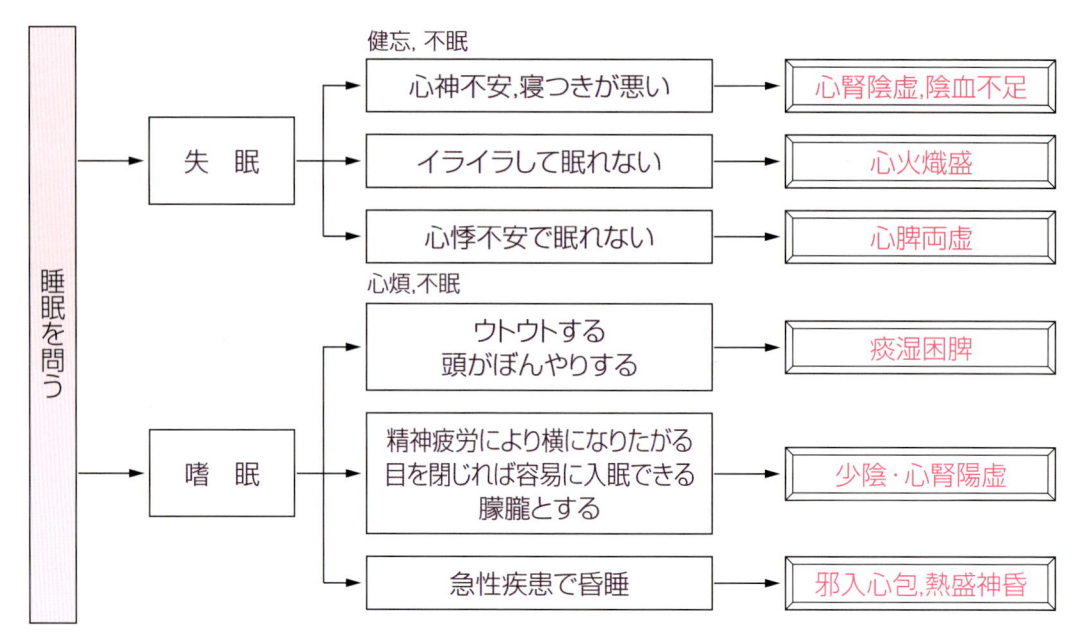

```
                                    健忘, 不眠
                          ┌──→ 心神不安, 寝つきが悪い ──→ 心腎陰虚, 陰血不足
                  ┌─失眠─┼──→ イライラして眠れない　 ──→ 心火熾盛
                  │       └──→ 心悸不安で眠れない　　 ──→ 心脾両虚
睡眠を問う ──────┤       心煩, 不眠
                  │       ┌──→ ウトウトする            ──→ 痰湿困脾
                  │       │     頭がぼんやりする
                  └─嗜眠─┤     精神疲労により横になりたがる
                          ├──→ 目を閉じれば容易に入眠できる ──→ 少陰・心腎陽虚
                          │     朦朧とする
                          └──→ 急性疾患で昏睡          ──→ 邪入心包, 熱盛神昏
```

図4　睡眠状態と病証の関係

すい．眠りが浅くて，一睡もできないなどの症状を訴える（図4）．

◆ 病証との関係

・心腎不交証の不眠は，腎陰の不足が心陰を補いきれずに心火の亢進を引き起こし，腎虚の足腰のだるさ，遺精などの下焦の状態，上焦部では心悸，眩暈，不眠などの症状と，陰虚で生じる五心煩熱という状態がある．

　　また，心陽が腎陽を補いきれずに心陽が亢進して頭部へと上昇する場合もある．

・脾が心を養うことができなくなる心脾両虚証は，精神（神志）を養えないために不眠，疲労倦怠感，心悸，顔色が悪いといった症状を呈する．この不眠は火の亢進によるものではなく，脾胃で得た水穀の精微（栄養源）が心を栄養できないために生じた不眠である[3]．心は神明（精神活動）を主るため，心を養うことができないと不眠症を引きを起こす．

・消化不良の不眠には腹部の脹満，膩苔，噯気を生じる．

・口の中が苦い，多量の痰，ビクビクすることによって起こる動悸，黄膩苔，胸悶による不眠は，胆鬱上擾（たんうつじょうじょう）が原因である．胆気が鬱して熱化し，痰を発生させ神明をかき乱している．

・嗜眠は疲労倦怠感により，極度に眠くなる状態で，ひどいときには無意識状態で眠っていることがある．これには，食後眠くなり，無気力，食欲減退による脾気虚弱による嗜眠と，全身が重く，疲れてすぐに眠くなり，舌が膩苔，濡脈を呈する痰湿困脾の嗜眠に分かれる．

古典探訪　『素問・逆調論篇第三十四』

[3]（原　　文）　胃不和則臥不安　　　　　　　　　　（書下し文）　胃　和せざれば則ち臥して安からず．

〈意訳・解釈〉　胃気が不和になれば，仰臥しても安らかではない．

7. 飲食と味覚を問う

食欲の減退を中医学では納呆（食欲不振）という．その特徴は脾胃が虚弱で，疲労倦怠感があり，体が痩せて，顔面が黄色く痩せる（図5）．

■ 病証との関係
・湿邪困脾証は，腹部が脹満して胸悶，舌苔が厚膩で食欲の減退がある．
・特定の食物や，食物の臭いを嫌うものを「厭食」という．これは主に過食による腹部

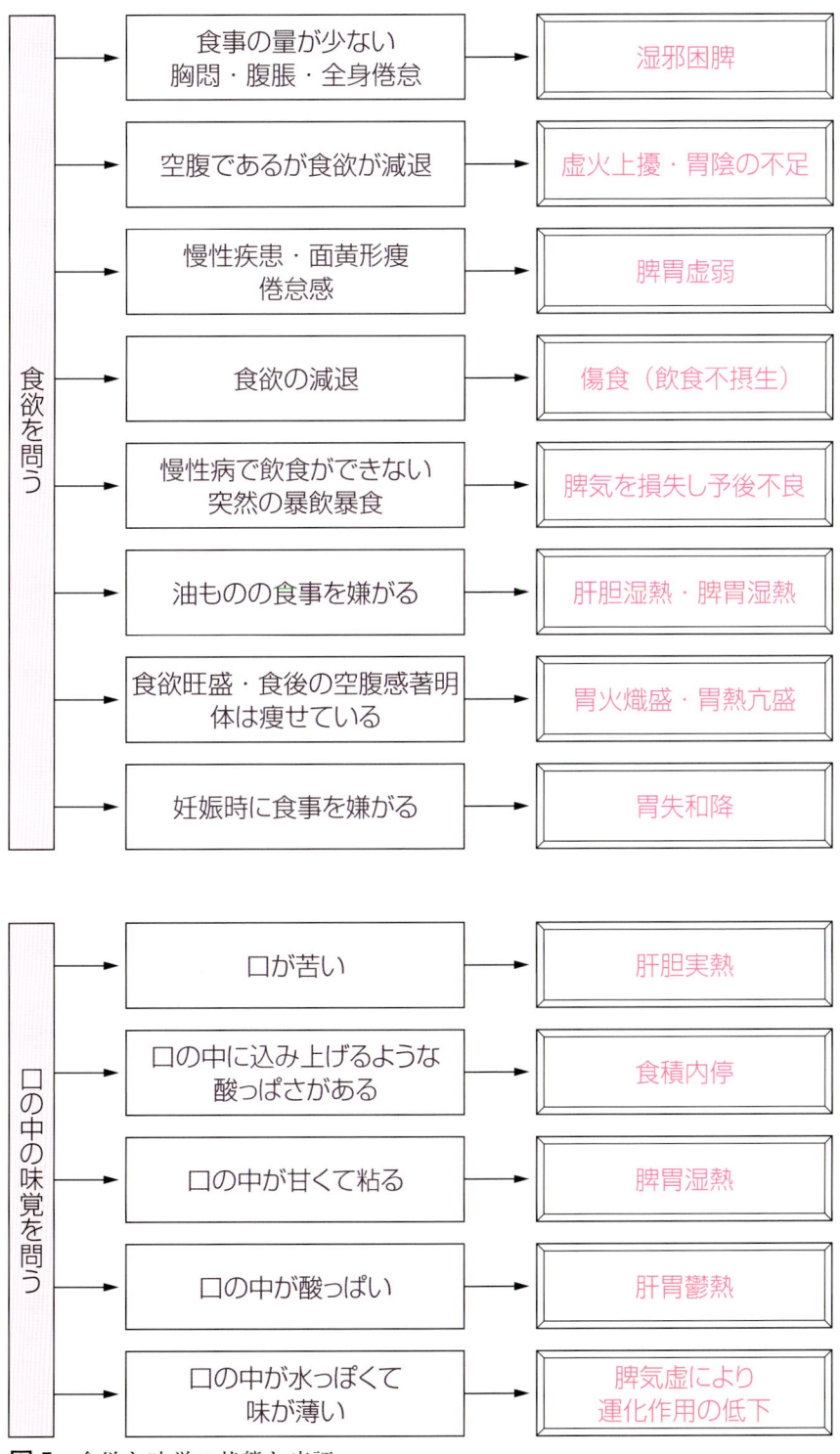

食欲を問う		
→	食事の量が少ない　胸悶・腹脹・全身倦怠	→ 湿邪困脾
→	空腹であるが食欲が減退	→ 虚火上擾・胃陰の不足
→	慢性疾患・面黄形痩　倦怠感	→ 脾胃虚弱
→	食欲の減退	→ 傷食（飲食不摂生）
→	慢性病で飲食ができない　突然の暴飲暴食	→ 脾気を損失し予後不良
→	油ものの食事を嫌がる	→ 肝胆湿熱・脾胃湿熱
→	食欲旺盛・食後の空腹感著明　体は痩せている	→ 胃火熾盛・胃熱亢盛
→	妊娠時に食事を嫌がる	→ 胃失和降

口の中の味覚を問う		
→	口が苦い	→ 肝胆実熱
→	口の中に込み上げるような酸っぱさがある	→ 食積内停
→	口の中が甘くて粘る	→ 脾胃湿熱
→	口の中が酸っぱい	→ 肝胃鬱熱
→	口の中が水っぽくて味が薄い	→ 脾気虚により運化作用の低下

図5　食欲と味覚の状態と病証

脹満や，肝胆湿熱証，脾胃湿熱証のときに現れる．湿熱が肝胆や脾胃に起きれば，油っぽいものや味の濃い食品を嫌がる．
- 胃熱亢盛によるものは食欲旺盛で，食べても空腹になる．胃陰不足（胃陰虚証）は空腹感があるのに食欲がない．

■ 8. 口渇を問う

　口渇の有無は，口渇時の飲み物が多い（多飲）か，少量かを検討する．これは陰虚を知る上で重要な問診項目である．口渇がひどくて多量の水分を必要とする人はまず熱証である．気温の上昇によるものは水分を多量に必要とするので，日常の生活環境も考慮する（図6）．

■ 口渇でも少量の水分で十分な人
- 口渇で飲む量が少ない人は湿邪によるものである．
- 飲むとすぐに吐き出してしまうものは痰飲が体内にとどまっている．
- 瘀血が発生している場合には，口が乾燥して口をすすぎたくなるが，飲みたくはない．

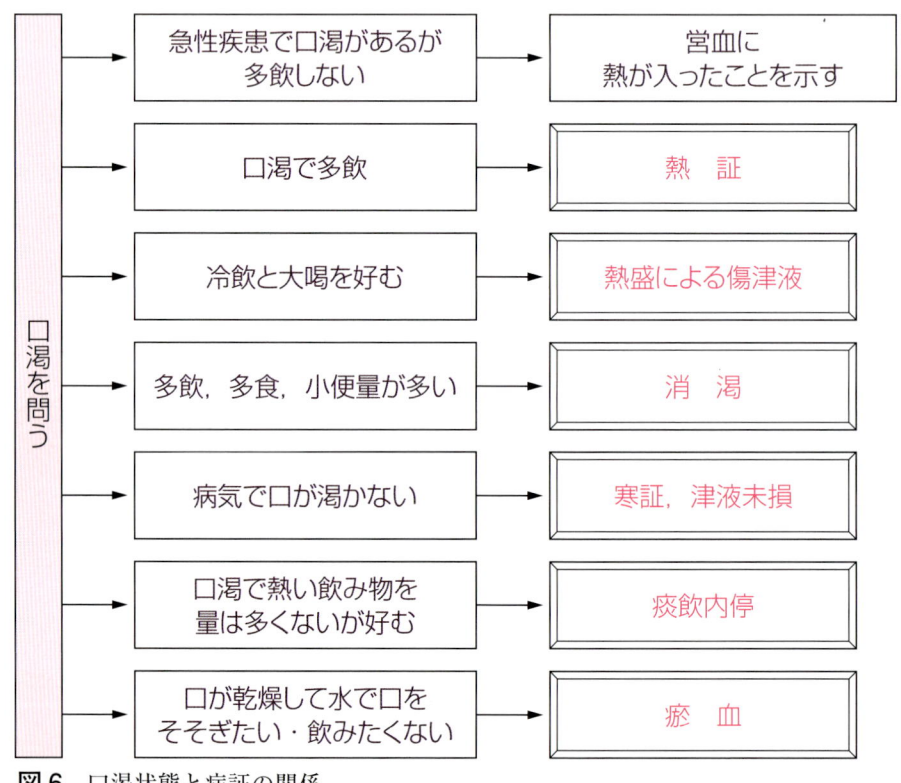

口渇を問う	→		→	
	→	急性疾患で口渇があるが多飲しない	→	営血に熱が入ったことを示す
	→	口渇で多飲	→	熱証
	→	冷飲と大喝を好む	→	熱盛による傷津液
	→	多飲，多食，小便量が多い	→	消渇
	→	病気で口が渇かない	→	寒証，津液未損
	→	口渇で熱い飲み物を量は多くないが好む	→	痰飲内停
	→	口が乾燥して水で口をそそぎたい・飲みたくない	→	瘀血

図6 口渇状態と病証の関係

■ 9. 大小便を問う

　大小便は身体の寒熱を示すバロメータの1つであり，色，量，回数，状態で判断する（図7）．
　中医学は排便からも多くの情報を得て臨床実践に役立ててきた．体内に熱が発生すると便は黄色く，時には血便となって現れる．便が泥状である場合には湿熱とする．また，陰虚は便秘や口渇という関連症状をもち，さらに数脈という熱証の状態が出現する．反対に

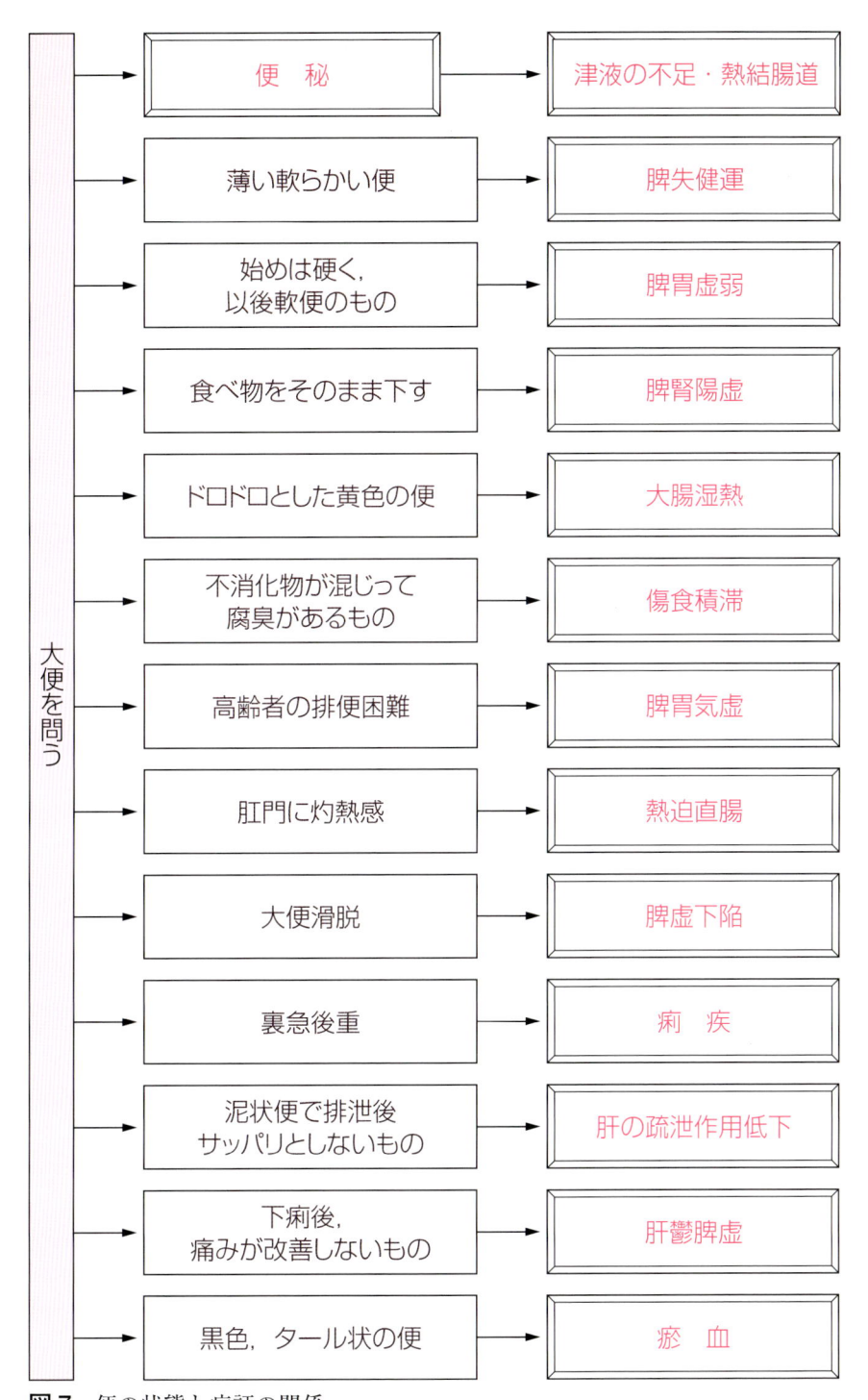

図7 便の状態と病証の関係

大便を問う	→	病証
	便秘	津液の不足・熱結腸道
	薄い軟らかい便	脾失健運
	始めは硬く，以後軟便のもの	脾胃虚弱
	食べ物をそのまま下す	脾腎陽虚
	ドロドロとした黄色の便	大腸湿熱
	不消化物が混じって腐臭があるもの	傷食積滞
	高齢者の排便困難	脾胃気虚
	肛門に灼熱感	熱迫直腸
	大便滑脱	脾虚下陥
	裏急後重	痢疾
	泥状便で排泄後サッパリとしないもの	肝の疏泄作用低下
	下痢後，痛みが改善しないもの	肝鬱脾虚
	黒色，タール状の便	瘀血

冷えの訴えでは下痢と淡白色の舌がみられ，腹部の寒冷などの陽虚症状がある．

■ **便秘は熱証だけとは限らない**

便秘は排便困難の状態を現している．中医学では便秘を気虚，陽虚，陰虚，実熱などのタイプに分類する．

① **気虚便秘**：蠕動運動の低下，力んでも排便できない，腸伝導の無力型．
　このタイプは慢性疾患のために体力を失い，とくに産後や老化などにより抵抗力が消耗した状態のときに発生する．

② **陽虚便秘**：寒の内生によって腸の伝導能力が低下するもの．

このタイプは顔面蒼白で，冷えが原因して血液循環が活発でなくなるために起こり，沈んで遅い脈（沈遅脈）を呈し，温かいものを好む．

③ **陰虚便秘**：熱によって陰液が失われ，腸への滋潤作用が低下したもの．

このタイプはさらに，大便の乾燥，赤くなった舌に少しの苔があり（紅舌少苔），脈が細くて速く（細数脈）なる．

④ **実熱便秘**：腸内の代謝産物が熱と結合して発生し，熱結腸道（熱が腸に結合する）とよばれている．

このタイプは腹部の脹満，痛みのため腹部の診察を嫌がり（拒按），発熱し，舌苔は黄色くて乾燥している．

■ 下 痢

水様便を「泄瀉(せっしゃ)」，泥状便を「溏泄(とうせつ)」という．

① 泄瀉の特徴は排便回数が多く，便がうすくて水のようになる．
② 溏泄は便がうすくて軟らかく形状がないドロドロしたもの．
③ 虚実でさらに詳しく分類すると，
・虚証では「久瀉」という長期間続く下痢．
・実証では「暴瀉」という急激に起こる下痢．
④ 湿熱
・黄色くお粥状態で，肛門の灼熱感があれば湿熱が盛ん．
・水のようになっているものは湿が盛ん．
⑤ 虚寒
・水様で未消化物が混ざっている．脾腎陽虚証などで認められる．これは，五更泄瀉(ごこう)とよばれ，夜明け前の下痢のことである．

単純な脾虚証の場合は泥状便にして，疲労倦怠感と腹部の膨満感を訴える．中気下陥証では，泄瀉の長期化によって下痢が止まらない「滑泄」に，肛門の下垂感覚を覚えて脱肛を生じる（「わかりやすい臨床中医診断学」P101 参照）．

⑥ 脾胃虚弱
・大便が初めは硬く，後に泥状となる．
・肝鬱脾虚では大便が乾燥し，ときどきうすくなり，腹部の疼痛がある．排便後，この症状が軽快しないのが特徴である．瘀血はタール状の血便となってみられ，排便も順調である．

■ 小便の証の寒熱を分類する（図8）

① **熱証**：尿量が少なく，色が濃いものは熱がある．熱が盛んで津液が傷られた（熱盛傷津）ときに出現する．反対に尿の色が透明で浮腫のあるものは，水湿が体内に停滞する．

② **寒証**：尿の量が多くて，色は透明で口渇がありよく飲みたがり，さらに体重の減少を認める者は消渇（糖尿病）がある．尿の色が透明で寒がりの者は虚寒（陽虚）症状である．排尿回数が多くて（頻尿）尿の量が少なく色が濃く，尿意がよくあるものは下焦に湿熱がある．腎気不固証による頻尿は，排尿後も尿が滴り落ちて止まらない（余瀝），夜間時の多尿を認める．

中医学において，排尿時の障害を癃閉とよぶ．代表的なものは湿熱下注や結石によるもので，尿意はあるが出ない．また，下腹部の脹満感がある．

図8 小便の状態と病証の関係

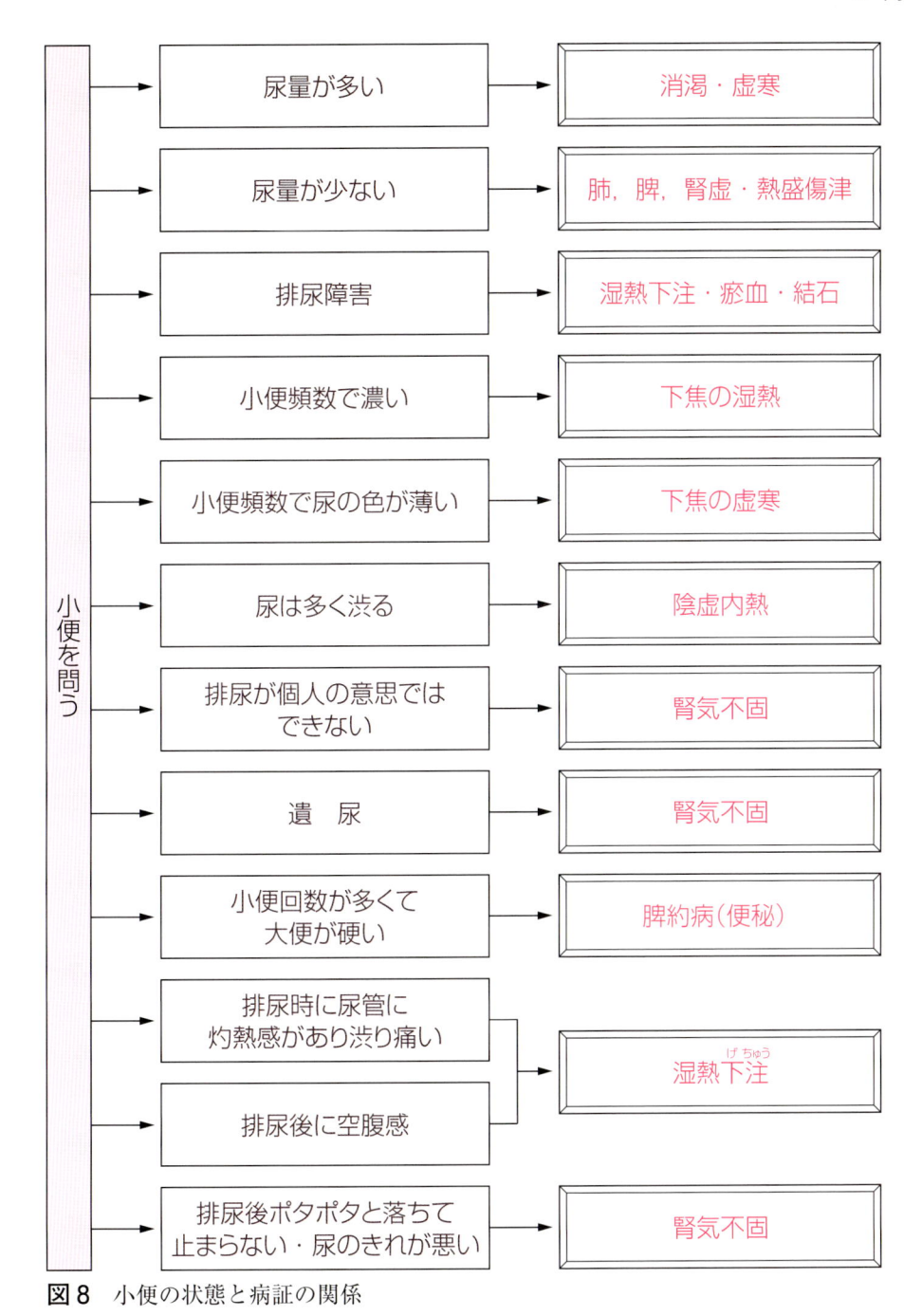

小便を問う	病証
尿量が多い	消渇・虚寒
尿量が少ない	肺, 脾, 腎虚・熱盛傷津
排尿障害	湿熱下注・瘀血・結石
小便頻数で濃い	下焦の湿熱
小便頻数で尿の色が薄い	下焦の虚寒
尿は多く渋る	陰虚内熱
排尿が個人の意思ではできない	腎気不固
遺尿	腎気不固
小便回数が多くて大便が硬い	脾約病（便秘）
排尿時に尿管に灼熱感があり渋り痛い	湿熱下注（げちゅう）
排尿後に空腹感	
排尿後ポタポタと落ちて止まらない・尿のきれが悪い	腎気不固

■ 10. 月経を問う

　月経の量と質，妊娠などについて問診する．女性の月経周期は経先期，経後期，月経不定期に分かれる（**図9**）．

(1) **経先期**：周期が1週間以上早まる．
　　・量は多くて深紅色，粘稠状で，紅舌，黄苔があるものは血熱によるものである．
　　・量は多くて淡紅色，稀薄状で，淡舌，白苔があるものは気虚によるものである．

(2) **経後期**：周期が1週間以上遅れる．
　　・量が少なくて淡紅色，稀薄状で，顔面部の萎黄は血虚によるものである．
　　・量が少なくて紫暗色，下腹部の冷痛があるものは寒凝血瘀によるものである．

(3) **月経不定期**：周期が遅くなったり早くなったりして定まらない．

- ・量が不安定で紫紅色，血塊があり，下腹部の脹痛は肝気の鬱結によって生じる．
- ・量が不安定で淡紅色，稀薄状で，腰部のだるさを訴える者は脾と腎が損なわれることによって生じる．

■ 閉 経

月経のない状態は閉経と呼ばれている．気滞血瘀によるものは胸脇部と下腹部に脹痛があり，血寒の凝滞によるものは下腹部の寒冷感覚に白苔を認める．

さらに気血の2つが虚している場合は舌が淡色で顔面部の萎黄をみる．

■ 月経痛

女性の月経時に多いのが月経痛である．月経痛で困っている現代人は多い．『鍼灸大全』では，月経痛は気滞血瘀と寒凝胞宮が原因で発症しやすいため，胞宮を温め，血を活かして瘀血を取り除くことを推奨している．

① 気滞血瘀型：生理前後に胸脇部と下腹部の脹痛がある．
② 寒凝血瘀型：生理中に下腹部の冷痛があり，紫暗色の経血で血塊を伴う．
③ 気血両虚型：生理後に下腹部の隠痛（シクシクした痛み）があり，淡紅色で稀薄な経血がある．

■ 崩 漏

不正性器出血を崩漏とよんでいる．脾の運化や，肝の蔵血作用の低下によることが多く，これには深紅色で血塊を伴う熱証のものと，中気の下陥や衝任の二脈の異常により淡紅色で血塊の伴わないものがある．

① 熱証：深い紅色で，血の塊が認められるものを指す．
② 中気の下陥（胃気の不足）：淡い紅色を認めるが，血の塊はない．
③ 衝脈と任脈の異常：淡い紅色を認めるが，血の塊はない．

■ 帯 下

帯下は女性の間で呼ばれている"おりもの"のことである．この帯下より体内の異常を知る．中医学では赤淫，白崩，白瀝，白濁とよばれる．

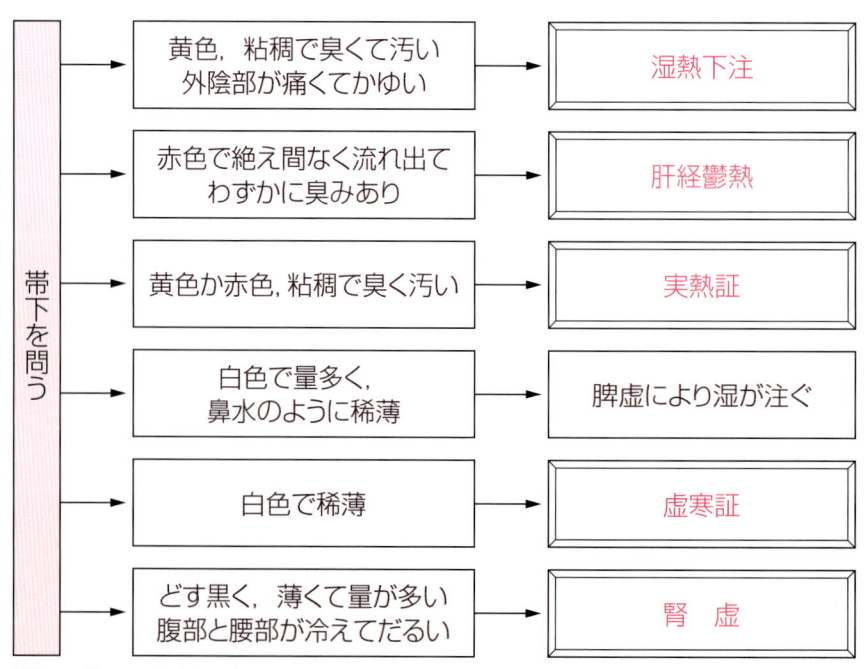

帯下を問う	状態	病証
	黄色，粘稠で臭くて汚い 外陰部が痛くてかゆい	湿熱下注
	赤色で絶え間なく流れ出て わずかに臭みあり	肝経鬱熱
	黄色か赤色，粘稠で臭く汚い	実熱証
	白色で量多く，鼻水のように稀薄	脾虚により湿が注ぐ
	白色で稀薄	虚寒証
	どす黒く，薄くて量が多い 腹部と腰部が冷えてだるい	腎 虚

図9 帯下の状態と病証の関係

① 肝経に熱が鬱積した状態：赤色で少しの臭みが漂う．
② 湿熱が原因で下注した状態：黄色で粘稠状，臭く，外陰部には瘙痒感がある．
③ 腎気の虚損による状態：黒色で薄く，量が多い，長期化し，陽虚にまで発展すれば足腰の寒冷とだるさを生じる．
④ 脾虚によって湿が体内に滞る状態：無臭，透明，うすくて量が多い．
⑤ 腫瘤：紫色，赤色で，血液状で悪臭がある．

■ 月経時の倦怠感

女性の月経時によく発生する倦怠感は，現代医学における自律神経失調症の1つである．この倦怠感は本来，体がもっている抵抗力や体力，ストレスなどの減退により発生する．中医学では2つに分類する．

1. 気血両虚型

全身に活力を与えて活動を活発にする気と血が不足した状態を指す．これらの活力源の低下はだるさを引き起こす．とくに脾胃での気虚では，食欲不振，食後すぐに眠くなる．

2. 肝気鬱結型

ストレスの長期化や精神的な悩みが肝の疏泄機能を低下させ，気血が体内をスムーズに流れることができないために全身の機能が減退する．その結果，気血の不足によって倦怠感，動悸，精神的な鬱状態を形成する．

4. 切診Ⅰ／腹診

―本章で学ぶ内容―

腹診は切診法に属し，術者の手掌や手指を腹壁に触れることで，脹・痛・満・悸・痞・硬・急・結などの反応より蔵府，気血，経絡の病変を知る方法である．

清代の兪根初は「胸腹は五蔵六府の皇宮で，陰陽気血が生じる源である」と述べている．ここでは病と腹診との関係について学習する．

腹部診病法（腹診）

「切診」における腹部の診察は中医学的にも重要な所見の1つである（**表1**）．腹診は按診方法の中に属し，患者の腹壁に直接触れることで病状を診る．古代の文献『傷寒論』を著した張 仲景（ちょうちゅうけい）は，診察時に腹診と脈診を併用して薬を処方した（**図1**）．『難経』にも，腹診について詳しく解説されている（**図2**）．中医弁証の腹診は臓器の変化をみることではなく，体壁の反応より五蔵六府の病変をみるためのものである[①②③④]．

健康人のお腹は，その皮膚がゴム毯のようで，按じると適度な弾力があって皮膚に潤沢がある．さらに皮膚表面の湿度が一定であり，冷えが起こっていない状態である．

表1　腹診

腹部診病法（腹診）	腹診の手技	触	寒熱や潤い，乾燥を診る	
		按	深層部の腫塊の大小や痛みを診る	
		叩	振動を与えて病状の進行を診る	
		摸	局所感覚や表層部の腫れを診る	
	按診の部位	胸脇部	圧痛	◎左右，上下の反応を比較して，蔵府や経絡の虚実を診る
		脘腹部	脹満	
			硬軟	
			寒熱	
			腫塊	
		皮膚	湿潤や光沢	
		四肢	寒熱	
		切穴	反応点	

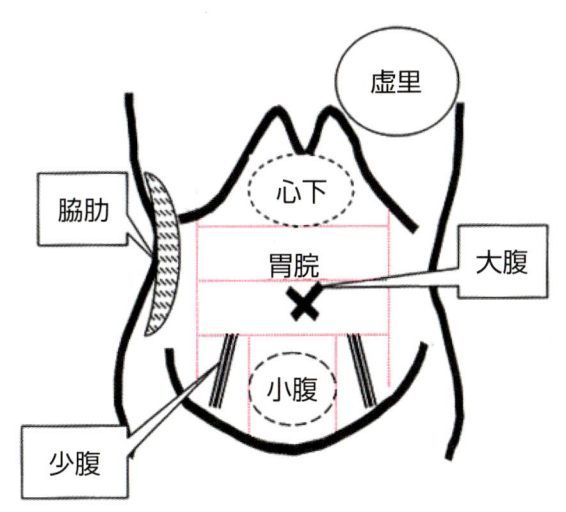

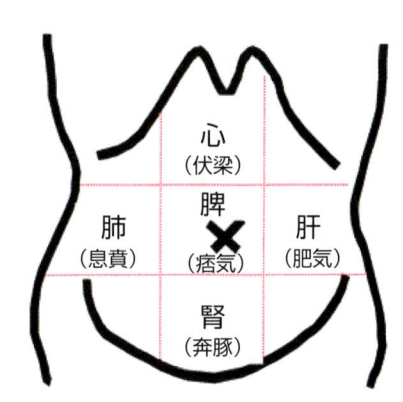

図1 脘腹分画部位の名称（『傷寒論』より）　　**図2** 蔵府分画法（『難経・十六難』より）

　腹部は，『傷寒論』では心下部，胃脘部，大腹，小腹，少腹の五区画が基本となり（**図1**），上腹部，下腹部，側腹部の脹満，緊張感を探っていく．心下は胸骨剣状突起の下方，胃脘は上腹部，大腹は臍上，小腹は臍下から恥骨の上縁，少腹は小腹の両側である．虚里は左側の乳下で第4, 5肋間の心尖拍動部である．脇肋は腋の下で胆経の流注周辺を指す．また，『難経・十六難』の蔵府分画によると，**図2**のように割り当てられる．

古典探訪　『素問・調経論篇第六十二』

①（原　文）實者外堅充滿　不可按之　按之則痛　　（書下し文）実なる者は外堅く充満して，これを按ずるべからず，これを按ずれば則ち痛む．

〈意訳・解釈〉実証ではその外表が堅く充満しており，これを按じることはできず，これを按じると痛む．

②（原　文）虚者　聶辟氣不足　按之則氣足以温之　　（書下し文）虚なる者は，聶辟（じょうへき）して気不足し，これを按ずれば則ち気をして足らしめて以てこれを温む．

〈意訳・解釈〉虚証であれば，大半は皮膚にしまりがなくシワができ，衛気は不足する．これを按じると気は充足されて温かに感じられ，したがって気持ちもよく痛みもない．

古典探訪　『素問・氣厥論篇第三十七』

③（原　文）涌水者　按腹不堅　　（書下し文）涌水なる者は，腹を按ずるも堅からず．

〈意訳・解釈〉涌水というのは，腹を押さえても堅くはない．

古典探訪　『霊枢・刺節眞邪篇第七十五』

④（原　文）津液久留　合爲腸溜　久者數歳乃成　以手按之柔　　（書下し文）津液久しく留まり，合して腸瘤と為る．久しき者は数歳にして乃ち成り，手を以てこれを按ずれば柔らかし．

〈意訳・解釈〉津液が外へ輸送されなくなり，腸胃滞留して邪気と結合して腸瘤になる．その成長は比較的緩慢で，数年かけて形成され，手で押さえると柔らかく触知される．

I. 腹診の基本

腹診の具体的な操作には，触，摸，按，圧の4つの触れ方がある．触と摸は体表部の最も浅い部分に用いる．按と圧は蔵府の病変を探るために深部を診る手法であるが，一般的には手掌を開いて水平にした状態で診るのがよい．

■ 1. 腹診時の具体的な操作方法について

① 患者を仰臥位で寝かせ，全身の力を抜き，身体を水平に保つ．
② 胸腹部と大腿部の筋肉の力を抜いて緊張感が緩和している状態を確認する．
③ 術者は患者の右側に立つ．
④ 望診で腹部の形態，潤燥，色，ツヤ，膨隆，緊張度などを診る．
⑤ 術者の手掌を清潔にして温める．
⑥ 利き手で，左右の胸の上（中府の付近），胸の中央より上腹部，臍の上，左右の下腹部と脇の下，側腹部を按じる．
⑦ 手掌を用いて体壁の寒冷，硬度，厚さ，軟らかさなどの抵抗と，硬結，緊張，動悸，圧痛，拘縮，痙攣，皮膚の潤いなどを診察し，さらに女性では妊娠の有無も診る．
⑧ 反応が強く現れている所では，その部位をさらに詳しく診察する．術者の魚際部，人差し指，中指，薬指の3本を水平に揃えて按じ，軽按，中按，重按のそれぞれ異なる力の入れ方により，膨張や硬結などを診る．

（『わかりやすい臨床中医実践弁証トレーニング』，臨床における注意点 P15-25 参照）

■ 2. 腹診により得られる情報について

① 虚証の腹部は緊張度が弱く，皮膚軟弱で薄く，抵抗はないが，按じると深部に硬結が触れることがあり，寒冷がある．
② 実証の腹部は緊張度が強く，皮膚が厚くて膨満し，寒熱のいずれかが認められ，按じると多く硬結や圧痛がある．
③ 腹部とともに胸部を診なければいけない．心痛や胸痛，脇痛，胸脇苦満を現す．胸脇苦満は足少陽胆経の日月，丘墟，足厥陰肝経の期門，足太陽膀胱経の肝兪，胆兪，膈兪に反応を示す．期門穴に反応を認める場合には太衝，中封，曲泉にも圧痛がある．
④ 胸痛には結胸（胸部が満ちて痛む状態）という証がある．心が痛み苦しみ，水を飲むことや仰向けになって臥せることができない．自覚的に項の凝り感を覚えるが，他覚的には凝り感の認められない状態で，大結胸と小結胸の2種類に区別される．
⑤ 胸痞（胸のつかえた状態）は心下がつかえるが，痛みのないものをいう．おもな原因は太陰脾経に経気が巡らないものをよぶ．
⑥ 心痛は真心痛や厥心痛とも呼ばれ，鳩尾穴の上方に出現する痛みを指す．原因として考えられるのは，瘀血の停滞や五蔵の邪によることが多い．
⑦ 胸痛を起こす原因は風寒湿熱，瘀血，痰火，肝胆によるものが多く，風邪では，筋肉が引きつる（肝風），痛むところが移動する．
⑧ 寒は痛む所が固定して激痛を伴い，四肢末端と腰部の寒冷を認める．

Ⅱ.
腹診の実際

胸脇苦満（きょうきょうくまん）

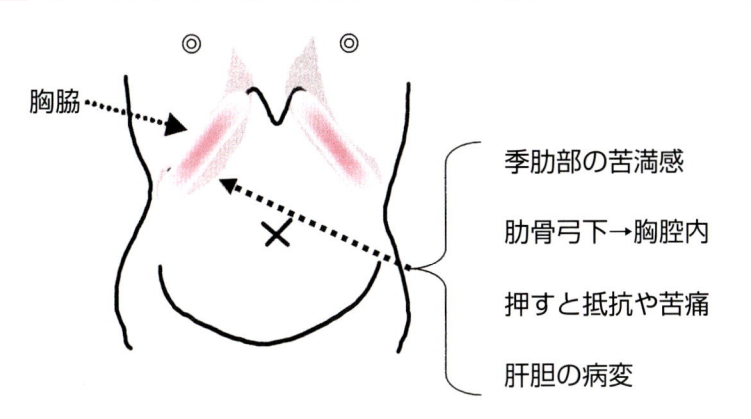

季肋部の苦満感

肋骨弓下→胸腔内

押すと抵抗や苦痛

肝胆の病変

◆ 診断のポイント
- 季肋部の下部に抵抗を認め，さらに押圧すると圧痛を訴えるものをいう．
- 本証は左右に現れるが，一般的には右側に現れやすい．本証がもっとも強く現れる場所は，乳頭と臍を結ぶ線が肋骨弓と交わる部分の直下である．
- 慢性気管支炎，慢性胃炎の患者に本証が認められることがある．
- 自覚症状：季肋部に充満感があり，苦しい．ベルト・着物の帯が苦しくて，長く締めていられない．
- 他覚症状：手指を乳頭の方へ向けて押さえると抵抗があって入りにくい．さらに押さえると痛みや不快感を生じる．

▼ 病因病機
- ストレスや過度の情緒の変化による肝鬱気滞などの気機の阻害．
- 肝胆の病変．

脇下痞鞕（きょうかひこう）・肋（脇）下硬満（ろく（きょう）かこうまん）

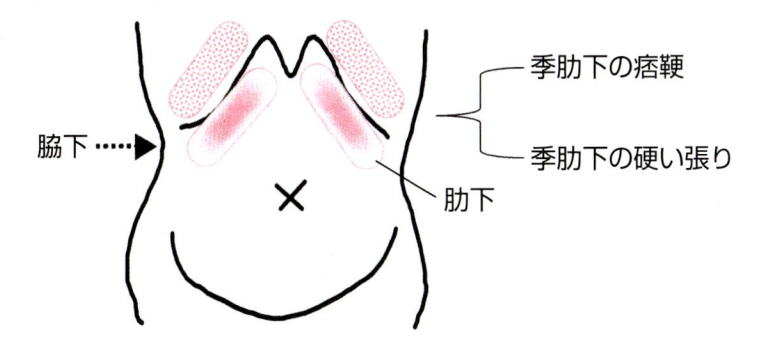

季肋下の痞鞕

季肋下の硬い張り

◆ 診断のポイント
- 本証は「胸脇苦満」と類似している．
- 心下痞鞕と一緒になって現れる場合がある．
- 脇側の季肋下部にあるものを脇下痞鞕という．

- 季肋部の上下が硬く張って満したものを肋下硬満（脇下硬満）という．

CHECK 脇肋部の特徴

　　　　両脇の脹痛→痛むところが少腹にまで響く…………肝気鬱結証
　　　　脇痛，喜按→脇の下を按じると無力で空虚の状態………肝虚証
　　　　脇下腫塊→刺痛，拒按……………………………………気滞血瘀証

心下痞（しんかひ）

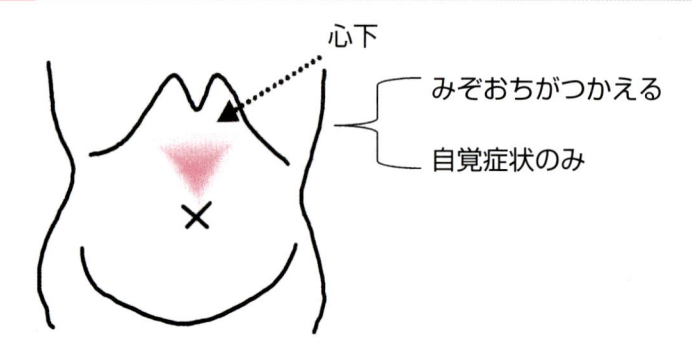

心下
みぞおちがつかえる
自覚症状のみ

◆ 診断のポイント
- 心下部（みぞおち）が自覚的につかえるものをいう．
- 他覚的に硬く抵抗感があるものは心下鞕（硬）で，心下痞と区別する．

▼ 病因病機
- 脾胃の昇清降濁作用などの機能低下により生じることが多い
- 脾胃の内傷病
- 脾胃の昇降失調

CHECK 心下痞にみる代表的な病証

心下痞の弁証分型

① 熱痞型…………舌苔薄黄　関位が浮脈
心下部がつかえて苦しい．膨満感があるが，圧すると軟らかい．口渇，尿の色が濃い．

② 陽虚熱痞型………舌苔薄白　浮弱脈か数脈
心下部がつかえて苦しい．膨満感があるが，圧すると軟らかい．悪寒と自汗がある．

③ 飲気痞型…………舌苔薄白　沈弱脈
心下部がつかえる．圧すると硬い状態のものをいう．食欲不振，噯気，泥状便．

④ 痰気痞型…………舌苔薄膩　滑脈
心下部がつかえて脹る．圧すると硬い状態のものをいう．痰と飲が下焦に集まって，清気が昇らないためにめまいがある．

⑤ 客気上逆痞型………舌苔薄白　弦脈
心下部がつかえる．圧すると軟らかい．特徴は焦燥感，下痢や不安感がある．

心下痞満（しんかひまん）

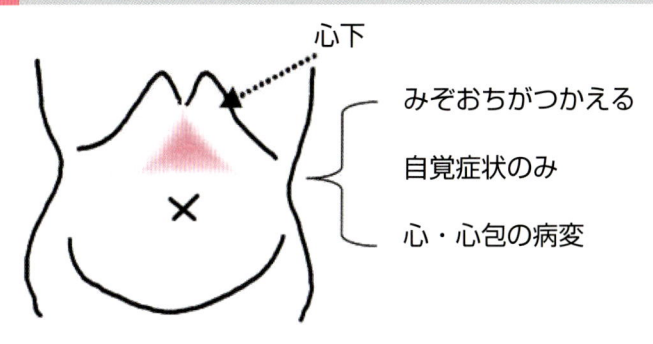

心下
みぞおちがつかえる
自覚症状のみ
心・心包の病変

◆ 診断のポイント
・心下部が自覚的につかえて脹った感じがするものをいう．
・心下痞にみられる脹満感が比較的顕著である．
・弾力や抵抗はあるが，硬くはない．
・軽度の疼痛や圧痛がある．

▼ 病因病機
・脾胃の疾患に現れることが多く，無形の熱邪が心下で結合した状態．
・陽が傷られて水の流れが調節できないために水気が上逆した状態．
・胃と肝また脾の機能低下が生じた状態．
・肝気鬱滞により肝気が横逆して脾胃を犯すと生じる．

キーワード 痞満：自覚的につかえて脹った感覚をいう．他覚的には認められない．
明代の張景岳の著した『景岳全書』には痞満が虚と実に分かれるとする記載があり，実痞，実満，虚痞，虚満の4つに区別されている．

CHECK 『景岳全書』
・邪あり滞りあり………実痞　　・物なく滞りなし………………虚痞
・脹痛あり満する………実満　　・脹痛なくして満する…………虚満

心下痞鞕（しんかひこう）

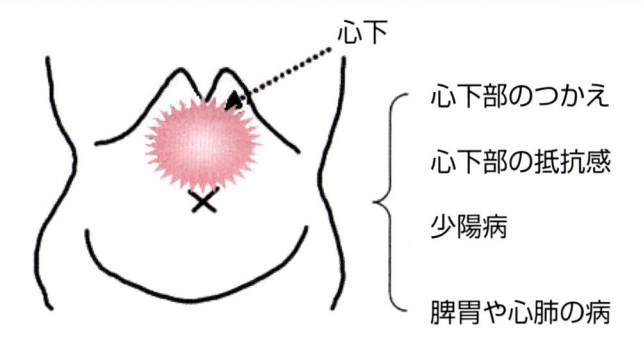

心下
心下部のつかえ
心下部の抵抗感
少陽病
脾胃や心肺の病

◆ 診断のポイント
・心下痞より症状が重いものをいう．
・心下痞と心下鞕（硬）の症状がともに存在するものをいう．
・切診で抵抗があり，やや硬い．
・主に脾胃の疾患に現れるが，心肺や肝胆蔵府の疾患が関与することがある．気管支喘

息，胃腸炎，胸膜炎，消化器系よりの各種出血などでみられる．

※注意！
- 皮下脂肪が多い患者は，腹壁の表面が軟らかくて抵抗がないが，深部で抵抗を触れることがあるのが本証の特徴である．
- 初診患者は心理的に緊張する．そのために腹壁に力が入り，本証と誤診しやすい．

キーワード 痞：つかえるという意味

▼ 病因病機
- 脾虚証が気機を不暢にしたことで，昇降作用の異常が原因となって生じる．
- 脾胃の虚弱体質．
  胃気の損傷→邪気が内部に入る→寒熱挟雑→中焦→脾胃気の昇降に異常→気機による流れが詰まって塞がれる．
- 中焦の陽気が失われ，虚に乗じて寒湿が中焦にとどまる．
- 水飲の氾濫で胸膈に停滞した場合や，湿熱が内蘊したときに生じる．

心下軟（濡）（しんかなんじゅ）

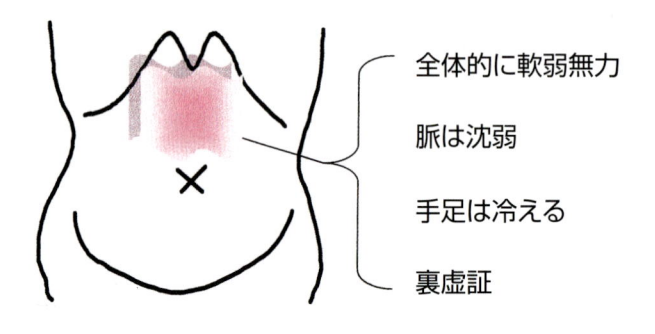

- 全体的に軟弱無力
- 脈は沈弱
- 手足は冷える
- 裏虚証

◆ 診断のポイント
- 腹部が全体に軟弱で，弾力性に欠ける．
- 自覚的に心下の痞悶や動悸がある．
- 腹部軟弱で，腹大動脈の拍動が触れると虚証である．
- 腹部が軟弱であっても，底力があるものは実証である．
- 脈は沈弱で無力，四肢の寒冷があるものは裏虚証．

▼ 病因病機
- 本証は虚証が多い．
- 中焦の虚寒により陽気を損なう．
- 寒が散らないために陽気の流れが阻害される．

心下支結（しんかしけつ）

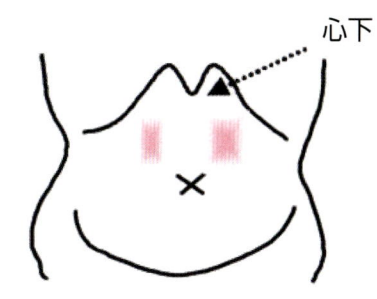

腹直筋を触れる
（腹部表面に浅く明確に出現）

◆ 診断のポイント
・腹直筋が腹部表面に浅く現れる．
・上部腹直筋において拘急，痙攣がある．
・自覚的にも拘急や閉塞感がある．
・切診時において心下部に腹皮拘急があり，軽く触れると緊張している．重按では抵抗が現れるが，著しくはない．心下鞕とは区別しておかなくてはならない．

▼ 病因病機
・肝胆の病変に多い．
・表証を長く罹患したことで病邪が少陽に侵入したとき．

CHECK 臍の動悸にみる代表的な身体所見

部　位	病　機	舌脈所見
臍下の動悸	寒邪の内鬱　寒傷衝脈	舌質胖嫩　舌苔白潤
臍の動悸	脾腎の虚寒　命門の火衰	舌苔白　脈濡
	下焦の虚寒　衝逆浮陽	舌質嫩紅　舌苔白　少津 舌苔の底が湿潤　脈大か遅弱
	陰精の虧損　虚陽が浮越	舌苔の前半が紅色　舌根白厚 脈大無力

心下急（しんかきゅう）

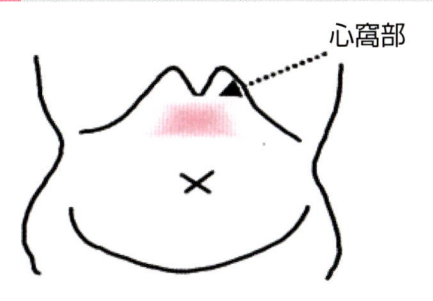

心窩部

◆ 診断のポイント
・自覚的に心窩部が詰まって何とも言えない不快感がある．

- 心窩部のツッパリ感がみられ，心下支結との類似点が多い．
- 抵抗と圧痛を含むもの，心下痞鞕と同時に存在するものがある．

キーワード 急：急迫を指し，変化が早いことの意味．黄志杰氏は『中医経典名著精訳叢書・傷寒論』の注釈で「心下急⑤」は"剣で突いたような急な不快感"，「心下支結」は"心下にふれる物の如く固まり"，と区別している（『中医経典名著精訳叢書・傷寒論』科学技術出版社，1999）．

▼ 病因病機
- 肝胆脾胃の病変にみられる．
- 太陽経をすでに過ぎ，解表の状態で，陽明の府に波及した状態．

古典探訪 『傷寒論』

⑤（原　文）嘔不止　心下急　鬱々微煩者　為未解也…　（書下し文）嘔が止まず，心下急で，鬱々して微かに煩する者は，未だ解せずと為すなり．

〈意訳・解釈〉嘔吐が止まらず，心窩部が引きつって膨満感があり，しかも軽度の抑うつ気分や少しイライラするのは，病邪がいまだ取り除かれていないことを示している．

虚里の動（きょ（こ）りのどう）（心悸（しんき））

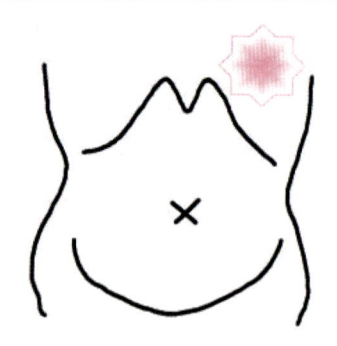

心臓部の拍動
（虚里の動）
虚証
胃の大絡

◆ 診断のポイント
- 虚里診ともいう．
- 虚里とは胃の大絡の別名で，胃から出て横隔膜を上がり，左側乳下に分布する絡脈をいう⑥．
- 脾の大絡と違って絡穴より出ない絡脈をいう．
- 第4，第5肋間で心尖拍動部にある．
- 虚里の動とは，左側乳下の動悸のことで主に心尖拍動をいう（**表2**）．
- 手で按じて静かに拍動するものが正常とされ，拍動なきは死，拍動が過度に亢進するものは病が上方へと迫ってくるので注意を要する．

古典探訪 『素問・平人氣象論篇第十八』

⑥（原　文）胃之大絡　名曰虚里　貫鬲絡肺　出於左乳下　其動應衣　脉宗氣也　（書下し文）胃の大絡は，名づけて虚里と曰う．鬲を貫き肺を絡い，左の乳の下に出ず．その動衣に応ずるは，脈の宗気なり．

〈意訳・解釈〉胃の大絡は虚里という．その脈系は胃から横隔膜を貫き，上行して肺をまとい，左乳下に出る．その拍動は手で触れて感じることができ，これが脈の宗気である．

表2 「虚里の動」出現時にみる身体的特徴

病　機	症　状
邪熱壅肺　心気過興奮	高熱　心悸　喘咳
陽明の火が旺盛となり邪が心気をかき乱して心気が外越する	高熱　腹脹　譫妄　便秘
水飲内停，水気凌心 心気外越	眩暈　心悸　四肢の寒冷 下肢浮腫　小便の量が少ない 脘腹痞満
心血瘀阻 心陽虚	心悸不安　胸悶　唇・爪が青く紫， 舌質が紫暗　瘀斑　脈結代
心血虚 心陽が虚脱	心悸　頭暈　疲労　倦怠感　顔色が悪い 冷汗淋漓　四肢の寒冷　顔面蒼白
心気が絶える寸前	唇が青く爪が紫　心痛 呼吸が浅い　脈疾数

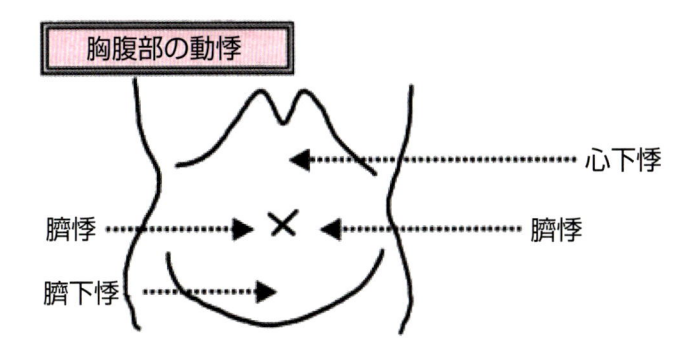

胸腹部の動悸

心下悸　臍悸　臍下悸

- 按じて痛みが軽減し，喜按（触れられることを嫌がらない）の者の多くは虚証タイプ．寸口脈が無力．
- 按じて痛みが増し，拒按（触れられることを嫌がる）の者の多くが実証タイプ．寸口脈が有力．
- 宗気の外候，心気の窓ともいう．宗気の源は胃気（中気）である．
- 虚里部を按じて疼痛や動悸を覚えると心臓疾患を疑う．
- 婦人や小児にもみられる．

▼　病因病機
- 心気，胃気，宗気の盛衰や病邪の虚実をみる．
- 宗気は，肺が吸入する自然界の清気と，脾胃の昇清作用によって運化された水穀の精微とが胸中で結合されて生じるために，胸中の気ともいう．肺の呼吸は正しい脾胃の運化機能により促進され，宗気の盛衰に直接かかわる．
- 宗気の盛衰は音声や呼吸，気血の運行の速度，全身の温煦，心拍の律動と関わる．
- 心陽虚，心血不足，陰虚火旺，水飲内停，水気凌心，瘀血阻絡が多く関わる．
- 本証に高熱が出現し，大汗，怔忡は危険である．

CHECK 虚里部の疼痛：刺痛は心血瘀阻，隠痛は心気不足，悶痛は痰阻心脈，脹痛は心脈気滞がみられる．

心下悸（しんかき）

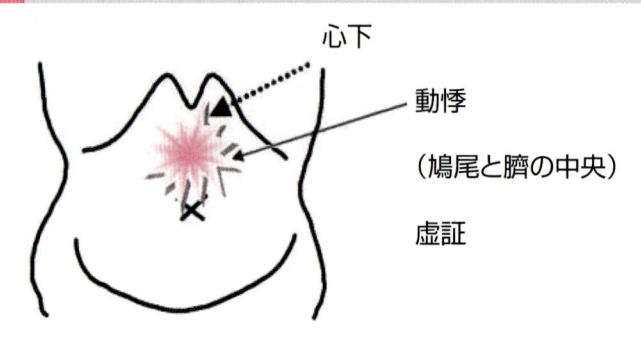

心下
動悸
（鳩尾と臍の中央）
虚証

◆ 診断のポイント
・心下悸は心窩部のやや下方で臍の上方に動悸を自覚的に覚えるものをいう．
・心下部や腹部全体の腹壁が軟弱で，心下部に膨隆がある．
・切診や望診でも動悸の跳動がみられる．
・肉体疲労や精神的な緊張により現れやすい．
・心悸と脈拍のリズムが一致している．
・水を飲んだ後に出現しやすい．
・心下部の振水音がみられる．
・虚証に多くみられる．
・「心悸」「臍下悸」とは部位が異なる．

▼ 病因病機
・心陽虚により陽気が外部へと排泄される場合．
・腎陽虚により水気凌心を生じた場合．
・気血両虚．
・情緒の鬱積，怒り．

CHECK 『証治準縄』：王肯堂著 1549～1613 年頃，別名を六科証治準縄（しょうちじゅんえん）（外科，婦人科，小児科，傷寒病，雑病ほか）とも呼ぶ．
・「悸はすなわち怔忡なり」

臍下悸（さいかき）

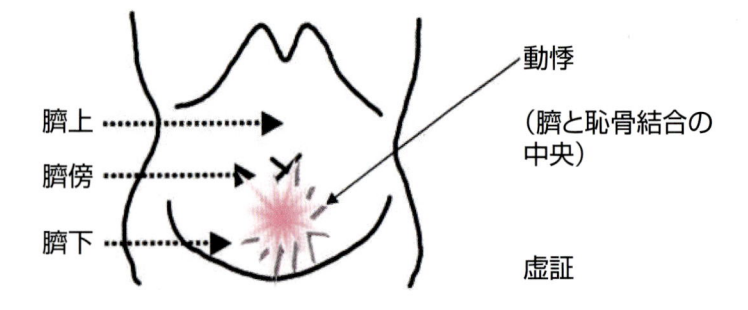

臍上
臍傍
臍下
動悸
（臍と恥骨結合の中央）
虚証

◆ 診断のポイント
・下腹部で動悸が自覚できるものをいう．
・腹大動脈の分岐部の動悸を指している．
・腹大動脈の拍動が顕著で，他覚的にも感じることができる．

・奔豚気とは異なる．
▼ 病因病機
・腎気虚によるものが多い．
・衝脈の病変である．

> **CHECK** 衝脈の循行部位（奇経八脈の１つ）
> ・気衝に起こり（体表），足の少陰腎経を並んで上行し，胸中に至って散ずる．
> ・軽症では臍下悸だけである．重症になると，胸や咽喉まで上昇して奔豚気となる．

心下痛（しんかつう）

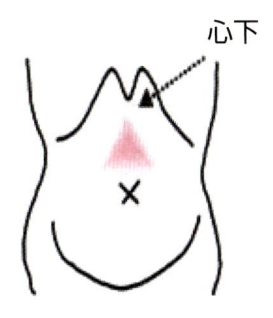

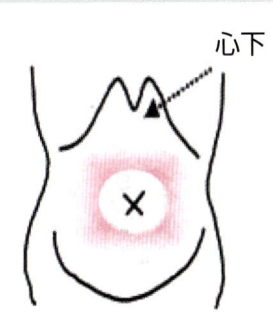

心下　心下部痛　心下

◆ 診断のポイント
・心下の部位に生じる疼痛．虚証と実証がある．

―実証
・疼痛が顕著な場合には拒按．腹部切診後に痛みが増強する．
・疼痛に脹満感がともない，腹部を按じると顕著な抵抗がある．
・熱証は腹壁の熱感を認める．

―虚証
・隠痛：シクシクした痛み
・脹満をともない喜按．
・局所の抵抗がなく，腹皮拘急があり，重按時の抵抗なし．

▼ 病因病機
・本証は心肺，肝胆，脾胃などの五蔵の病変で出現する．

―虚証
・脾胃の働きの低下により中焦の陽気が運ばれない場合．
・虚熱が擾心（心をかき乱す）したときに出現する．

―実証
・少陽病によるもの．
・病邪が陽明に入り熱が裏に結合した場合．
・熱邪が心下に集まったとき．
・熱邪が体内に侵入して心下で痰飲と結合したとき．
・陽虚が上焦に生じ，虚に乗じて陰邪が入って胸部の陽気が閉ざされたとき．
・肝気が横逆して胃を侵したとき．

大腹痛（だいふくつう）

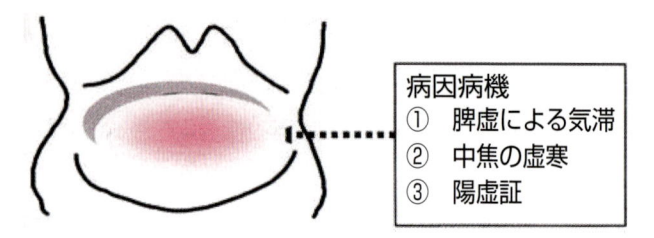

病因病機
① 脾虚による気滞
② 中焦の虚寒
③ 陽虚証

◆ 診断のポイント
・自覚的な疼痛，または按じると痛む．
・実証と虚証がある．

CHECK 圧痛の臨床上の意義

　　　按じても痛みが軽い…虚証
　　　按じて痛みが顕著……実証
　　　軽く按じると痛む……病位が表証，浅部
　　　強く按じると痛む……病位が裏証，深部

―実証
・切診時の腹壁が厚くて有力である．
・拒按，按じると疼痛が増強する．
・腹壁に熱感を生じる．
・脹痛．
・持続性の痛み．
・臍周辺の痛み，腫塊を触れることがある．
・胆石症，胆嚢炎，膵臓疾患などにより誘発される．

―虚証
・切診時，腹壁が薄くて底力がない．
・局部の腹壁抵抗が低下する．
・疼痛は軽く，痛みは断続的である．
・気滞型と寒凝型の2つに分類する．
　1　気滞型：①脹痛（ただし，按じると和らぐ）
　　　　　　　②腹壁の抵抗は弱い
　2　寒凝型：①腹筋は緊張している，重按すると底力がある
　　　　　　　②喜按，温めるとよろこぶ（喜温）
　　　　　　　③痙攣性の疼痛であるが，脹満感は現れていない．

腹　満（ふくまん）

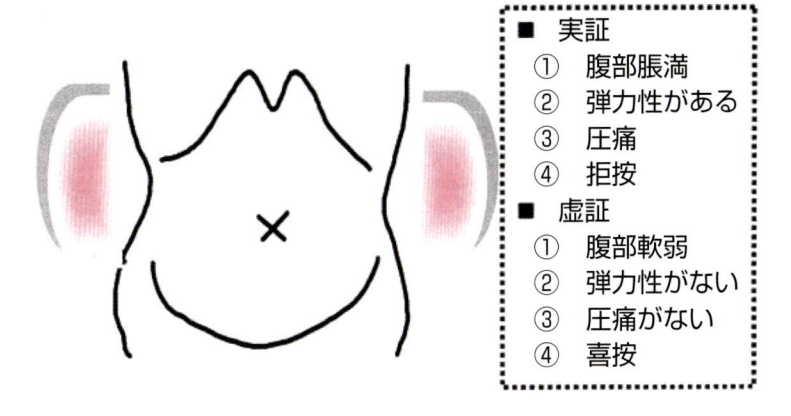

■ 実証
① 腹部脹満
② 弾力性がある
③ 圧痛
④ 拒按

■ 虚証
① 腹部軟弱
② 弾力性がない
③ 圧痛がない
④ 喜按

◆ 診断のポイント
・腹部が自覚的に膨満した感じがあり，腹が脹って苦しい状態をいう．
・外見的に膨隆を認めない．
・虚証と実証がある．

―虚証
・脈が弱く，腹の底に力がないものをいう．
・脹満が軽く，発作がときどき起こるものをいう．
・寒邪や情緒の変化，飲食で悪化する．
・腹壁を軽く按じると抵抗があるが，重按では底力がない．
・喜按，喜温．

―実証
・脈が強く，腹の底に力があり，便秘するものをいう．ただし，便秘があっても腹膜炎や下痢を生じて腹が脹っている場合は虚証である．
・腸鳴があるが，音が低くて小さい．
・持続的な脹痛．
・腹壁の抵抗が顕著で弾力がある．按じると脹満感が増強する．

▼ 病因病機

―虚証
・中焦や脾胃の虚寒，脾虚による気滞で，水湿が内部に停滞する．

―実証
・病邪が陽明に入り，熱が裏へ結合する．
・表証時に過度の発汗で津液を損ない，実熱が旺盛となる．
・実熱が内部に結合して，気滞を生じる．
・寒実が内部と結合して，陽気が鬱滞した場合．
・胃腸に熱があり，宿食停滞（消化不良）で病邪が裏に入った場合．

CHECK 腹満にみる代表的な病証

腹満の弁証分型と証候分析
① 食滞型…………舌苔黄膩　脈沈滑
・脾の運化作用の低下から気滞を生じて脹痛や散腐臭のある下痢．
・胃気が上逆して腐臭のある噯気（げっぷ），呑酸．

② 湿熱型…………舌質紅　舌苔黄膩　脈濡数
- 刺激物や脂ものを好み，湿熱が脾胃に影響して，昇降作用の低下により脹満感を生じると，上腹部のつかえ，悪心，嘔吐，泥状便を呈する．
- 熱が内部で鬱すると口渇，胸苦しくなる．
- 湿熱が下注して尿が濃くて少ない．

③ 寒湿型…………舌苔白膩　脈弦緩
- 寒湿の邪が中焦の経気の流れを阻害して脾胃の昇降失調を引き起こす．濁陰が降りないと悪心，嘔吐を，清陽が上昇しないと水様便，泥状便を生じる．さらに運化作用が低下して食欲がなくなる．

④ 脾胃虚寒型……舌質淡胖，歯痕　舌苔が薄白　脈遅
- 虚寒のため，温かい飲食物を好む．
- 中気が虚して気血の生化が不足するので，倦怠感や無力感を生じる．
- 中気下陥により内臓下垂が起こる．
- 運化作用が低下して食欲がなくなる．

⑤ 陽明熱結型……舌苔黄で乾燥あるいは亀裂して紅刺　脈沈実か遅で有力
- 腹部全体が硬く脹って痛む，あるいは臍周囲が痛み，便秘，譫語，潮熱．

少腹拘急（弦急）（しょうふくこうきゅう（げんきゅう））

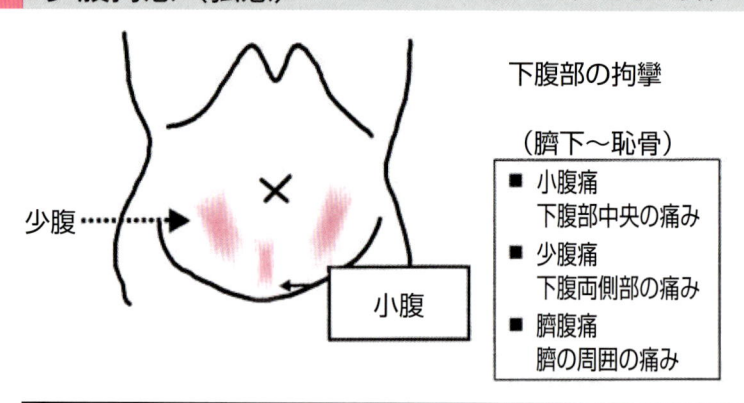

下腹部の拘攣
（臍下〜恥骨）
- 小腹痛
  下腹部中央の痛み
- 少腹痛
  下腹両側部の痛み
- 臍腹痛
  臍の周囲の痛み

◆ 診断のポイント
- 腹直筋が臍の下より恥骨上端まで拘攣しているものをいう．
- 腹直筋の拘攣が弓の弦のようにピーンと張ったものは少腹弦急という．
- 腹壁が痩薄で，腹部を重按すると空虚感があるもの．
- 泌尿器系とくに膀胱疾患に現れやすい．

CHECK　『金匱要略』の「少腹弦急」は，実際には小腹部の拘急疼痛を指し，小腹痛に属している．

▼ 病因病機
- 腎気虚，営陰の不足や陰陽両虚により生じやすい．
- 結石，血瘀，気滞，湿熱などにより膀胱の気化作用の低下により阻滞されると本証を生じる．
— 結石型：絞痛が腰部や会陰部へ放散し，血尿を伴うものをいう．
— 血瘀型：下腹部が引きつり，刺痛があり血尿をみることがあるものをいう．
— 気滞型：痛みより脹満感が強く，脇痛，排尿後痛があるものをいう．
— 湿熱型：下腹部の膨満感と疼痛，排尿痛，尿が濃い，便秘，口渇がある．

少腹急結（しょうふくきゅうけつ）

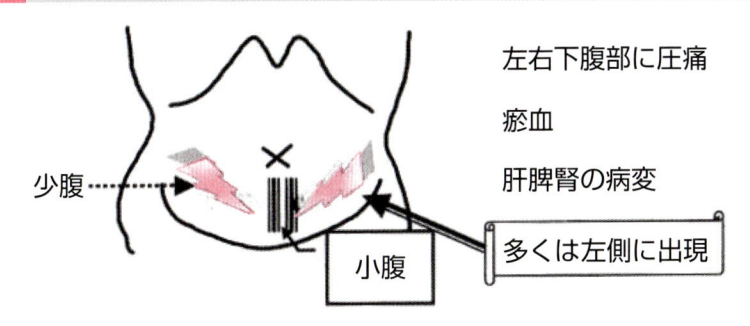

少腹……
小腹
左右下腹部に圧痛
瘀血
肝脾腎の病変
多くは左側に出現

◆ 診断のポイント
・診察する際は臍の傍らより左側腸骨結節に向けて指先で軽くこするようにして移動させる．
・右側に現れることは少なく，ほとんどの症例で左側に現れる．
・患者の両足を伸展した状態で行う．もし，本証であれば反射的に急に足を屈曲して痛みを覚える．
・女子に出現することが多い．

CHECK 『金匱要略』の「少腹急結」は，実際には小腹部の拘急疼痛を指し，小腹痛に属している．

▼ 病因病機
・本証は瘀血腹証の典型例で，臨床的にもよくみられることが多い所見の1つである．
・子宮内膜炎，生理痛，生理不順，急性骨盤炎，更年期障害など，多くは婦人科疾患に出現する．
・清陽は上昇させ，濁陰は下降するといった蔵府の働きにより，濁なるものが下焦に蓄積されやすい．

CHECK 少腹痛にみる代表的な病証

少腹痛（下腹部両側の疼痛）の弁証分型
① 肝気鬱結型………舌苔薄白　脈弦か沈
・両脇部の脹痛，ため息，胸苦しい，腹痛とともに下痢がある．怒りやすい．
② 寒滞肝脈型………舌苔白滑　脈沈弦か遅
・下垂感や脹痛が強く，陰嚢の収縮を伴い，寒冷により増強する．四肢の寒冷，顔面蒼白があり，温めることにより症状が軽快する．
③ 下焦虚寒型………舌質淡　舌苔白　脈弦遅
・下腹部の両側に持続的な鈍痛があり，とくに左側の痛みが強く，顔色が白く，手足の冷え，畏寒，無力感，泥状便がある．
④ 大腸湿熱型………舌質紅　舌苔膩で微黄　脈滑数
・右側下腹部の疼痛や圧痛，厥陰（膿血性）下痢，尿が濃くて急激に発症して激痛を生じる．

―気滞血瘀により本証を生じるが，基本的にはその要因が異なる．
① 外感寒邪が陽気の流れを止めて経脈を拘急させる．
② 陽虚体質による温煦作用の低下が陰寒を内部に生じさせる．
③ 熱邪が体内で盛んとなり，津液や血を煎じ詰める．

④ 肝が疏泄作用を失って，気滞を生じて瘀血を発生させる．
⑤ 心気虚により推動作用が低下して血行が悪くなる．
⑥ 血液が脈管内部を正常に運行させるための条件．
⑦ 血が脈外に溢れて，出血して瘀血を形成する．

※注意！

婦人科疾患は衝脈と関係するので，肝の働きは重要である．

よくみる瘀血の腹証

臍傍圧痛点

■腹筋が強くて便秘
・桃核承気湯
・大黄牡丹皮湯

少腹満（しょうふくまん）・少腹硬（鞕）満（しょうふくこうまん）

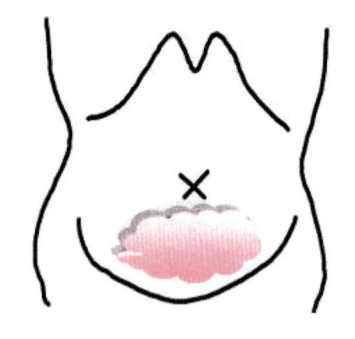

下腹部の膨満

下腹部の膨満・抵抗

瘀血　蓄水

◆ 診断のポイント
・発生部位は左右の少腹部か小腹部に出現するものをいう．
・少腹満は下腹部の膨満（脹満）をいう．
・少腹硬満は下腹部が膨満して抵抗のあるものをいう．
・自覚的にも膨満感がある．
・自覚的に膨満感を感じても，他覚的に膨満していないものは瘀血の証である．
・深部に腫塊が触れることがある．

▼ 病因病機
・少腹急結と同時に現れることが多く，代表的な瘀血所見の1つである．
・瘀血が内部に滞るために気機が不暢となり，気滞を生じて膨満感が現れる．
・瘀血は有形であるため，腹中で癥瘕積聚（積は陰で血に属して痛みは固定痛．聚は陽で気に属して痛みは遊走痛）となり出現する．
・本証と下焦蓄水証とは鑑別する必要がある．ポイントは他覚的に膨満を認め小便不利があるものが下焦蓄水証である．

腹皮拘急（裏急）（ふくひこうきゅう（りきゅう））

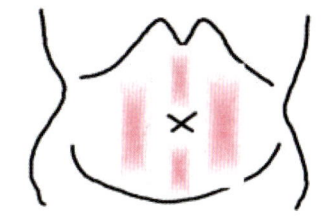

皮下組織が拘攣し
引っ張る感じ

虚証

肝脾腎の病変

◆ 診断のポイント

・腹壁の表面で拘攣し，引っ張られる感覚がある．
・裏急[7]は虚証タイプの患者に多く，腹直筋全体が拘攣するものをいう．腹直筋の拘攣がなくても，腸運動が顕著で腸壁を通して認めるものも裏急である．
・示指，中指，環指の3指を腹直筋上に並べて触れるものをいう．
・腹膜炎で，腹部が脹って突っ張るものも含まれる．

▼ 病因病機

・脾の昇清降濁作用，運化作用，胃の受納や腐熟作用の機能減退がある．
・腎陽が脾陽を温煦できないために陽気が失われ，寒（陰証）を生じる．
・肝気犯脾や肝気犯胃などの病証で，肝気が横逆して脾胃の働きが減退したもの．

CHECK 裏急後重にみる代表的な病証

裏急後重の弁証分型

1　気虚型………舌質淡で胖
　　・慢性の下痢によって脾の運化作用の減退により，気虚が下陥して生じる．
　　① 腹部の持続性の疼痛　　② 疲労倦怠感　　③ 脱肛
2　気滞型………脈弦
　　・運化不良のため水湿が停滞し，鬱して熱化し腸を患う．
　　① 遊走性の腹痛や脹痛　　② 発痛により排便感が強くなる
　　③ 膿血便
3　湿熱型………舌苔黄膩　脈滑数
　　・湿熱の邪が腸に停滞して気滞を生じる．
　　① 上腹部が痞えて苦しい　　② 肛門の重墜感と灼熱感
　　③ 膿血性の下痢
4　傷陰型………舌質紅　舌苔少ないか剥苔で脈は細数
　　・下痢が慢性化することで陰液や営血が損なわれて生じる．
　　① 持続性の疼痛　　② 排便困難　　③ 粘稠便　　④ 口乾

古典探訪　『難経・二十九難』

[7]（原文）　衝之爲病　逆氣而裏急　　　　　（書下し文）衝の病為るや，逆気して裏に急なり．

〈意訳・解釈〉　衝脈の病では，気が上衝して腹中が痙攣収縮する感じを覚える．

少腹不仁（しょうふくふじん）

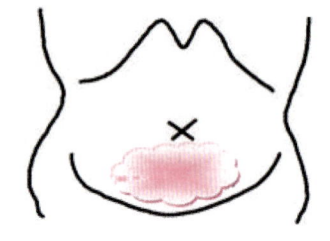

下腹部，力なく空虚

腎虚

腎の病変

◆ 診断のポイント
- 下腹部に力がなく空虚な感じのものをいう．
- 少腹部の感覚が鈍い．
- 按じても筋力がない．
- 小腹の皮膚温が低く他覚的にも腹部の冷えを認める．
- 少腹拘急と同じ瘀血の腹証が出やすい．

▼ 病因病機
- 腎虚体質者に現れやすい．
- 腎陽の不足や命門の火衰により腹部を温煦できない．
- 不仁とは感覚が鈍くなる（しびれる）という意味である．

CHECK 腹部寒冷時にみる代表的な病証

腹部寒冷（腹冷）の弁証分型
① 腎陽虚型………舌質淡　舌苔薄白　脈沈細で尺位が微弱
  ・腹中の寒冷　鶏鳴下痢（早朝の下痢）　腰膝酸軟　夜間頻尿
② 脾陽虚型………舌質淡　舌苔白　脈沈細
  ・腹中の寒冷に疼痛をともない　四肢の倦怠　水様物の嘔吐　唾液が多い　泥状便
③ 寒滞肝脈型……舌苔白滑　脈沈弦か遅
  ・下腹部が冷える　睾丸下墜　脹痛　陰嚢収縮（寒疝）　四肢の冷え
④ 衝任虚実型……舌質暗で胖かつ歯痕　舌苔が薄白　脈遅細
  ・下腹部が冷える　月経周期の延長　月経血が少なく淡色　不妊　両眼周辺が黒ずむ

結　胸（けっきょう）

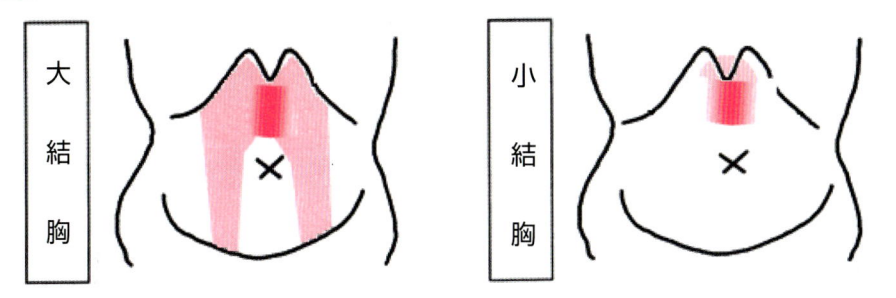

大結胸

小結胸

◆ 診断のポイント
- 心下部が膨満して硬く，圧すると痛みが生じるものをいう．
- 大結胸は心下より少腹にまで及ぶものをいう．心下を圧すると硬い．脈は沈か緊
- 小結胸は心下にあり圧すると痛む．脈は浮滑

▼ 病因病機
- 心，心包の病変

CHECK 腹診時の臨床所見：癥積瘕聚の特徴

癥積（ちょうせき）：
- 腹部腫塊，按じても動かない，固定痛（気滞血瘀）
- 邪が血分にあり，多くは五蔵の病にみられる．病状は比較的重い．
- 代表的な病証は，気滞血阻（瘀）証．

瘕聚（かじゅ）：
- 腹部腫塊，按じると動く，痛みが移動する（正気未傷）
- 邪が気分にあり，多くは六府の病にみられる．病状は比較的軽い．
- 代表的な病証は，肝気鬱滞証．

4. 切 診 Ⅱ／脈 診

―本章で学ぶ内容―

脈の状態で病態を知る方法がある．これを脈診とよぶ．脈を診て正気の虚実や寒熱の有無を正確にとらえるための方法である．
① 脈診の位置と方法を学ぶ．
② 28脈の脈状の主な疾患と臨床上の意義を学習する．
③ 脈診を行う場合の姿勢や指の置き方を学習する．
④ 望診，聞診，問診の情報と結び付ける．

脈　診

　中医学では，脈の診察は重要な位置をしめる．特に漢方薬などの内服薬を用いるものは，患者の気血，寒熱，虚実の各々の変化を知る上で重要な情報源であり，基本をしっかりと習熟しておくことが肝要である．脈診法①②は，予め望診，聞診，問診で得た症状（情報）を確認するための客観的な根拠でもある（**表1**）．

古典探訪　『素問・脉要精微論篇第十七』
① （原　文）　是故持脉有道　虚靜爲保　　　　（書下し文）　是の故に脈を持するに道あり．虚靜もて保となす．

〈意訳・解釈〉　脈を診るには一定の道理がある．虚心平靜を保つことである．

古典探訪　『難経・十八難』
② （原　文）　人病有沉滯久積聚　可切脈而知之耶　（書下し文）　人の病には沉滯して久しく積聚するあり，脈を切してこれを知るべきや．

〈意訳・解釈〉　人間の病気には深く浸透し，長期間治らない積聚の病があるが，これは脈診によって知ることができるであろうか．

Ⅰ. 脈診の基本

■ 1. 脈と症状を結合させて考える

　組み立てた証が果たして正しいのか否か，脈を用いて検証する．そのため脈診は，切診

表1 脈診

脈診の目的	・心臓の拍動をみる ・心気の盛衰をみる ・気血の盛衰をみる ・脈道の疏通をみる ・蔵府の虚実をみる
脈診の部位	・寸口診法 ・人迎寸口診法 ・三部九候診法 ・仲景三部診法
正常脈	・胃 ・神 ・根
病脈	・七表：浮 芤 滑 実 弦 緊 洪 ・八裏：沈 緩 渋 濡 遅 伏 微 弱 ・九道：長 短 細 虚 動 牢 結 促 代 ・七死：雀啄 屋漏 弾石 解索 魚翔 蝦游 釜沸
脈状の分類	・浮脈群 浮 洪 濡 散 芤 革 ・沈脈群 沈 伏 弱 牢 ・遅脈群 遅 緩 渋 結 ・数脈群 数 疾 促 動 ・虚脈群 虚 細 微 代 短 ・実脈群 実 滑 弦 緊 長 大
小児脈・婦人脈・相兼脈	

法で最後に行う手技である（**表1**）．

『難経・六十一難』に「脈を切してこれを知るを巧みと謂う」とある．すなわち脈を診て病の虚実を診察し，どの経絡，蔵府に病があるかを判断する．これを巧みという．巧みとは上手という意味をもつ．

病因病機が整理できれば，もっと単純な仕組みを立てて診る．

・病位＋病性（勢）＝病証
 1 どこの…………………………病位（五蔵六府）
 2 なにが…………………………病性（気，血，津液，精）
 3 どのようになった……………病態，病勢（虚，実，寒，熱）

・肝陰虚を一例にあげると
  肝の……………………………病位（定位）
  陰液が…………………………病性（定性）
  虚（不足）……………………病勢（定性）

―健康人の脈

脈動に乱れなく，強くもなく，弱くもない．脈の往来も遅く（一息に三至）も速くもなく，緩やかで滑らかに去来し，左右の平均の取れていると感じる脈をさす．個人差があるため，胃気の脈[③]を中心に考えてもよい．

108　第2部　診断学各論

古典探訪　『素問・平人氣象論篇第十八』

③（原　　文）　人以水穀爲本　故人絶水穀則死　脉無胃氣　（書下し文）　人は水穀を以て本となす．故に人　水穀を絶
　　　　　　　　亦死　　　　　　　　　　　　　　　　　　　　　　　　　　てば則ち死す．脈に胃気なきも亦た死す．

〈意訳・解釈〉　人間の生命活動は飲食物によって維持されている．だから人が飲食物を絶てば死亡する．
　　　　　　　同様に脈状に胃気がなくなればやはり死亡する．

■ 2. 脈診の部位と蔵府の配当

臨床を行う上で，まず脈診では果たしてどこの脈をどのように診て判断するかを考える．

1）脈診の基本的な分類

(1) **脈差診**：左右の手首に五蔵六府を配当し，五行理論に基づき，経絡，蔵府の虚実を診る方法である．左右差を比較することから，比較脈診方法ともよばれている．
　① 左の手の関節には，心と小腸，肝と胆，腎と膀胱
　② 右の手の関節には，肺と大腸，脾と胃，心包と三焦

(2) **脈状診**：病態を知るために用いる方法である．たとえば，熱証があれば数脈，寒証であると遅脈となる．

(3) **胃気脈**：気と血が蔵府間に循環して滋養しているかどうかを知る方法で，全身の栄養状態を診る（中気脈）ために用いる．少しずつ加圧していき，重按の後に触れにく

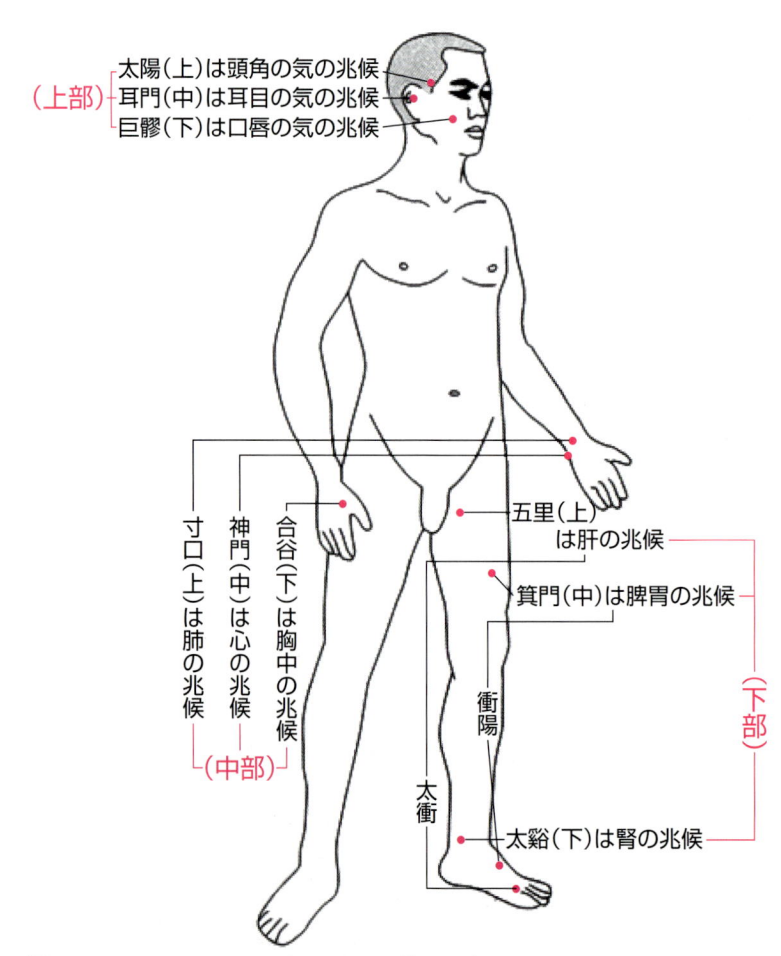

図1　三部九候の脈診部位の意味（『素問』）

くなった脈とは逆に，最も強い脈を中脈とする．

■ 脈診の位置に関しては基本的には3つの分類方法がある．
(1) **遍診法**→三部九候脈診のことで，頭・手・足の脈の状態より五蔵六府と気血の虚実を診る．遍診法は『素問・三部九候論』を応用した脈診方法で，脈診部を全身の3カ所に分類し，さらに各部を3つに分類することで三部九候とよぶ．主に五蔵六府の気血の虚実を診る（**図1**）．

上　部（頭　部）：① 頷厭穴で頭角の気を診る（両額動脈）．
　　　　　　　　② 耳門穴か和髎穴で耳目の気を診る（耳前動脈）．
　　　　　　　　③ 巨髎穴か大迎穴で口と歯の気を診る（両頬動脈）．

中　部（手　部）：① 寸口部で手太陰肺経の気を診る．
　　　　　　　　② 神門穴で手少陰心経の気を診る．
　　　　　　　　③ 合谷穴で胸中の気を診る．

下　部（足　部）：① 五里・太衝穴で足厥陰肝経の気を診る．
　　　　　　　　② 箕門・衝陽穴で脾胃の気を診る．
　　　　　　　　③ 太谿穴で足少陰腎経の気を診る．

(2) **寸口診法**→寸関尺を3つの部位に区別して五蔵六府の虚実を診る（**表2**）．寸口の三部脈診方法は寸・関・尺の3部位に分けられ，それぞれに五蔵六府が配当される．寸口④とは手腕末端にある橈骨動脈のことで，脈口あるいは気口ともよばれている（**図2**）．

表2　六部定位脈診

左　手			右　手		
火	心・小腸	寸	寸	肺・大腸	金
木	肝・胆	関	関	脾・胃	土
水	腎・膀胱	尺	尺	心包・三焦	相火

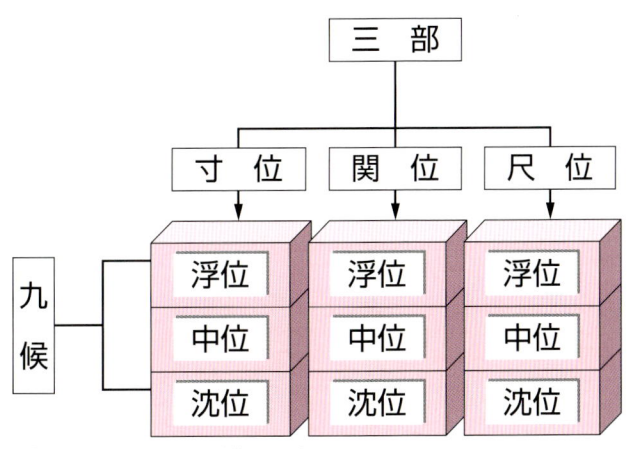

図2　寸口脈診法（『難経』）

(3) **三部診法**→橈骨動脈，足背動脈，頸動脈を診る．これは十二経や胃気の虚実を診る方法である（『傷寒論』）．また，寸口のみの脈を診る方法は『難経』に記され，西晋期の王叔和は『脈経』を著した．

三　部：① 人迎穴で胃気を診る（頸動脈）．
　　　　② 寸口で十二経を診る（橈骨動脈）．
　　　　③ 趺陽穴で胃気を診る（足背動脈）．

① 『脈　経』：魚際より橈骨形状突起に至り一寸戻った部位を寸口とよび，寸口より尺骨までを尺沢とよぶので尺寸とし，寸口以後，尺沢以前を関と名付ける．

② 『難　経』：寸口⑤の三部位を浮・中・沈の3つの脈象に分類して，三部九候とする．すなわち寸・関・尺の部位がそれぞれ浮・中・沈の3つを所持しているので，合計すると三部九候となる（**表2**）⑥⑦⑧⑨⑩．『黄帝内経』のいう三部九候と名前は類似しているが，内容が異なっている．混同しないようにする（**図1**）．

古典探訪　『難経・一難』

④（原　文）獨取寸口　以決五蔵六府死生吉凶之法　　（書下し文）独り寸口にのみ取りて，もって五蔵六府の死生吉凶の法を決す．

〈意訳・解釈〉ただ寸口を取ることによって五蔵六府の疾病や予後の良し悪しを診断する．

⑤（原　文）寸口者　脈之大會　手太陰之脉動也　　（書下し文）寸口は，脈の大会，手の太陰の脈動なり．

〈意訳・解釈〉寸口は十二経脈が集まるところで，手の太陰肺経の動脈である．

古典探訪　『難経・十八難』

⑥（原　文）三部者　寸關尺也　九候者　浮中沉也　　（書下し文）三部とは，寸・関・尺なり．九候とは，浮・中・沈なり．

〈意訳・解釈〉三部とは，寸，関，尺である．九候とはそれぞれの部位の浮，中，沈である．

古典探訪　『霊枢・禁服第四十八』

⑦（原　文）寸口主中　人迎主外　　（書下し文）寸口は中を主り，人迎は外を主る．

〈意訳・解釈〉寸口脈は，内にある五蔵の病変を，人迎脈は外にある六府の病変を診察する．

古典探訪　『霊枢・終始第九』

⑧（原　文）少氣者　脉口人迎俱少而不稱尺寸也　　（書下し文）気少なき者は，脈口と人迎俱に少にして尺寸に称わざるなり．

〈意訳・解釈〉正気が虚弱の人は，脈口と人迎の脈気が乏しく，尺寸におよんでいない．

古典探訪　『霊枢・九鍼十二原第一』

⑨（原　文）凡將用針　必先診脉　視氣之劇易　乃可以治也　　（書下し文）凡そ将に鍼を用いんとすれば，必ず先に脈を診，気の劇易を視て，乃ち以て治すべきなり．

〈意訳・解釈〉およそ鍼を用いる前には，必ず先ず脈状を診察し，蔵気の病状の軽重を理解してから治療法を決定する．

古典探訪　『医宗金鑑』

⑩（原　文）脉爲血府　百体貫通　寸口動脈　大會朝宗　　（書下し文）脈は血の府となす．百体を貫通し寸口の動脈は脈の大会にて宗を朝じる．

〈意訳・解釈〉脈管は血液が流れる通路である．全身を循行して，届かない場所はない．寸口部位の橈骨動脈のところは蔵府気血の状況を反映させ，あらゆる脈が集合する所である．

2) 脈診で何をみるか

(1) 速度：脈拍が速いか遅いか．
(2) 深浅：皮下の直下にあるか，沈んでいるか．
(3) 太さ：脈拍が太く感じるか，細く感じるか．
(4) 緊張度：脈管の硬さと軟らかさ．
(5) リズム：間隔が均等で，途切れるようなことがないか．

3) 祖　脈

　脈を診て病態を知る上で，最初にマスターする必要があるのは浮・沈・虚・実・数・遅，この6つの基本的な脈状である．

① 有力か無力な脈拍かをとらえる[11]．
② 皮膚の直下で拾える脈か，それよりも沈んでいる脈かをとらえる．
③ 脈の速度を診て，寒熱を知る．

　これら6つの脈状は病状を把握する上での基本的な脈状とされる．祖脈の組み合わせによって28種類の脈状があり，この脈状に基づいて診察する．

―脈位………浮・中・沈のいずれかを選択する．
　至数………遅い・速いかのいずれかを選択する．

―脈の状態と舌診が一致すれば，生体内の情報はさらに確かなものとなる．

① たとえば，脈が細くて沈んでいて，術者の指を押し上げるだけの力が不足していると判断した場合には，さらに舌診を行う．
② その舌が淡白色で胖大であれば，それは気虚による推動作用が低下して，血が脈内を充足できないことを現している．
③ あるいは血を上焦に運びきれないなどの諸条件が重なり合い，めまい，ふらつきなどの症状が起こると考える．

―さらに腹診を行って，どの蔵府の機能低下が起こっているかを確かめる．

① 腎で発生しているとすれば腎気虚．
② 脾で発生している場合は脾気虚．
③ 肝の生理機能である蔵血作用の低下は肝血虚を引き起こし，顔や爪の色が失われ，脈中の血流が低下することで，四肢の末端に血液が充足できない．そのため冷えを発生し，同時に肝の開竅する目にも視力の減退を生じさせる．このような症状を引き起こした原因，つまり病因は「何か」を探る．

―環境，気候などによる温度変化か，精神的な要素か，蔵府本体の機能低下か，これらを外感と内傷に区別する．

古典探訪　李東垣（1180〜1251年）『脾胃論』

[11]（原　文）脈中有力　即有神也　　　　　　（書下し文）脈中の有力なるものは，即ち神有る也

〈意訳・解釈〉　有力な脈は神が有る．

■ 3. 脈診を行う際の指の力と姿勢について

(1) 脈診は基礎がしっかりとしていれば，必ず理解できることをまず念頭に入れる．経験は非常に重要であるが，特別な人だけに与えられた神業ではない．

(2) 脈診を病態と直接結びつけると，その他の所見と混乱を生じる．そのため，脈が証を立てるときの妨げとなるケースがある．このようなときには，脈の所見を一時，見合わせることもある．症状を優先させて考察することも大切である．症状の裏付けを取るための脈診法でもある（捨脈従証・捨証従脈）．

(3) 基礎脈診法として，祖脈を学んで脈拍の位置と拍動数，脈管の弾力性，血流状態などに慣れておく必要がある．血液は全身を循環している．そのため，精神的な変化や加齢による肉体的な変化にも影響を受ける．また，脈管の形態の変化もある．脈管は自律神経の支配も受けているので，病的な状態のみでなく心理的な状態も反映する．

(4) 脈診を行うとき，患者の姿勢は，仰臥位ないし坐位の姿勢で行う．

① 意識を集中して脈を取る（拾う）．

② 術者は患者に対して手関節の力を抜かせ，腕を水平にさせる．手関節が屈曲すると正確な情報は取れない．

③ 患者に両手でハスの花が開いた状態を作ってもらう．これらは容易に両手首が水平になる．古代手印の蓮花掌心法である．これは心と肺を開くという意味がある．

④ 患者の呼吸状態の確認を行い，術者は患者の脈に触れるようにする．

⑤ 脈診で指を降ろすとき（布指），術者はまず中指を橈骨形状突起内側の関位の脈を按じる．

⑥ 次に人差し指で寸位の脈を按じ，薬指を尺位の脈の上に置く（運指）．寸関尺の位置を同時に按じる．これを総按とよぶ．また，寸関尺のいずれかをひとつずつ触れる方法を単按という．

⑦ 単按法は単指で寸関尺を1つずつ探り，単指で按じて強く，総指で按じて弱い．あるいは総指で按じて弱くて単指で按じて強いといったケースもあるので，必ず総指按と単指按を用いて脈を診る．

⑧ 注意することは，臨床家が細かい作業，あるいは重いものを持ち続けた後など，術者の指先の動脈が拡張して，患者の脈と脈気が重なり合い，病脈を形成して誤診することがある．したがって，臨床家も平静を保つ．

⑨ 次に脈を浮位，中位，沈位と三部に分ける．そして浮取り，中取り，沈取りと，軽按もしくは重按を用いて脈を診る．一定の経験を経た後に中気脈を基準にした浮沈を診るようにする．

⑩ 「胃気，神気，根気」を診る．これは脈診のポイントである．

　　―胃気[14]……脈の去来がゆったりとして，リズムが整っている．

　　　　① 後天の精が充実している．

　　　　② 人は飲食物をもって生存の基本としている[3]．

　　―神気[12]……指に脈の当たる感じが，充実して力があり，柔和する．

　　　　① 五蔵六府の大主である．

　　　　② 血液運行は滑らかである．

　　　　③ 心神が正常である[13]．

　　―根気……尺の部位で沈を取ったときに，力ある脈が触れることができる．

① 有根であれば治癒が早い．
② 腎の精気の現れである．
③ 先天の精が充実している．

先天の精，後天の精，五蔵六府の機能が衰えていないことを示し，脾胃，心，腎の働きも正常であることがわかる．すなわち，病状が重くても回復する兆しがある．

⑪ 最後に，意識的（故意的）に脈状と症状を無理に符合させることを避ける．

■ 七死脈について

七死脈は『脈論口訣』に死期が近づいている脈として記されている．これは雀啄脈（じゃくたく），屋漏脈（おくろう），弾石脈（だんせき），解索脈（かいさく），魚翔脈（ぎょしょう），蝦遊脈（かゆう），釜沸脈（ふふつ）の7種類である．

また，『脈経』でも16種類，『素問・平人気象論』や『素問・大奇論』にも死脈が記載されている．

古典探訪 『霊枢・邪氣藏府病形第四』

⑫（原　文）按其脉　知其病　命曰神　　　（書下し文）其の脈を按じ，其の病を知るは，命づけて神と曰う．

〈意訳・解釈〉 脈を診て，病状を知ることを，神と呼ぶと．

古典探訪 『素問・上古天眞論篇第一』

⑬（原　文）恬憺虚无（かったん）　眞氣従之　精神内守　病安従来　（書下し文）恬憺虚無なれば，真気これに従い，精神内に守る．病安んぞ従い来らんや．

〈意訳・解釈〉 心がけは安らかで静かであるべきで，貪欲であったり，妄想してはいけない．そうすれば真気が調和し，精神もまた内を守ってすりへり散じることはない．このようであれば病が襲うというようなことがあろうか．

古典探訪 『素問・平人氣象論篇第十八』

⑭（原　文）平人之常氣稟於胃　胃者平人之常氣也　人无胃氣曰逆　逆者死　（書下し文）平人の常気は胃に稟く．胃なる者は平人の常気なり．人に胃気なきを逆と曰う．逆なる者は死す．

〈意訳・解釈〉 平人の正常な脈と呼吸の気は胃からもたらされる．だから胃気があるということは，それが平人の正常な脈と呼吸の気であることを示す．人の脈と呼吸に胃気がなければ逆象であり，逆象が現れると死証を意味している．

4. 脈状診が表している体内のシグナル

体内の情報を，1つのシグナルとして体外へ送り出しているのが中医学でいう脈診である[15]．気血，五臓六府，十二経脈の虚実や寒熱の状態が体内信号として体表にまで現れ，八綱弁証や蔵府弁証などを客観的に裏付ける方法としても脈診はその情報源の1つである（**表3，4**）．

表3 脈状

● 心臓の血液排出量に関係する脈状
① 洪脈……血液の排出量が充実している ② 芤，微，弱，濇脈……血液の排出量が少なく弱い
● 血管に関係する脈状
① 洪脈…………脈管が太くて血流量も充実している ② 弦脈…………脈管が細くて血液の排出量が充実している ③ 濡脈…………脈管の緊張感が減弱している ④ 緊脈，革脈……脈管が萎縮，硬変している ⑤ 遅脈，弦脈……末梢動脈が収縮している ⑥ 数脈，洪脈……末梢動脈が拡張している
● 心拍の速度に関係する脈状
① 遅脈……心拍が遅い（1呼吸に3拍以下のゆっくりとした脈） ② 数脈……心拍が早い（1呼吸に6拍以上の速い脈）
● 血圧に関係する脈状
① 牢脈……血圧が高い ② 濡脈……血圧が低い
● 心臓の組織に機能障害と関係する脈状
① 濡脈，伏脈，細脈……僧帽弁口狭窄による心筋力の減弱である ② 疾脈………………………大動脈閉鎖不全が考えられる ③ 緩脈………………………大動脈弁口狭窄が考えられる ④ 促脈，結脈，代脈……弁膜閉鎖不全，血管塞栓が考えられる

表4 相似脈（グループ別・脈象分類）類型分類

浮脈類	沈脈類	遅脈類	数脈類	虚脈類	実脈類
軽按	重按	3拍以下	6拍以上	無力	有力
浮脈 洪脈 濡脈 散脈 芤脈 革脈	沈脈 伏脈 弱脈 牢脈 弦脈	遅脈 緩脈 渋脈 結脈	数脈 促脈 疾脈 動脈	虚脈 細脈 微脈 代脈 短脈	実脈 滑脈 緊脈 長脈

古典探訪　『素問・脈要精微論篇第十七』

[15]（原文）切脉動静　而視精明　察五色　観五蔵有餘　不足　六府強弱　形之盛衰

（書下し文）脈の動静を切し，精明を視て，五色を察し，五蔵の有余不足，六府の強弱，形の盛衰を観る．

〈意訳・解釈〉脈を診るときに留意しなくてはならない点は，脈の拍ち方，動静の変化を診察するほかに，病人の眼の神気に注意し，五色の現れ方を観察し，五蔵の有余と不足，六府の強弱，形体の盛衰を認識すべきである．

Ⅱ.
脈診の実際

浮（陽）

脈の位置（脈位）の異常
　主病／・実証：表証
　　　　・虚証：裏証（陰虚）

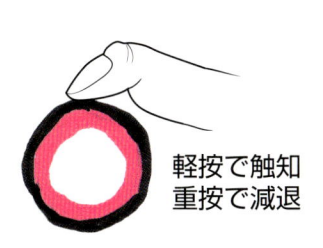

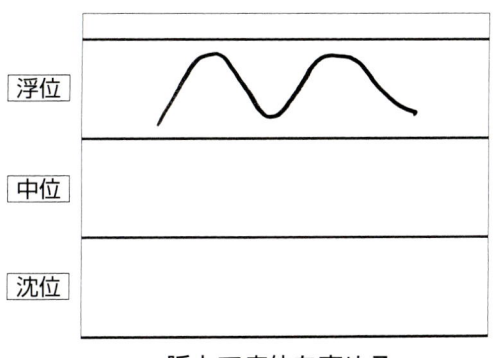

軽按で触知
重按で減退

浮位
中位
沈位

脈力で病位を定める

─浮脈の取り方

① 軽按する．
② 表証の浮脈……気血が肌表に向かって抵抗する[16]．
　　　　　　　　皮膚を押し上げるように触れる．
　　　　　　　　寸関でハッキリと出る．
③ 虚証の浮脈……血の不足で気だけが上昇している．
　　　　　　　　重按（中取り，沈取り）で無力となる．
　　　　　　　　寸関尺でも触れるが，関位でハッキリと出る．

※注意！ 少しずつ力を入れていくと脈が弱くなるが，中空無力ではない．
CHECK 表裏：表裏は八綱弁証において病邪の位置を診たものである．

─浮脈で何がわかるか！

■ 現代医学
① 血管の弾力性・抵抗力の低下
② 末梢血管の拡張
③ 慢性疾患，虚弱体質の者に現れる
④ 腎炎

■ 中医学
① 病邪が肌表・経絡にある現象である
② 正気と外邪の闘争である
③ 虚陽浮越により脈気が外に出る（慢性疾患など）

④ 風水証（眼瞼部の浮腫より全身性の浮腫に転じたもの）や皮水証（『わかりやすい臨床中医臓腑学』，第2版．P168を参照）

◆ 病証を判断する
　ⅰ　浮脈は病が体表にあり，気血が病邪に抵抗して外へと押し上げた状態．
　ⅱ　体力の低下により生じる．

〈寸口，関上，尺中部でみる病証〉
　○　寸部が浮
　　・頭痛，目眩
　○　関部が浮
　　・脾虚証がある　　　・胸部に風痰による積聚
　○　尺部が浮
　　・慢性化した腎の疾患を認める
　　・小，大便の排泄後にさっぱりとした感じがない

〈複合脈による病証〉
　◇　浮いて跳動緩慢　　　　　　　◇　浮いて跳動較快
　　・中風病　　　　　　　　　　　　・陽気亢盛の外感熱病
　◇　浮いて緊張状態　　　　　　　◇　浮いて有力
　　・外感風寒（寒邪が体表を拘束する）　・表実証（正邪の闘争）
　◇　浮いて数　　　　　　　　　　◇　浮いて無力
　　・外感風熱が引き起こす風熱病　　・血虚病

古典探訪　『傷寒論・巻第一』

⑯（原　　文）寸口脉浮爲在表　沈爲在裏…　　（書下し文）寸口の脈浮は表にあり，沈は裏にありと爲し…．

〈意訳・解釈〉　寸口部の脈が，浮なら病が表に，沈は病が裏に…．

沈（陰）

脈の位置（脈位）の異常
　主病／・実証：裏実証
　　　　・虚証：裏証（陽虚），陰寒を主る．

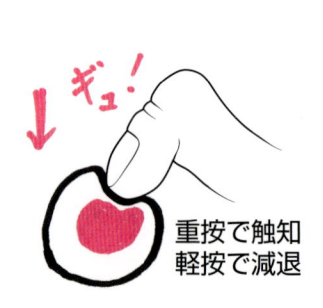

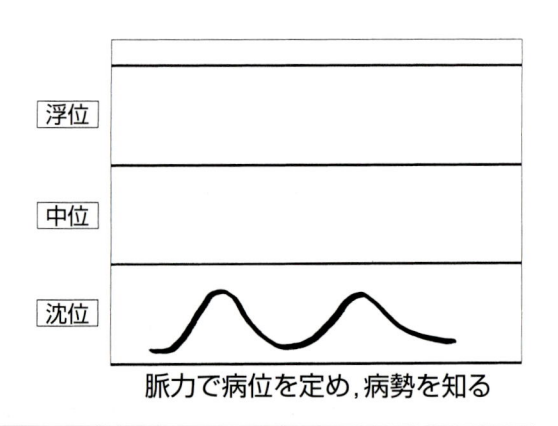

重按で触知
軽按で減退

浮位
中位
沈位

脈力で病位を定め，病勢を知る

─沈脈の取り方

① 重按する．
② 浮取り，中取りでは明確でない．
③ 裏実……中取りと沈取りでよく触れる[17]．
　・沈取りで明確
④ 裏虚……浮取りと中取りではよく触れない．
　・沈取りで無力

キーワード 冬季の脈：冬季には陽気が沈むことがあるので，沈を平脈とする．

─沈脈で何がわかるか！

■　現代医学
① 心臓よりの血液排出量の減少
② 末梢血管の収縮
③ 尿毒症

■　中医学
① 病邪が裏（蔵府）に入る
② 気血の流れが閉塞を受ける
③ 気血不足による蔵府機能の低下
④ 陰寒を主る

◆　病証を判断する
ⅰ　裏実…病邪が裏に入り流れを阻むため，脈が沈んで抵抗する
ⅱ　裏虚…蔵府の衰えにより陽虚となり，脈管を広げることができない
ⅲ　陽の不足で脈を持ち上げる力がない
ⅳ　沈脈は病根が深部にある
ⅴ　水飲が体内に蓄積されたケース
ⅵ　陰経に邪があるとき

〈寸口，関上，尺中部でみる病証〉
○　寸部が沈滑
　・胸中に痰飲の停溜があるとき
○　関部が沈遅
　・中焦（脾胃）に寒邪が留まり，気血の流れが閉塞されて痛みを生じる
○　尺部が沈
　・腎を損なったことで，尿濁，泄瀉，痢疾，腰下肢に疾患がある

〈複合脈による病証〉

◇　沈んで数　　　◇　沈んで遅　　　◇　沈んで滑
　・内熱　　　　　・内寒　　　　　・痰病
◇　沈んで無力　　◇　沈んで有力
　・気虚証　　　　・体内に寒邪が積滞する

キーワード 陽：陽の性質は上昇する，上げるという意味がある．

古典探訪　『医宗金鑑』

⑰（原　文）・沉无力弱
　　　　　　・沉極力牢

（書下し文）　沈んで無力は弱，沈んで力が極まるは牢．

〈意訳・解釈〉　脈が沈んで脈力が弱いものを沈脈とし，沈んで脈力が極まるものを牢脈とする．

遅（陰）

脈の速度を触れて病態を診る

主病／・実証：寒積
　　　・虚証：虚寒証

1呼吸で3拍以下

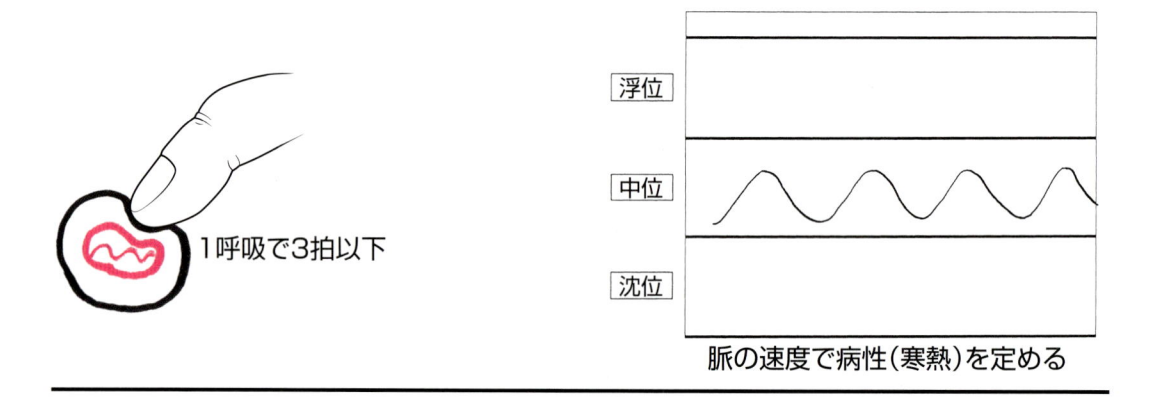

脈の速度で病性（寒熱）を定める

―遅脈の取り方

① 重按する．
② 1呼吸に3拍以下．
③ ゆっくりとした脈拍．
④ 1分間に60回を満たない．

CHECK　運動選手はトレーニングをするので迷走神経の興奮で遅脈を発生させる．

―遅脈で何がわかるか！

■ 現代医学
① 迷走神経の興奮が房室伝導に障害を与えて心拍動が遅くなる
② 頸動脈洞の圧刺激により遅脈は起こる

■ 中医学
① 気滞により気血の循環が妨げられる
② 蔵府機能の低下による内寒によるもの
　　寒邪の久伏
　　腹中の積聚や血瘀
　　「熱極まれば寒」の法則により熱により生じることもある
　　虚陽浮越となって現れることもある

キーワード　久伏：邪気などが長く潜んだ状態をいう．

キーワード 虚陽浮越：体内の陰が大きくなって陽を外へと押し出した状態．

◆ 病証を判断する

　ⅰ　実寒：寒邪が裏に入り蔵府に結合する．寒により気滞が生じて陽気を閉じこめると有力となる．陽気は押し上げる力（昇動）を持っているので有力となる．
　ⅱ　実熱：熱邪が陽明と結合して気血の流れを閉塞して遅脈となる．
　ⅲ　虚寒：陽虚により推動作用が低下して，無力の脈を形成する[18]．

〈寸口，関上，尺中部でみる病証〉

　○　寸部が沈遅
　　　・上焦虚寒
　○　関部が沈遅
　　　・中焦の虚寒疼痛
　○　尺部が沈遅[19]
　　　・腎虚，腰下肢が重くてだるい，尿失禁，ヘルニア，睾丸痛

〈複合脈による病証〉

　◇　遅脈で有力
　　　・体内に寒邪が積滞する
　◇　遅脈で無力
　　　・虚寒痛

CHECK 遅脈のメカニズム（末梢）

　自律神経の活動により脈拍は変化する．
　交感神経：血管は収縮して血流は加速する．
　副交感神経：血管は拡張して血流は減速する．

古典探訪　『難経・九難』
[18]（原　文）　遅者　藏也……遅則爲寒……諸陰爲寒　　（書下し文）　遅は蔵なり．……遅は則ち寒と為す．……諸々の陰を寒と為す．

〈意訳・解釈〉　遅脈は病が蔵にあることを示している．……遅脈は寒を主っている．……各陰経の発病はすべて寒証である．

古典探訪　『傷寒論・巻第一』
[19]（原　文）　假令脉遅　比爲在藏也　　（書下し文）　仮令脈遅ならば，これ蔵に在りと為すなり．

〈意訳・解釈〉　もし遅脈が現れれば，病は蔵に在ることを反映している．

数（陽）：『診家正眼』

脈拍数の異常

主病／・実証：実熱証
　　　・虚証：陰虚，虚陽浮越

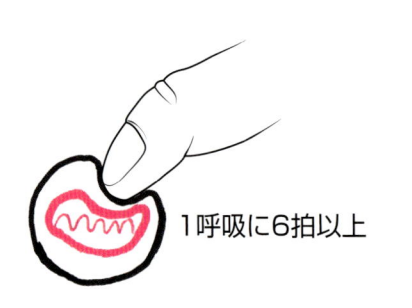

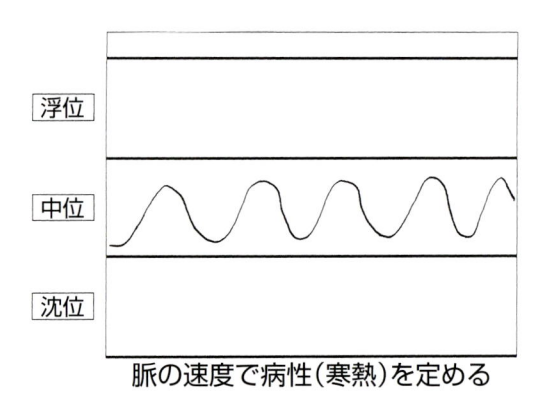

1呼吸に6拍以上

脈の速度で病性（寒熱）を定める

―数脈の取り方

① 軽按する．
② 速　い．
③ 脈拍が1分間に90回以上である．
④ 1呼吸に6拍以上．

キーワード 数：数は早いという意味がある．熱邪による鼓動．

―数脈で何がわかるか！

■ 現代医学
　① 炎症性疾患
　② 交感神経の興奮
　③ 心筋の興奮
　④ 迷走神経抑制剤の使用によるもの

■ 中医学
　① 実熱証
　　・火邪（虚火・実火）　・温邪　　・暑邪
　② 虚熱証
　③ 虚陽浮越
　④ 胃熱

※注意！ 仮熱による数脈がある．

◆ 病証を判断する
　i 熱邪の働きが活発になり，気血の流れが加速された状態[20]．
　ii 陰虚により内熱が生じ数をまず形成し，陰液不足により細数無力となる．

ⅲ 陰寒内生となり，陽気が外部に押し出されて虚陽が浮いて出る．これは陽気が外部に浮いているだけで根はない．

〈寸口，関上，尺中部でみる病証〉

○ 寸部が数

　上焦に熱，咽喉口舌生瘡，吐血，咳嗽，肺痛

○ 関部が数

　胃火，肝火過旺

○ 尺部が数

　腎陰不足，肝胆の火の上昇，滋陰降火を促す

〈複合脈による病証〉

◇ 数

　・心火過旺　　・肝胆の火旺

CHECK 晩秋時の脈は数脈である．

古典探訪 『難経・九難』

⑳（原　文）數者　府也……數則爲熱……諸陽爲熱　　（書下し文）数は，府なり．……数は則ち熱と為し，……諸々の陽は熱と為す．

〈意訳・解釈〉　数脈は病が府にあることを示している．……数脈は熱を主っている．……各陽経の発病はすべて熱証である．

滑（陽）：『診家正眼』には（陽中の陰）とある

血流状態の異常を現す

　主病／・実熱

　　　　・痰飲

　　　　・食滞

流利円滑

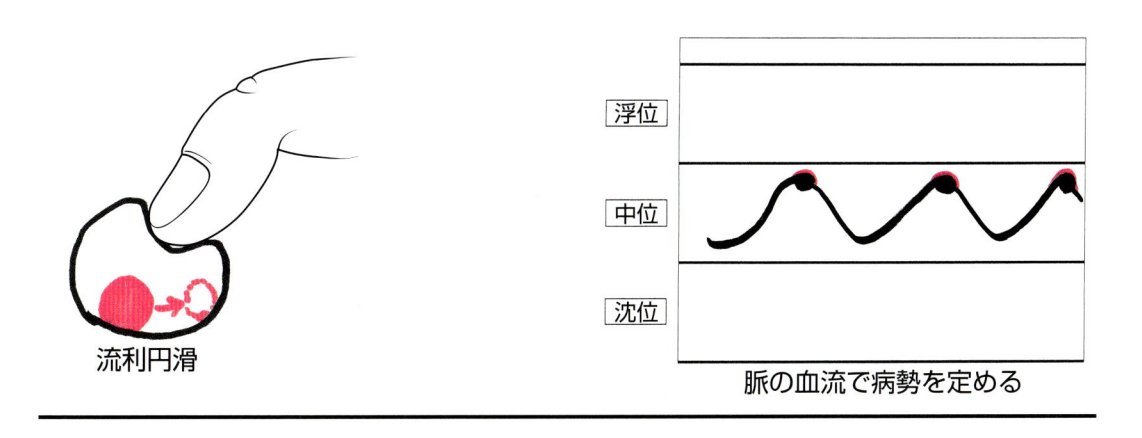

脈の血流で病勢を定める

浮位／中位／沈位

―滑脈の取り方

① 按じると脈中の気血の流れが滑らかである．

② 指全体を均等になめるようにして触れる．

③ 円滑に指に触れる．

④ お皿の上で珠をころがしたような感じがする．
⑤ 気実，血が湧くような陽盛の脈である．

CHECK 滑脈と月経

　　婦女の月経停止時にこの脈がリズミカルに出現すると妊娠の可能性がある．

―滑脈で何がわかるか！

■ 現代医学
① 血管壁の弾力性
② 血流速度の増大
③ 動脈硬化
④ 心拍出量の変化
⑤ 気管支炎，肺気腫，消化不良，高脂血症

■ 中医学
① 痰を代表する脈[21]
② 痰飲が横隔膜にある
③ 消化不良（食積胃脘）
④ 湿熱が内部に滞って気が詰まって充実した場合
⑤ 元気を損ない相火が妄動して血熱になる

◆ 病証を判断する
・痰飲病によくみられる[23][24]．

〈寸口，関上，尺中部でみる病証〉
○ 寸部が滑
・胸膈に痰がある
・痰が胃の中にあれば嘔吐と呑酸
・痰が肺の中にあれば咳嗽
・舌根に痰が上昇したときに舌根が硬直する
・舌運動が困難
・両寸が滑————上焦の陽盛を現す
○ 関部が滑
・傷食病
・熱邪が肝と脾の二蔵にある
・左関部———風痰[22]
○ 尺部が滑
・下焦火旺，消渇，痢疾，㿗疝（たいせん）（睾丸が堅く腫大し脹痛やしびれで感覚を失ったもの），淋病

〈複合脈による病証〉
◇ 滑
・元気の不足→痰病と傷食病
　上部で嘔吐　　下部で瘀血

4. 切診Ⅱ／脈診

キーワード 㿗疝（たいせん）
男性：陰嚢腫痛
女性：外生殖器の異常

古典探訪 『医宗金鑑』

㉑（原　文）滑司痰病　関主食風　寸候吐逆　尺便血濃　（書下し文）痰病は滑を司る．関は食と風を主り，寸候は吐逆し，尺は血便濃し．

〈意訳・解釈〉滑は陽脈である．陽が旺盛になると痰が形成されやすい．右関上は胃であるゆえ痰食を主る．左関上は肝があるゆえ風痰を主る．寸候は上焦ゆえに吐逆を主り，尺候は下焦ゆえに血便を主るのである．

古典探訪 『素問・平人氣象論篇第十八』

㉒（原　文）脉滑曰病風　（書下し文）脈，滑なるを風病と曰う．

〈意訳・解釈〉脈象が滑であるものは風病である．

㉓（原　文）脉盛滑堅者　曰病在外　（書下し文）脈，盛滑にして堅き者は，病，外に在りと曰う．

〈意訳・解釈〉脈象が盛んで，滑でしかも堅い感じであるのは陽脈であって，病は体表にあることを示している．

古典探訪 『靈枢・邪氣藏府病形第四』

㉔（原　文）脉滑者　尺之皮膚亦滑　（書下し文）脈滑なる者は，尺の皮膚も亦た滑なり．

〈意訳・解釈〉脈状が滑であれば，尺膚（肌膚のこと）もまた潤い滑らかである．

芤（陽）：『診家正眼』には（陽中の陰）とある

脈中の異常により発生
　主病／・虚証：過度の出血
　　　　・実証：津液の損傷

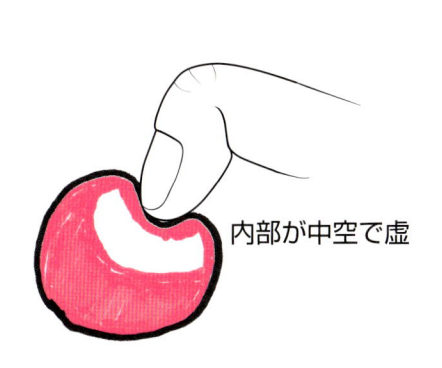

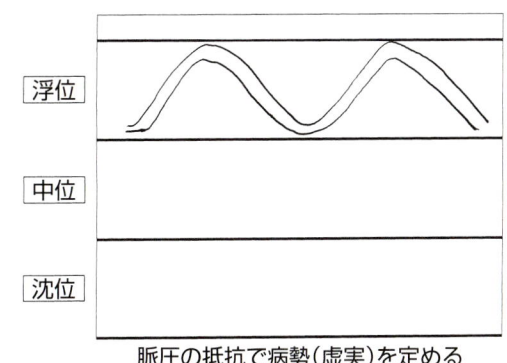

内部が中空で虚

浮位
中位
沈位

脈圧の抵抗で病勢（虚実）を定める

芤脈の取り方

① 軽按で触知できる．
② 浮位で触れる．

③ 重按では中取り，沈取りすると消えるのが特徴．
④ ネギの管を圧している感じがある．
⑤ 中空無力の脈状である．

―芤脈で何がわかるか！

■ 現代医学
① 心臓の血液排出量が減少
② 血液の循環不全
③ 血管壁の弾力性の低下
④ 出産後の貧血，再生不良性貧血，高熱による脱水症状

■ 中医学
① 過度の出血
② 大　汗
③ 激しい嘔吐
④ 津液の損傷
⑤ 精血の虚損

◆ 病証を判断する
・ 重按で脈管内部が空虚に感じるのは血の不足を現す[25]．

古典探訪 『傷寒論・巻第一』
[25]（原　文）芤則爲虚　　　　　　　　　　　（書下し文）芤は則ち虚と為し．

〈意訳・解釈〉 芤脈は内虚を示す．

渋（濇）(陰)

血流状態の異常により現れる脈
主病/実証：気滞血瘀（瘀血）
　　　　虚証：精血不足（血虚）

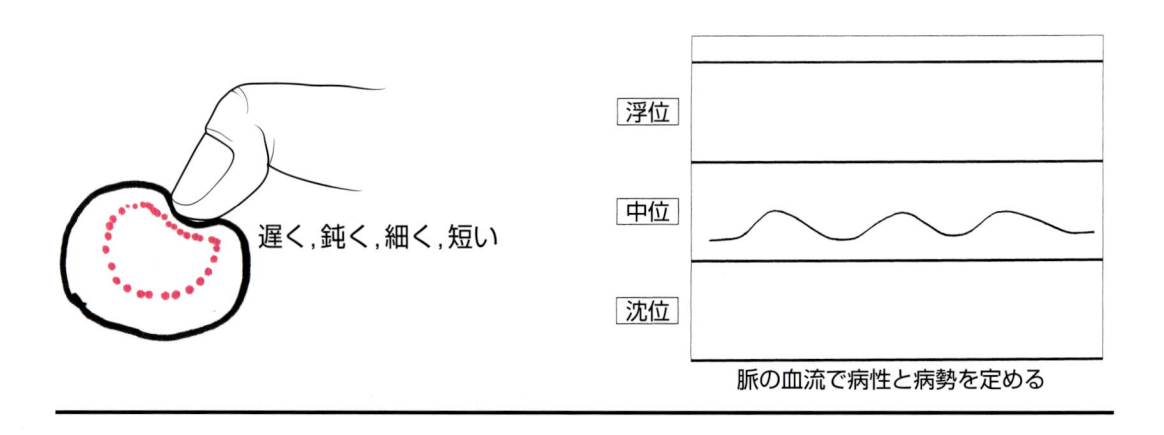

遅く，鈍く，細く，短い

脈の血流で病性と病勢を定める

―渋脈の取り方

① 按じると滑らかさがない（ザラザラしている）．
② 脈が細くて小さい．
③ 緩慢な脈の拍動が触れる．
④ 1呼吸に3回より5回．
⑤ 指先がこすれるように脈が触れ，脈拍が不揃いである．
⑥ 有力である．
⑦ 血流が緩慢で徐脈となる．
⑧ 細脈や遅脈にも似る．

―渋脈で何がわかるか！

■ 現代医学
① 血液の排出量の減少
② 心拍動の減退
③ 迷走神経の興奮
④ 血流の低下により血管内部の血流が十分に行き渡らない

※注意！ 心筋梗塞

CHECK 血液が粘稠して血流が緩慢化し血流の円滑な働きが妨げられる．

■ 中医学
① 瘀血
② 血虚
③ 燥痰
④ 津液不足
⑤ 寒湿が営分に入ったとき
⑥ 寒湿により気血が凝滞して気血が上がらない
⑦ 精血の虚損により経脈蔵府を潤せない

◆ 病証を判断する
・精と血の不足により経脈を充足できない，すなわち，経脈内の脈気が衰えて血行が低下し脈気の往来が渋滞する[26]．
・気滞血瘀により気機の不暢を生じて血流障害が現れる．
① 大汗による陽気の衰亡（亡陽）
② 寒湿病
③ 血瘀

CHECK 婦女に発生する渋脈と月経停止は妊娠ではなく血滞か血枯である．

〈寸口，関上，尺中部でみる病証〉
○ 寸部が渋
・心血虚　・胸中に脹痛や刺痛がある（気滞血瘀のため）
○ 関部が渋
・脾胃の虚損　・脇肋部の脹痛

126　第2部　診断学各論

　　　○　尺部が渋
　　　　　・精と血が損傷　　・便秘　　・二便の異常

古典探訪　『霊枢・邪氣藏府病形第四』

㉖（原　　文）　濇者多血少氣　微有寒者　　　　　（書下し文）　濇なる者は血多くして気少なく，微かに寒あり．

〈意訳・解釈〉　脈状が濇であるようなら，瘀血であり気が虚であって，微かに寒がある．

虚（陰）

脈の勢いから病態を診る
　主病／陰虚・陽虚

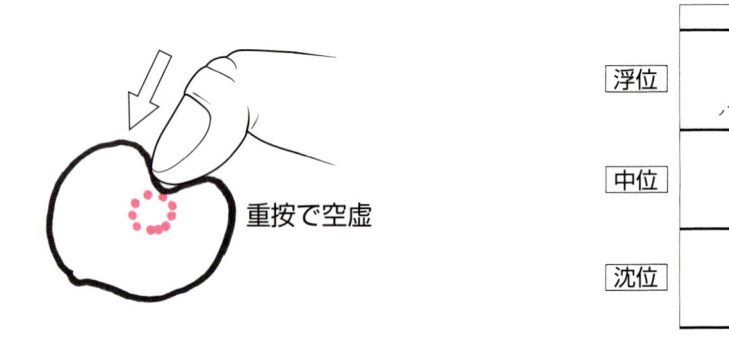

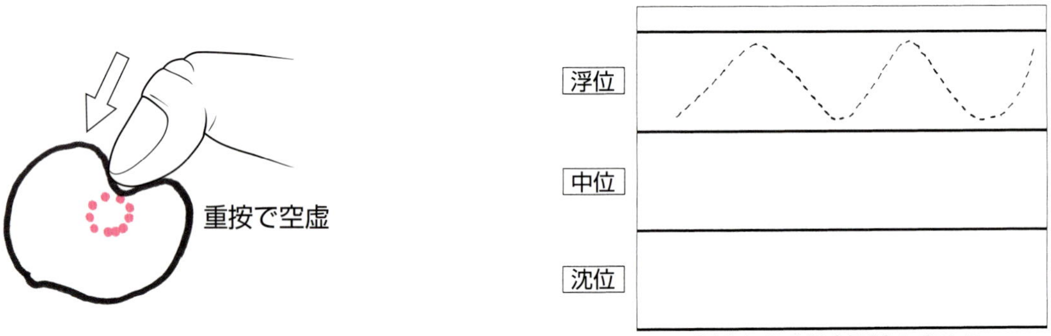

重按で空虚

脈力から病勢（虚実）を定める

―虚脈の取り方

① 寸・関・尺の三部で浮位，中位，沈位ともに無力な脈．
② 脈拍が遅く力がない脈．
③ 按じると空虚．
④ 指の下でわずかに響く．

―虚脈で何がわかるか！

■　現代医学
① 心拍動の低下
② 血量の減少
③ 血管の弾力性の低下
④ 血圧の下降

■　中医学
① 正気の虚損
② 気虚による血の推動作用の低下……血虚
③ 陽の不足

CHECK　虚脈の特徴：気虚…沈で虚，陽虚…虚で遅，血虚…浮で虚，陰虚…虚で数．

キーワード 推動作用：気の作用の1つで，血を推して血流を促進させる働きのこと．

◆ 病証を判断する
　ⅰ　気虚が原因で血の推動が低下している．
　ⅱ　気虚（衛表不固）自汗，心神不安

〈寸口，関上，尺中部でみる病証〉
　○　寸部が虚
　　・心血の不足（心血虚）
　○　関部が虚
　　・食後の腹脹や不快感
　○　尺部が虚
　　・手足や腰膝の軟弱無力　　・骨蒸発熱

実（陽）

脈力の異常により病態を診る
　主病/実証

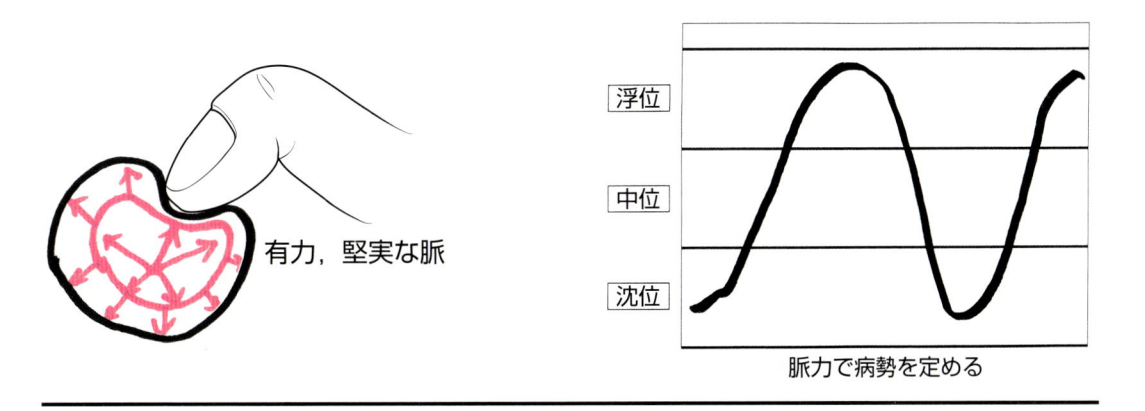

有力，堅実な脈

脈力で病勢を定める

―実脈の取り方

① 寸・関・尺の三部で浮位，中位，沈位で有力な脈が確認できる．
② 寸・関・尺を超過する強い脈．

CHECK 実脈の注意点
　　実脈は有力な脈として確認できるが，正気が正常に充実しているわけではない．

―実脈で何がわかるか！

■ 現代医学
① 心拍出量の増加
② 血管の弾力性が正常かやや高く，脈圧は安定している
③ 発熱性消耗性疾患では血流量が増加する
④ 梅毒性心臓病の患者に多い脈
⑤ 一部の患者には血管の硬化がある

■ 中医学
① 正気が不足して邪気が充実している状態となる
② 邪気が正気を束ねて正気が衰えた状態となる
③ 邪気が正気をかき乱すために脈力があるように感じる

キーワード 実：「実」という漢字の意義について『説文解字』では「富」と記されている．したがって脈管内部が血で満たされた状態をいう．

◆ 病証を判断する
i 体内で正気と邪気（表邪：邪が表位に止まった状態を指す）が闘争して気血の流れを押し留める．
ii 脈中で留まると一時的に脈が充足されすぎて有力となる．
iii 熱邪が亢進して旺盛になると生じる．
iv 症状として……譫語（ひとりごとを言う）・便秘（熱性のもの）．
v 内熱（火）の鬱積を現している．

〈寸口，関上，尺中部でみる病証〉
○ 寸部が実
　熱が上焦にある
　① 頭部に風熱病　　② 咽喉の疼痛
　③ 舌根部の強硬　　④ 胸中の気悶
○ 関部が実
　・脾胃実熱　・腹部膨満痛
○ 尺部が実
　・腰痛　・腹痛　・便秘　・気血の不通

キーワード 表邪：「邪」が表証にあるもので発汗を目的にする．これを解表という．

長（陽）

脈管の幅で病態を診る
主病／・陽が旺盛で内熱する実証タイプ

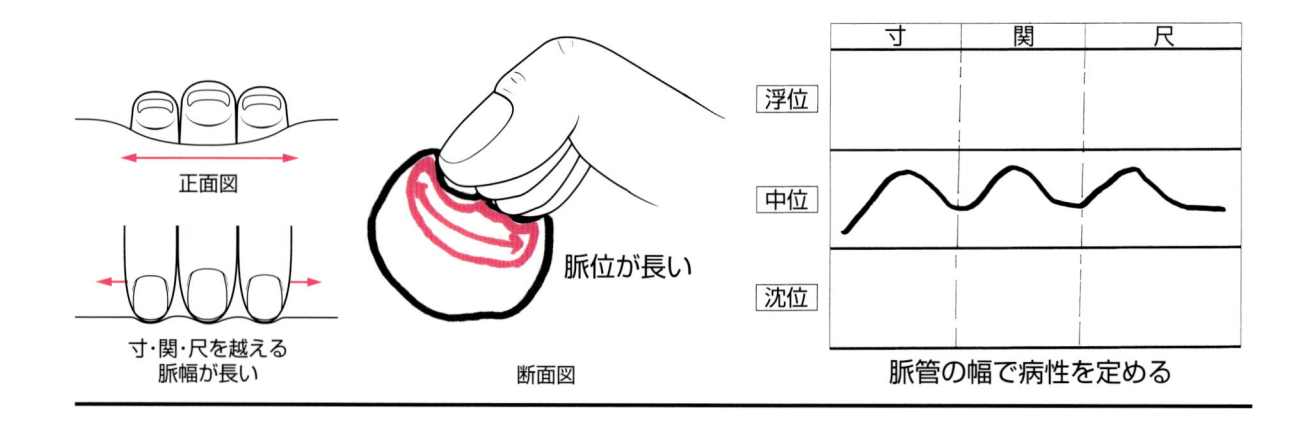

─長脈の取り方

① 寸・関・尺を越えて触れる脈[27].
② 寸・関・尺を越えないときは短脈とする.
③ 長脈は四指を越えるが,弦脈は四指を越えない.
④ 弦脈は長脈よりさらに緊張している.

キーワード 長:「長」の漢字における定義は,2点間の距離の大きさ,長さを示す.

─長脈で何がわかるか！

■ 現代医学
① 高血圧
② 痙攣
③ 血行不良

CHECK 長脈が生じても症状を訴えない場合がある.そのときの心拍出量や血圧は正常である.

■ 中医学
① 肝陽が余って熱が亢進し脈気が伸張して長脈を形成する
② 陽明の熱が極度に重い場合に生じる

◆ 病証を判断する
ⅰ 病因は熱邪,風痰,虚陽の亢進による.
ⅱ 風痰があれば滑脈が混じる.
ⅲ 熱邪により洪で内部が有力である.
ⅳ 虚陽亢進は無力.

〈複合脈による病証〉
　　　◇ 浮いて長　　　　◇ 沈んで長
　　　・外感　　　　　　・裏実証
▼ 病位: ① 心肺に火や熱　　② 腎熱
　　　・両側の尺位が長い　・両側の寸位が必ず長い

古典探訪 『素問・脉要精微論篇第十七』

[27]（原　文）夫脉者　血之府也　長則氣治　　（書下し文）夫れ脈なる者は,血の府なり.長なれば則ち気を治す.

〈意訳・解釈〉 脈道は血が聚まっている部分であり,血はこの中を循環している.しかし血が順調に流動できるのは気の推し動かす働きに支えられている.そこで,長脈が現れていれば,それは気が暢びやかに流れている良い状態を現している.

短（陰）

脈管の幅で病態を診る

主病/実証：気鬱
　　　虚証：気虚

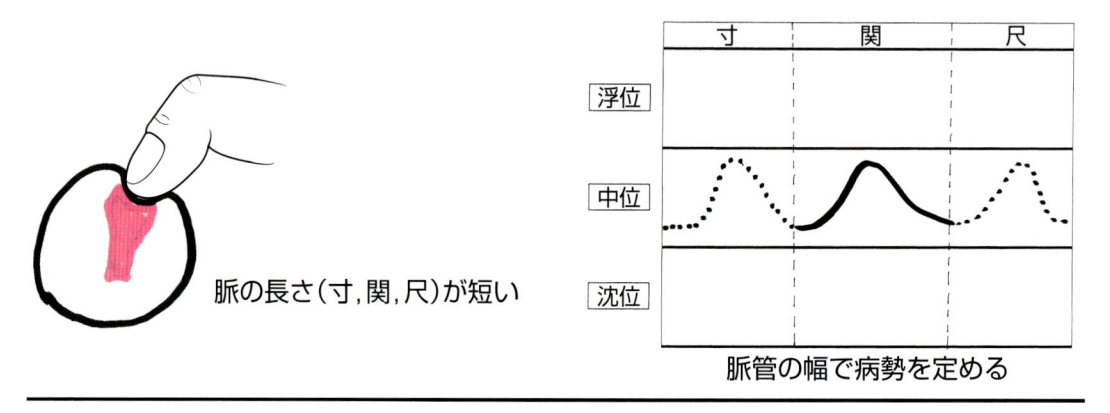

脈の長さ(寸,関,尺)が短い

脈管の幅で病勢を定める

─短脈の取り方

① 寸・関・尺を満たすことのできない脈[28].
② 脈が短くて関部で触れるが寸部や尺部では触れにくい脈.
③ わずかに寸部・尺部のみで触れる.
④ 脈の往来がゆっくりで細く沈んでいる.
⑤ 秋季の浮短脈は正常である.
⑥ 春三月に現れると病邪脈.

─短脈で何がわかるか！

■ 現代医学
① 心機能不全
② 心拍出量の低下
③ 心膜炎患者

■ 中医学
① 気の固摂作用の低下……脾不統血証
② 陽虚により全身の脈気通路（百脈）を充足できない
③ 気虚による血の推動作用が低下する
④ 痰により経気が閉塞を受けた場合
⑤ 中気の不足により脈内を充足しきれない

◆ 病証を判断する
　ⅰ 気虚のために血を推動する力が弱くなった状態.
　ⅱ 心臓よりの血液排出量が低下しているが，血管壁の弾力性はある.

〈寸口，関上，尺中部でみる病証〉
　○ 寸部：頭痛……正気の不足による血行障害

・短くて滑のとき…アルコール中毒
・浮短は血行障害
・沈短は腹部痞満
○ 尺部：腹痛……正気不足による血行障害
〈複合脈による病証〉
◇ 短で有力　　　　　◇ 短で無力
・気滞　　　　　　　・気虚

古典探訪　『素問・脉要精微論篇第十七』

㉘（原　文）短則氣病　　　　　　　　　　　（書下し文）短なれば則ち気が病む

〈意訳・解釈〉短脈であれば気に病がある．

洪（陽）

脈の去来の勢いで病態を診る
　主病/実証：気分熱盛
　　　　虚証：陰虚陽亢

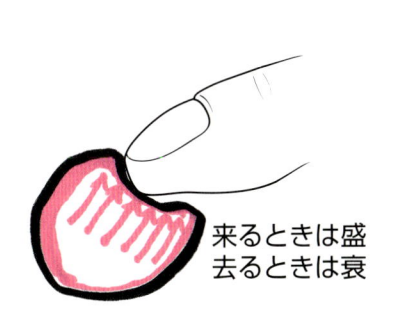

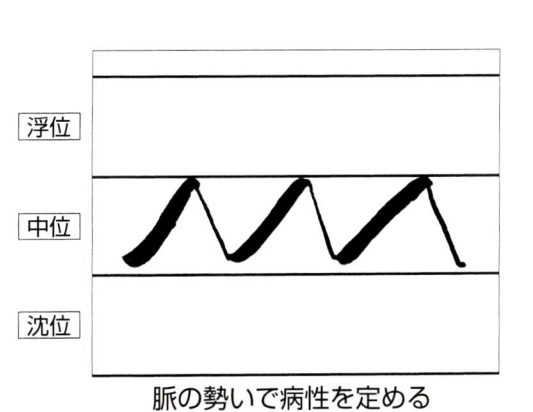

来るときは盛
去るときは衰

脈の勢いで病性を定める

―洪脈の取り方

① 脈は太く浮取りで明瞭に触れる㉙．
② 脈管の闊大，流れに勢いがある．
③ 来るときには盛んで（強く）去るときには衰えた（弱く）状態になる．
④ 夏季には陽の亢進により出現しやすい．

キーワード　洪：大きいという意味がある．洪水の様を表している．
CHECK　春・秋・冬に洪脈が出現すれば昇陽散火の薬を用いる．

―洪脈で何がわかるか！

■ 現代医学
① 心臓の収縮力が強く，血液の排出量が増加
② 急速な脈波の上昇
③ 弾力性に富んだ血管

④ 大動脈内の閉塞に起因

■ 中医学
① 熱邪が旺盛になる
② 暑邪，火邪，熱邪が直接影響するほかに慢性化した病邪による化熱
③ 内熱が亢進して脈は拡張し波濤のように流れる
④ 肝胆火旺の熱病

◆ 病証を判断する
i 脈状洪は陽気の亢盛を現し津液を傷る．
ii 気分熱盛……全身性の炎症が極期に達し，発汗と高熱があるとき心臓の血液排出量が増大して血流速度が加速され，同時に熱を放散させるため末梢血管が拡張する．
iii 熱（陽）が盛んで陰を損なったとき陽熱が外部（体表）に浮く．
・軽按と浮取り…有力　・中取りと沈取り…無力

〈寸口，関上，尺中部でみる病証〉
○ 寸部
・心火上炎　・上焦熱　・肺熱（金は火に剋される）
○ 関部
・肝火上炎　・脾胃の働きが虚損しているとき
○ 尺部
・陰虚火旺　腎精虧損

古典探訪　『医宗必読』
㉙（原　文）洪与虚皆浮也　　　　　　　　　　（書下し文）洪と虚はみな浮なり．

〈意訳・解釈〉洪と虚の脈はみな浮いている．

微（陰）

血管の弾力性から病態を診る
主病／・陽虚
・気血両虚

重按で消失

浮位
中位
沈位

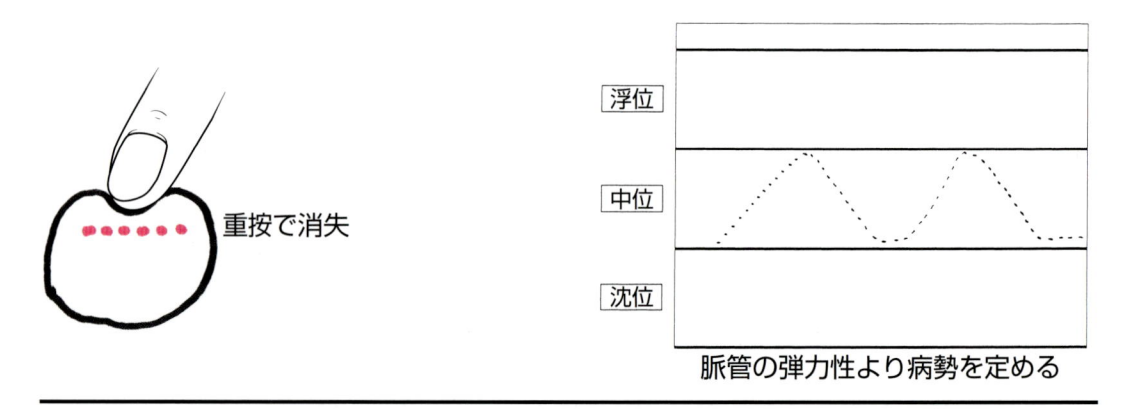

脈管の弾力性より病勢を定める

―微脈の取り方

① 脈が非常に細くて弱く，触知が難しいものを指す．
② 按じると小さいか触知できない状態である．
③ 按じて軽微で無力，重按で消失する脈……陰液の衰亡．
④ 按じて沈取りしないと触れることのできない脈……陽虚証．

キーワード 微：軽微，細くて小さいために，外部に現れにくい．

―微脈で何がわかるか！

■ 現代医学

① 血流量の減少
② 血管の収縮
③ 末梢の血液循環不全
④ 心筋の衰えによる血液の排出量の低下
⑤ 血圧の下降

■ 中医学

① 陽虚により脈の流れを鼓舞できない状態である
② 気の不足で推動作用が減退すると血液の運搬が低下する
③ 急性疾患で陽が損なわれた状態，慢性疾患では正気が絶えようとする
④ 心と腎の陽虚に生じやすい
　心陽虚……精血と陰液が体を十分に栄養できない
　腎陽虚……腎は骨を主り髄を生じ血を作り，髄による骨への滋養を妨げる
⑤ 脾（胃）陽虚により水穀を腐熟しない…後天の精を補充しない
　腎陽，脾陽，心陽が失われている
　男性……筋，骨，血，肉，精気の衰え　　女性……崩漏・帯下

◆ 病証を判断する

ⅰ 極度な気血の衰弱により出現する[30]．
ⅱ 極度な陽虚（亡陽）……悪寒・大汗淋漓（ポタポタと玉のような汗）．
ⅲ 極度な陰虚……発熱・盗汗．

〈寸口，関上，尺中部でみる病証〉
　○ 寸部
　　・動悸　・心肺気虚　・心悸　・呼吸促迫
　○ 関部
　　・肝脾の病　・腹部膨満
　○ 尺部
　　・腎の病……精血の不足で陽虚悪寒，陰虚による消渇病，筋骨の疼痛がある

古典探訪　『傷寒論』平脈法また『医宗金鑑・巻十六』にも同文あり

[30]（原文）寸口諸微　亡陽　　　　　　　　（書下し文）寸口の諸々の微は陽亡となる．

〈意訳・解釈〉　寸口部の脈が微脈の場合は陽が存亡している．

緊（陽）：『診家正眼』では（陰中の陽）とする

血管の緊張度で病態を診る

主病／・疼痛
　　　・実寒

締まって力強い

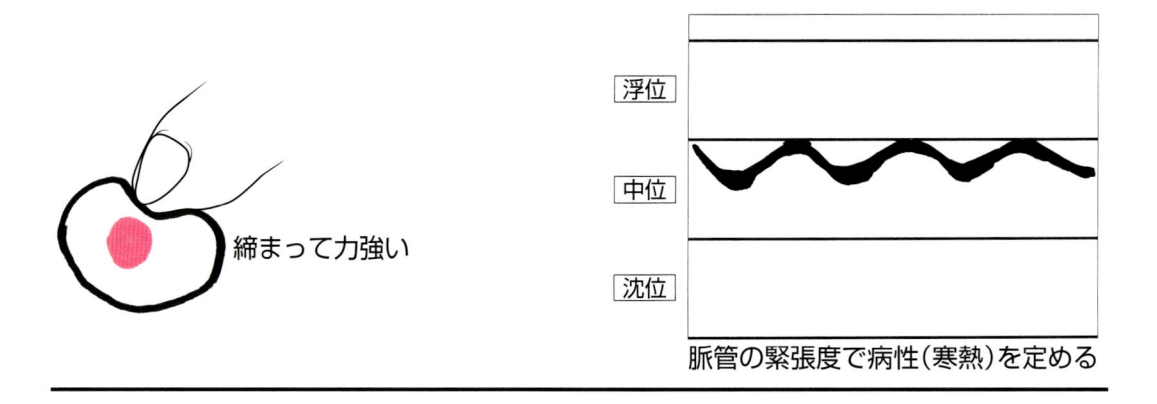

脈管の緊張度で病性（寒熱）を定める

―緊脈の取り方

① 縄を緊張させたようにピンと張り，弦脈より緊張が強くて有力．
② 弦脈のようにまっすぐで長くはないが，脈が手に弾くような感じ．
　　軽按……軽く触れてもハッキリしない
　　重按……縄のように緊張している

キーワード 緊：① 縄のように引っ張る．
　　　　　　② 緊張した状態である．

―緊脈で何がわかるか！

■ 現代医学

① 血管の過緊張
② 血液排出量の増加
③ 末梢血管の収縮
④ 寒冷や疼痛により血管が収縮し同時に筋が拘縮または痙攣する
⑤ 感染症の初期……浮緊
⑥ 内臓器官の機能異常……沈緊
⑦ 胃腸障害，腹部の脹痛，胃腸炎に現れやすい脈
⑧ 日本脳炎（4類感染症）……弦緊

■ 中医学

① 表を破って寒邪が侵入した状態[31]……浮緊
② 寒邪が裏証に入る……沈緊
③ 寒の性質は収縮させ脈の動きを縮める
④ 熱が寒邪により拘束される……数緊

◆ 病証を判断する

i 緊脈と弦脈の両者は，血管の緊張度の上昇により生じる．

ii 外感病邪の影響を受けると緊脈になりやすい．

iii 内傷病では弦脈が現れる．

iv 血管壁の極度な緊張により弾力性が失われ，脈拍の動きが外部では触れにくく，血流速度が促進されて強くなり，血管を振動させて生じる脈拍である．

v 寒邪が主な原因で寒凝により痛みと冷えがある．

・内寒……腹痛 　　・外寒……全身痛
・肺寒……喘咳病 　・脾腎寒……風癇病 　・胃寒……痰病

キーワード 寒凝：冷えて固まること．

〈寸口，関上，尺中部でみる病証〉

○ 寸部
・外寒風邪 ① 人迎（左）…傷寒 ② 気口（右）…傷食

○ 関部
・肝脾の病…心腹部痛

○ 尺部
・寒冷痛…奔豚と疝気の証である

〈複合脈による病証〉

◇ 浮緊…寒邪が表（発汗を主とする）
◇ 沈緊…寒邪が裏（温中散寒を主とする）

古典探訪 『傷寒論・巻第一』

㉛（原　文） 緊則爲寒　　　　　　　　　　　（書下し文） 緊は則ち寒と爲す．

〈意訳・解釈〉 脈緊は寒邪を感受したことを反映している．

緩（陰）

脈の速度を触れて病態を診る

主病／虚証：脾胃虚弱
　　　実証：湿病

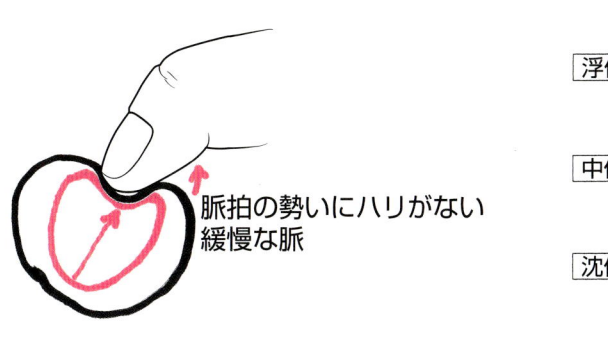

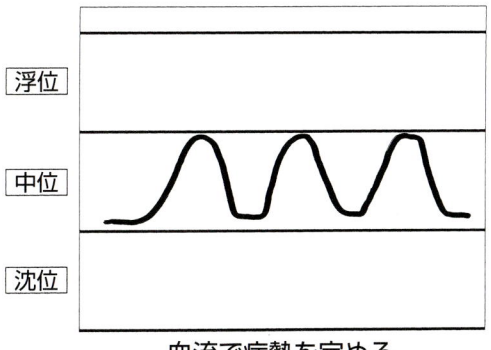

脈拍の勢いにハリがない
緩慢な脈

血流で病勢を定める

―緩脈の取り方

① 脈拍数が1分間に65回．遅脈にはでない．
② 遅脈よりは速く，一息四至の脈である．
③ 早くも，遅くもない脈象である．

キーワード 緩：緊張していないという意味を持つ．

―緩脈で何がわかるか！

■ 現代医学

① 血管には弾力性がある
② 血流のリズムが正確である
③ 正常健康人に近い脈

■ 中医学

① 気の機能が湿に侵された状態
② 脾胃の運化作用が低下したことで気血が運べないため脈気が衰える
③ 衛気が強くて営気が弱った状態
④ 気血の不足により脈を鼓舞できない

◆ 病証を判断する

ⅰ 脈の幅が大きいと陽気が余って熱がある[32]．
ⅱ 湿が経絡に滞留すると……沈緩脈．
ⅲ 太陽中風証……浮緩脈．
　・寒湿……沈緩　　・脾胃虚寒……緩細

〈寸口，関上，尺中部でみる病証〉

○ 寸部が緩
　・風邪　・項背拘急
○ 関部が緩
　・眩暈　・脾胃虚弱
○ 尺部が緩
　・脾腎陽虚　・泄瀉　・風邪便秘

古典探訪 『霊枢・邪氣藏府病形第四』

[32]（原　文）緩者多熱　　　　　　　　　　（書下し文）緩の者　熱多し．

〈意訳・解釈〉 脈が緩の者は熱が多い．

弦（陽）：『診家正眼』には（陽中の陰）とある

血管の緊張度で病態を診る

主病/実証：肝胆病　痰飲病　疼痛
　　　虚証：中気の不足　肝胆虚証

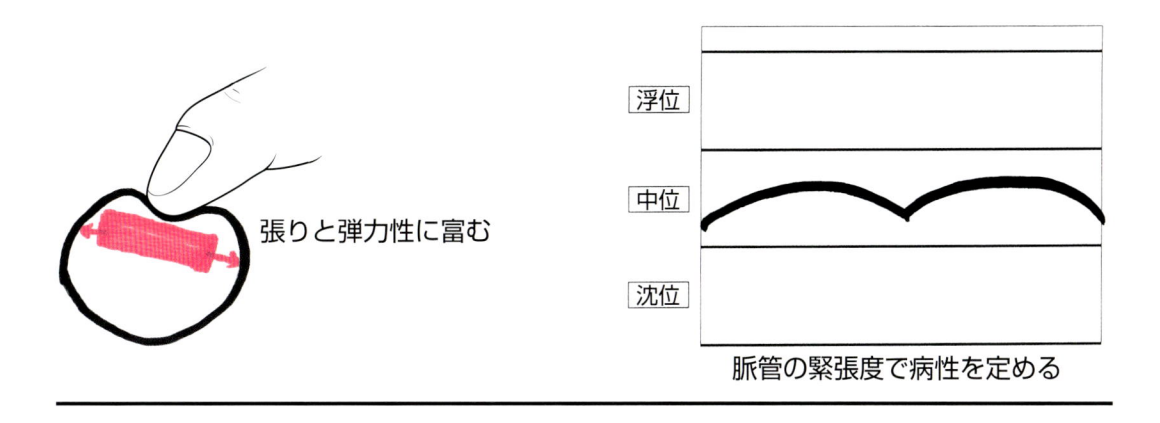

張りと弾力性に富む

浮位
中位
沈位

脈管の緊張度で病性を定める

―弦脈の取り方

① 楽器の弦に触れたようにピンと張った感じ．
② まっすぐで長くハッキリとした脈拍．
③ 浮取りで明確に触れる．

キーワード 弦：お琴の弦を形容している．
　　　　　　春季の弦脈は正常脈とする．

―弦脈で何がわかるか！

■ 現代医学
① 血管壁の緊張が高まり弾力性が減少
② 自律神経系を介した脈管の緊張
③ 動脈硬化
④ 高血圧
⑤ 慢性肝炎
⑥ 肋間神経痛
⑦ 感冒
⑧ 肺気腫や気管支喘息
⑨ 甲状腺機能亢進症

■ 中医学
① 肝胆の病……肝陽上亢
② 疼痛
③ 痰飲
④ 癲癇
⑤ 陰寒

CHECK　弦脈となる条件

① 肝胆は疏泄作用により，気血を円滑に運行させる働きがある．もし，肝胆の病変で疏泄機能が低下すると，気の機能が低下して脈管が緊張して弦となる[33]．
② 外感による熱邪やストレスによって肝鬱気滞により弦となる．
③ 肝火と胆火では，弦数で有力．
④ 肝気の横逆による肝脾不和証でも弦脈がある．

◆ 病証を判断する

〈寸口，関上，尺中部でみる病証〉

○ 寸部が弦
　・頭痛　　・胸膈内に痰飲が留まる
○ 関部が弦……左側
　・寒熱病
○ 関部が弦……右側
　・風邪が脾胃を侵して生ずる腹痛（胃寒）
○ 尺部が弦
　・足の拘急や攣縮　　・肝腎の虚寒証

〈複合脈による病証〉

◇ 弦で浮　　◇ 弦で沈　　◇ 弦で数　　◇ 弦で遅　　◇ 弦で大
　・支飲　　　・疼痛　　　・高熱　　　・寒　　　　・陽気の衰え
◇ どちらかの片手が弦　　◇ 両手が弦
　・飲の停滞　　　　　　　・寒（長期化したもの）

古典探訪　『傷寒論・巻第一』

[33]（原　文）脉浮而緊者　名曰弦也　　　　（書下し文）脈浮にして緊なるは，名づけて弦と曰うなり．

〈意訳・解釈〉脈が浮で緊張して力があるものを弦脈とよぶ．

革（陽中の陰）：『診家正眼』

血管の緊張度で病態を診る

　主病（主に虚証）/・精血不足　崩漏

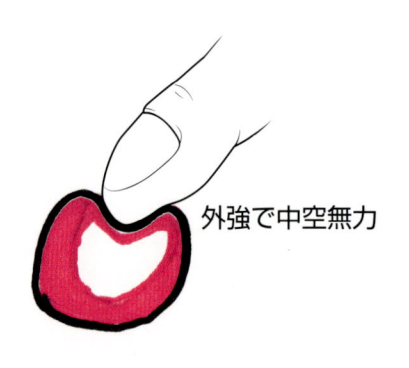

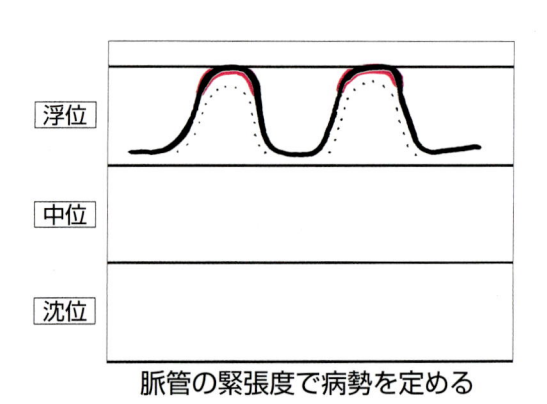

外強で中空無力

脈管の緊張度で病勢を定める

―革脈の取り方

① 外強中空（外に強く内は弱い）の脈である．
② 浮で取ると堅く有力に触れる．中取り，沈取りで無力である．
③ 緊で中空が無力である．
④ 表面が太鼓の皮のように堅い．
⑤ 芤脈より浮取りで堅くて有力，細い．
⑥ 弦脈と芤脈が組み合わさった脈．
⑦ 軽按…浮大弦急で張る（浮大中空は芤脈）．
⑧ 重按…中空，外部が堅固（外強中空）．

キーワード 外強中空：表面が堅くて内部がからっぽの状態．表面が太鼓皮のようなので革と呼ばれた．

―革脈で何がわかるか！

■ 現代医学
① 再生不良性貧血
② 感染症疾患
③ 慢性疾患に多い
④ 慢性の性器出血
⑤ 流産
⑥ 動脈硬化
⑦ 出血のために血液量が減少し，血管が収縮し弾力性が低下

■ 中医学
① 出血による亡血
② 崩漏，早産などで精血が失われ[34]，血が脈道を充足できない
③ 筋骨への精血の滋養が衰える（筋脈の拘急）
④ 気血不足の虚証の者が寒邪を受けて生じる（虚陽浮越）
⑤ 精血不足
⑥ 虚寒の病にみる

キーワード 虚陽浮越：虚陽外越とも呼ばれ，寒邪（陰）が強くなりすぎると，内部の陽を体表に押し出す．真寒仮熱などが該当する．

◆ 病証を判断する
　i 崩漏，出産や流産による出血で精血が不足したことで陽気が外部に向かって浮越する．
　ii 革・芤脈とも重按時には空虚であるという特徴がある．
　iii 脈中の空虚とは気血の不足が原因で形成される．

CHECK 革を癒す漢方薬に八珍湯，十全大補湯
　　　　芤を癒す漢方薬に四物湯

〈寸口，関上，尺中部でみる病証〉
○ 虚寒病を主る
・女子：崩漏　　・男子：失精，血虚

古典探訪　『傷寒論・巻第一』

㉞（原　文）寒虚相搏　此名爲革　婦人則半産　漏下
　　　　　　男子則亡血　失精

（書下し文）寒虚相搏つは，此れ名づけて革と為す．婦人は則ち半産漏下し，男子は則ち亡血失精す．

〈意訳・解釈〉　内に虚寒を有する革脈は，婦女では流産や崩漏の出血が，男子では亡血や精液の亡失がある．

牢：『脈論口訣』には（陰）とあり，『診家正眼』には（陰中の陽）とある

実証を示す有力な脈

　主病/実証：陰寒内実　癥瘕　疝気　瘀血
　　　　虚証：陰虚　失血

沈位のみで触知

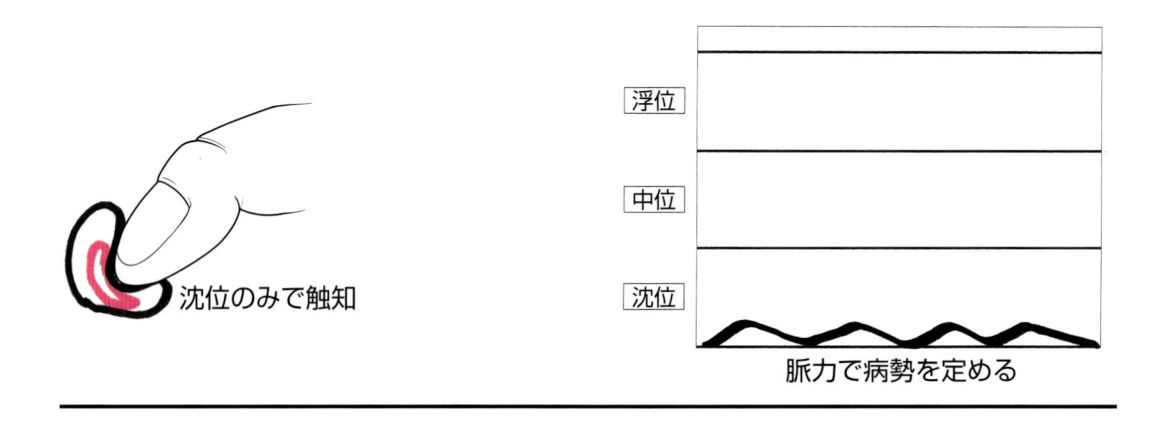

浮位
中位
沈位

脈力で病勢を定める

―牢脈の取り方

① 内強外空の脈
② 浮取り，中取りでは触れられない
③ 沈取りすると有力な弦・長脈をしっかり触れる
④ 軽按……脈拍を感じにくい
⑤ 重按……長く大きくて堅実
　※　牢脈で，沈が極まれば伏脈へと移行する．

キーワード 牢（ろう）：硬い強固という意味．

―牢脈で何がわかるか！

■ 現代医学

① 動脈硬化
② 血管の硬化
③ 血圧の上昇
④ 腫瘤
⑤ 器官組織内部での鬱血
⑥ 胃炎，肝炎

■ 中医学
① 陰寒が裏に入り内部で蓄積されることにより陽気が沈んでいる
　▼　陰寒はふたつに分かれる
　　　・気分…寒滞肝脈　　　・血分…腫塊（癥瘕）
② 陰虚，出血で牢脈が出現すると陽気が体より離れるので予後は悪い
③ 肝気犯胃，肝気犯脾証……肝気の鬱滞
④ 㿗疝(たいせん)
⑤ 癥瘕
⑥ 寒の凝滞性により気血津液の運行が妨げられる．

キーワード 陰寒：・寒邪のこと
　　　　　　　　・陽虚を生じる

◆ 病証を判断する
　i　寒邪による沈んで長く堅実な脈㉟．
　ii　出血などで血を失った者に生じれば著しい陰虚が現れている．

【牢脈と革脈の比較】
　共通……長くて大きく堅実な弦急脈
　① 牢…沈　内部が堅実　内強外空⑰
　② 革…浮　内部が空虚　外強中空

古典探訪　『診家枢要』

㉟（原文）牢　堅牢也　沉而有力　動而不移　　　（書下し文）牢，堅牢なり，沈にして有力，動にして移らず．

〈意訳・解釈〉牢は堅牢，沈にして有力，動いても移動することはない．

濡（じゅ）・軟（なん）（陰）

虚証状態を示す無力な脈：濡と軟は同じものである．
　主病/虚証：精血不足
　　　実証：湿証

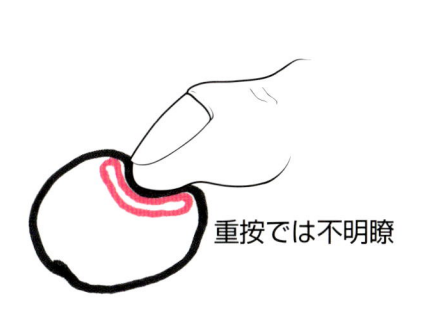

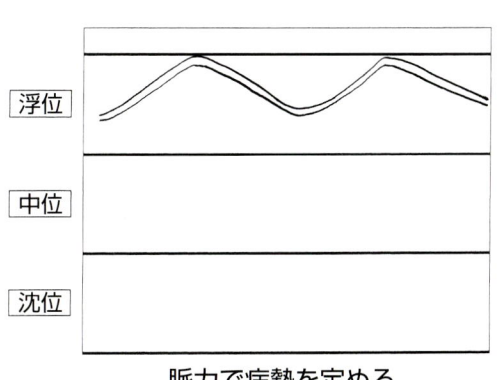

重按では不明瞭

浮位
中位
沈位

脈力で病勢を定める

―濡脈の取り方

① 浮・細・軟
② 浮で細くて無力，浮取りで触れる[36][37]．
③ 中取りぐらいまでは弱いが触れる．
④ 沈取りで消失する．
⑤ 軽按……指下で感じる　　重按……指下で感じない
　※　水面に浮上した泡のように無力な様子を示している．

―濡脈で何がわかるか！

■　現代医学
① 心拍出量の低下
② 血管の弾力性の低下
③ 急性胃腸炎
④ 性器よりの出血過多
⑤ 緊張性頭痛

■　中医学
① 太陽病の後に来る脈
② 湿邪が体内で滞った場合
③ 湿邪困脾（『わかりやすい臨床中医臓腑学』，第2版．P95参照）
④ 脾気虚……運化作用の低下により生じた内湿
⑤ 胃腸の虚弱による感冒
⑥ 崩漏による過度の出血
⑦ 盗汗
⑧ 骨蒸発熱……陰虚内熱

◆　病証を判断する
　i　脾気虚，中気の不足を代表する脈．
　ii　脾気虚による運化作用の低下で，内湿が生じて脈を圧迫すると精血の流れを阻んで細くなる．
　iii　精血と陰液の不足は脈中を充足できずに細くなる．
　iv　虚陽浮越により陽が外部に浮くため，軽按，浮取りで触知できる．
　v　病後と産後によくみられる．

〈寸口，関上，尺中部でみる病証〉
○　寸部が濡
　　・陽虚証　　・自汗
○　関部が濡
　　・気虚証
○　尺部が濡
　　・精血の虚損　　・虚寒病

古典探訪　『診家正眼』

㊱（原　文）濡脉細軟　見于浮分　挙之乃見　按之即空　（書下し文）濡脈細く軟，浮分で見られ，挙であらわる，按じると則ち空なり．

〈意訳・解釈〉濡脈は細くやわらかく，多くは浮位に診られ，挙で触れ，按じると中空となる．

㊲（原　文）談濡脉爲細軟而浮等　　　　　　　　　　　（書下し文）濡脈を談じると細軟にして浮などと為す．

〈意訳・解釈〉濡脈を談じると細くて弱い脈が浮位で診られる．

弱（陰）

虚証状態を示している無力な脈

　　主病/虚証：気虚　血虚
　　　　　実証：湿証

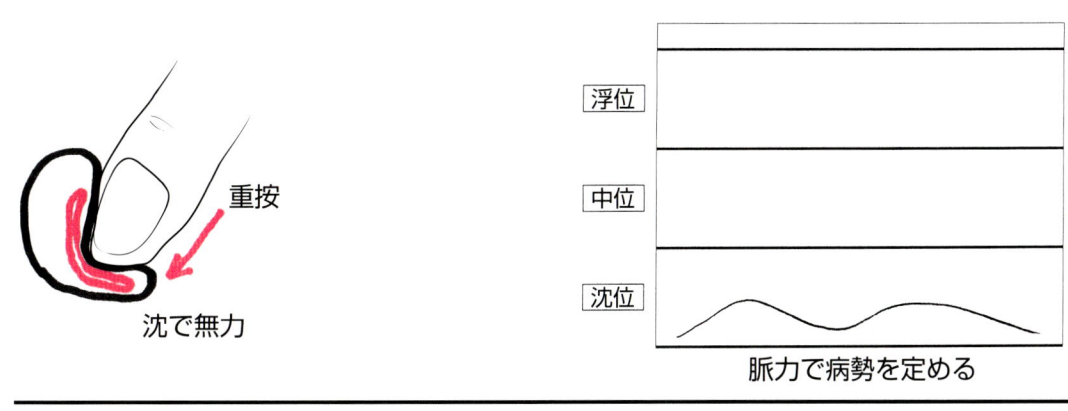

―弱脈の取り方

① 沈細にして無力．
② 沈取りで触れる．
③ 無力で細い．
④ 強く圧すると消失するが，沈位で触れる（重按）．

CHECK 弱脈と濡脈：両者は相対立する脈
・濡脈は浮取りで触知でき，重按，沈取りで消失するのに対して，弱脈は重按，沈取りで触知でき，さらに圧すると消失する

―弱脈で何がわかるか！

■ 現代医学
① 心臓の機能減退による血液循環の低下
② 血管の内圧が下がって血管が収縮を引き起こした場合
③ 血圧の低下
④ 不眠症（入眠障害を含む）
⑤ 精神疲労
⑥ 倦怠感
⑦ 健忘

⑧　多夢

■　中医学
① 陽虚……陽の昇挙する力が落ちて脈が沈む
② 精気の不足
③ 気血の不足（気虚血虚）
　　気虚……推動作用の低下により血が脈を打ち上げる力がない
　　血虚……血の不足により脈内を充足できない
④ 脾気虚により生じた内湿のため
⑤ 驚悸（驚きや不安，恐怖などで心臓がどきどきする症状）．
⑥ 盗汗…陰虚
⑦ 衛気の不足…自汗
⑧ 筋骨の痿弱

キーワード
・盗汗（とうかん）：寝汗のことである．手足のほてり，不眠や口渇，咽頭の乾きを伴うことが多い．
・自汗（じかん）：いつも発汗しており，活動後にいっそうひどくなるものをいう．息切れ，精神疲労，気力減退を伴う．

◆　病証を判断する
ⅰ　陽（表）より陰（裏）に転入し，精血を過度に消耗させ生じる．
ⅱ　高齢者は精血の減少で現れるが，青少年期に生じると要注意．

〈寸口，関上，尺中部でみる病証〉
○　寸部が弱
　　・陽虚証
○　関部が弱
　　・脾胃虚弱証
○　両側の尺部が弱い
　　・陽虚証　　・陰精の消耗

散（陽）：『診家枢要』

危急の状態を示す脈
　主病/元気離散により陰気を失う

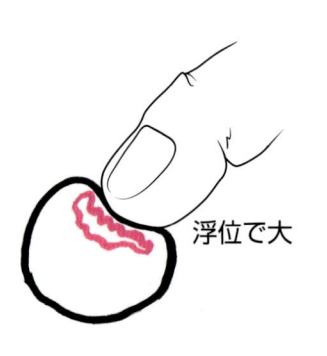

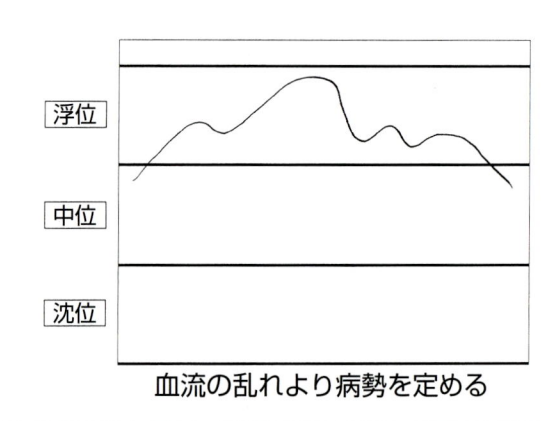

浮位で大

血流の乱れより病勢を定める

―散脈の取り方

① 浮位で取ると太いが根がなく，少し力を加えると触知できない．
② 軽按で浮取りすると大で脈拍のリズムが一定ではない．
③ 重按すると脈が触れない．
④ 脈のリズムが一定ではなく飛び散った感じがする．
⑤ 微脈，濡脈，渋脈と混乱しやすく鑑別に注意する．

CHECK 両方の尺位が散脈：元気が乱れて危急状態を表す．

―散脈で何がわかるか！

■ 現代医学
① 心房の異常
② 重篤な心肺疾患
③ 二尖弁障害
④ 動脈硬化性心疾患
⑤ 精神的素因……ショックなど

■ 中医学
① 気血が過度に失われたとき……元気離散
② 五蔵六府の気が絶えようとしている状態である
③ 失血により陰陽が離散して精気が絶えたとき
④ 散は心の異常で五行学説の心火刑金に属する

◆ 病証を判断する
 i 散漫で無力，浮位だけに脈あり，沈位に脈なし．
 ii 慢性疾患に出現すれば正気の衰弱が著しい．

〈寸口，関上，尺中部でみる病証〉

○ 左寸部が散　　　　　　○ 右寸部が散
　・心陽不足の怔忡　　　　・肺病による多汗症（表虚）

○ 左関部が散　　　　　　○ 右関部が散
　・肝病で両脇には溢飲　　・脾虚による足背の腫脹

○ 両側の尺部が散
　・腎の病が著しく，脈が無根の場合には生命が危ういという

キーワード 散漫（さんまん）：収束力がなく散らばっているありさま．リズムが一定ではなく，妊産婦に現れれば出産の前兆であるといわれている．

細（陰）

太さの異常で病態を診る

主病/虚証：気血両虚
　　　実証：湿病
　　　※小脈ともいう

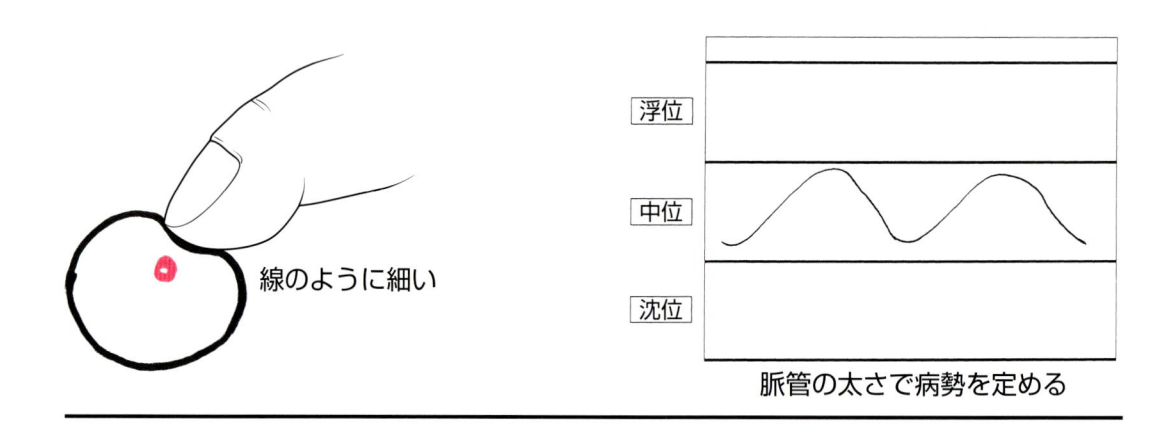

線のように細い

浮位
中位
沈位

脈管の太さで病勢を定める

―細脈の取り方

① 糸のように細く，鮮明に線のように現れる．
② 脈は細くて線のようにハッキリと指で触知できる．
③ 微脈よりやや大きくて，細くまっすぐで軟らかい．

CHECK 細脈：『黄帝内経』に"邪之所湊，其氣必虚（邪の湊まる所の気は必ず虚す）．""最虚之処，便是容邪之地（もっとも虚の所が邪を受ける場所である）．"とあり，扶正と祛邪を施すことを促す．

―細脈で何がわかるか！

■ 現代医学
① 貧血症
② 慢性疾患
③ 心臓病
④ 動脈弁の狭窄
⑤ 二尖弁の狭窄
⑥ 重症な心筋炎
⑦ 冬季，寒冷な土地でも現れる
⑧ 精神的な緊張により出現する

■ 中医学
① 気血両虚
・気虚では推動が無力なため脈拍が弱まる
・血虚では脈中を血で充足できない

② 湿邪
・湿地に長期居住していると腎陽を損なう
・冷たい生もの（湿＋寒）を多食すると脾陽を損なう
・湿邪が脈道に圧力を加えると現れる
③ 陰虚
・細数で無力，浮脈に近い状態で出現する
④ 湿熱病
・意識障害……熱邪が営血・心包に入ったことを示す

◆ 病証を判断する
i 小学生や中学生が，春と夏に細脈となるのはよくない．
ii 血気が旺盛な年代における春と夏は，陽気が盛んで脈が浮大である．
iii 秋と冬は陽が衰えて陰が活発になる．気候も寒くなり，人体の気血は潜伏する．
iv 高齢者の虚弱体質者は細く，七情の変化により現れることもある．

〈寸口，関上，尺中部でみる病証〉
○ 寸部が細
・嘔吐
○ 関部が細
・胃虚により腹脹し，痩せる
○ 尺部が細
・下焦虚寒　　・泄痢　　　・遺精
・陰血の損傷　・精液の枯渇

伏（陰）：『診家正眼』

脈位の異常で病態を診る
　主病/虚証：陽気暴脱
　　　　実証：激痛・寒厥

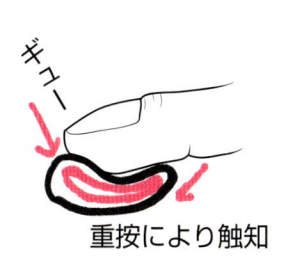

重按により触知

浮位
中位
沈位

脈拍の位置より病勢（虚実）を定める

―伏脈の取り方

① 沈脈よりさらに深い脈である．
② 重按により触れることができる．

③ 骨に按圧して初めて触知できるので，圧の加減を考慮する．
④ 脈が細いため，指先を立てて，左右に動かし，詳細に探る．
⑤ この脈を沈位（底）で探り当てると，かなり有力な脈として触知できる．

※注意！ ただし，まったく触れることのできない場合は要注意．太谿や趺陽の両方の脈も探り，それでも触知できないときは危急の証．

キーワード 伏（ふく）：潜伏する，埋もれる状態を示している．

―伏脈で何がわかるか！

■ 現代医学
① 心臓よりの血液排出量の減少
② 末梢血管の収縮
③ 低血圧
④ 血液循環量の低下
⑤ 脳血管障害
⑥ 末梢神経の機能低下
⑦ 精神的因子……ストレスなど
⑧ 強い嘔吐や下痢の直後

■ 中医学
① 邪が潜伏して止まり，脈気の流れを閉塞して正気が巡らない
② 寒邪が体内で詰まり（閉鬱），経脈が閉塞を受けた場合
③ 火が鬱して津液を損ない，血が減少したことにより脈中に血を充足できない
④ 慢性疾患による気血の虚損は脈を鼓動しなくなる……伏の象

キーワード 閉鬱（へいうつ）：流れが閉ざされて体の奥に封じ込められた状態をいう．

◆ 病証を判断する
　i 激痛により気の流れが閉塞して脈が潜伏するので重按で触れる．
　ii 極沈の現象
　　・陽の不足は脈の拍動を鼓舞できないために，陽の暴脱などにより脈が沈む．

〈寸口，関上，尺中部でみる病証〉
○ 両手の寸部が伏
　・胃気の上逆　・食積停滞　・気鬱
○ 左手の寸部が伏
　・頭痛　・貧血
○ 右手の寸部が伏
　・胸膜炎　・肺気腫
○ 関部が伏
　・寒湿による腹痛……木剋土
○ 左手の関部が伏
　・排尿障害
○ 尺部が伏
　・疝痛　・肝腎虚寒

動：『脈論口訣』は（陰），『診家正眼』では（陽）とする

脈力で病態を診る
　主病/虚証：虚
　　　　実証：疼痛・驚悸

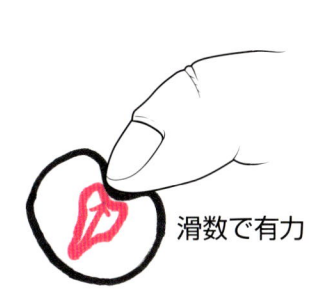

滑数で有力

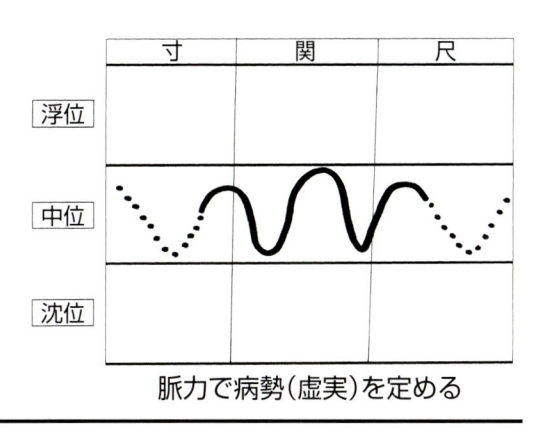

	寸	関	尺
浮位			
中位			
沈位			

脈力で病勢（虚実）を定める

─動脈の取り方

① 脈の長さが寸関尺にわたって短い．
② 数脈のグループに属する．
③ 滑数で有力である．
④ ちょうど豆に触れているようである．

キーワード 動：『礼記』「月令編」の解釈では「揺れる」という意味をもっている．

─動脈で何がわかるか！

■ 現代医学
① 自律神経系の異常
② 重い大動脈弁閉鎖不全……二峰性脈波
③ 激しい精神的な動揺………驚き
④ 激痛，発作

CHECK 二峰性脈波
　　　脈波上で収縮期に2つの高い隆起が生じ，1回の心拍に対して2回の脈拍を触れる．

■ 中医学
① 陰陽2つの気が相互に束ねられ，陽盛が陰気を縛り，陰盛は陽気を縛る
② 多汗……陽虚
③ 熱盛の陰虚
④ 泄瀉・痢疾……脾胃不和証
⑤ 経脈の拘急，痙攣
⑥ 男子……亡精
　　女子……崩漏，妊娠の兆候[38]

150 第 2 部 診断学各論

◆ 病証を判断する
　ⅰ 動脈は関部でよく認める．
　ⅱ 虚証の場合にも現れる．
　ⅲ この脈の最大の特徴は外部に仮の実証として現れるが，原因は虚証にある．

〈寸口，関上，尺中部でみる病証〉
○ 寸部が動
　・陽虚による自汗……陽が陰に勝てない
○ 尺部が動
　・陰虚による発熱……陰が陽に勝てない

古典探訪　『素問・平人氣象論篇第十八』

㊳（原　　文）婦人手少陰脉動甚者　姙子也．　　（書下し文）婦人，手の少陰の脈動くこと甚だしき者は，子を妊めるなり．

〈意訳・解釈〉　婦人で手の少陰の脈が動であれば妊娠の兆しがある．

促（陽）

脈のリズムで病態を診る
　主病/実証：気滞血瘀（陽盛実熱）・痰飲
　　　虚証：虚脱

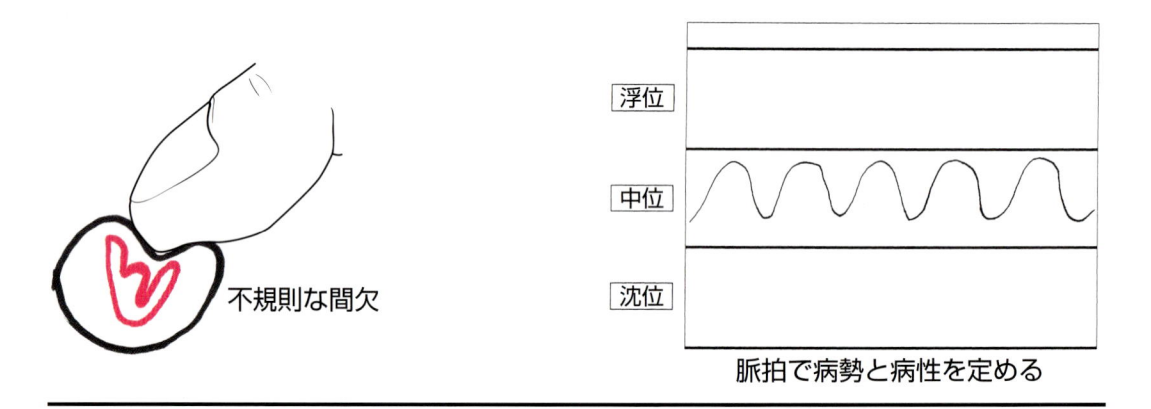

不規則な間欠

浮位
中位
沈位

脈拍で病勢と病性を定める

― 促脈の取り方

① 脈が速くて不規則．
② 1 分間に 90 回以上の脈拍．
③ リズムが一定ではない㊴．
④ 間欠を伴ったような数脈である．

― 促脈で何がわかるか！

■ 現代医学
① 交感神経の過興奮……炎症，精神的な興奮
② 病理産物による自律神経機能障害……不整脈

③ ウイルス
④ 中毒性の心筋炎
⑤ 胃潰瘍

■ 中医学
① 熱邪が陰液を消失（津液の濃縮），熱が強まって脈が促進される
② 火邪
③ 気滞血瘀
④ 癰瘍による腫痛
⑤ 痰積による食欲不振
⑥ 怒りによる胸部膨満感
⑦ 癲狂（統合失調症）
⑧ 心気虚

※注意！ 促脈で細く無力の場合には虚脱証（ショック）を起こす．

◆ 病証を判断する
i 三焦で内火が生じて陰液を失う．脈の間欠が多いほど重体である．
ii 火になる原因は，気鬱，血熱，痰，飲，宿食の5種類である．
iii 喘咳のある者は痰積による．
iv 陽気の亢進により精神状態が乱れることがある．

〈寸口，関上，尺中部でみる病証〉
○ 左側の寸部が促
　・狂躁
○ 左側の関部が促
　・血瘀→熱化
○ 尺部が促
　・陰虚

○ 右側の寸部が促
　・喘咳
○ 右側の関部が促
　・食滞胃脘

古典探訪 『傷寒論・巻第一』

㊴（原　文）脉來數　時一止復來者　名曰促　脉　陽盛　（書下し文）脈来たること數，時に一止復た来たるものは，名づけて促と曰う．脈陽盛んなれば則ち促……．

〈意訳・解釈〉 脈の来るのが急数で，時に暫くして停止してまた来るのを促脈とよぶ．脈が促であるのは陽気が盛んであることを表している．

結（陰）

脈のリズムで病態を診る

　主病/実証：気滞血瘀

　　　虚証：陽虚

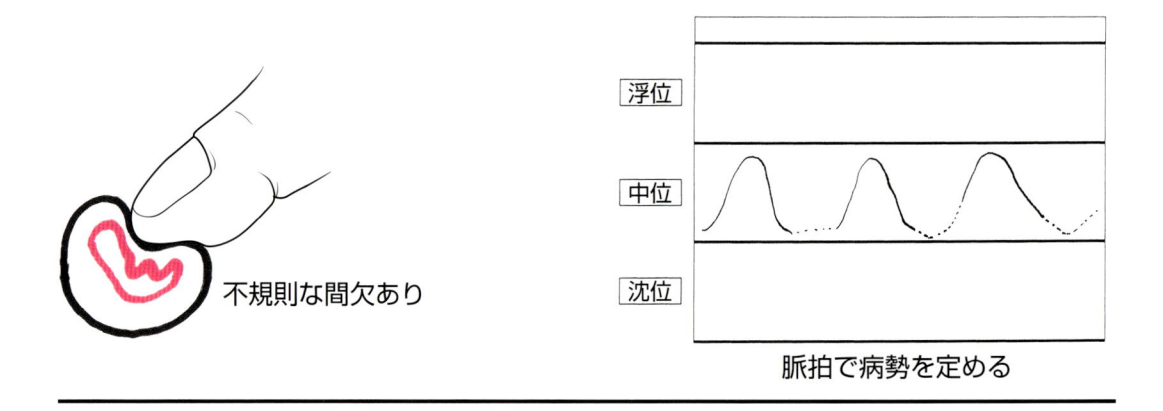

不規則な間欠あり

脈拍で病勢を定める

―結脈の取り方

① 脈拍が遅い．
② 不規則にリズムが欠落する．
③ 脈拍は1分間に60回以下のもの．

キーワード 結：血の凝固を形容している．結ぶ，固まる．

―結脈で何がわかるか！

■ 現代医学

① 徐脈性の不整脈に相当する
② 期外収縮，洞性徐脈に補充収縮を伴ったもの
③ 迷走神経の興奮低下
④ 心筋の興奮性が低下して心拍が欠損する
⑤ 心臓の器質的病変
⑥ 動脈硬化性心臓病
⑦ 消化不良症
⑧ 正常人では過労や精神的な緊張の高まりで現れる

■ 中医学

① 陽気虚で心の鼓動が不十分となり，血脈が滞って脈のリズムが欠落する
② 陽虚のため徐脈となり，無力となる
③ 寒邪により気血の凝滞が陽気の流れを閉塞することで脈拍が欠落する
　　・陰盛……脈が遅くなる[40]　　・陽気の鬱阻……脈に力がある
④ 癥瘕積聚[41]
⑤ 疝痛気塊
　　疝気（七疝）は，腹の痛む病気で七疝が知られる

①厥疝（上腹部痛，足の冷え，嘔吐），②瘕疝（女性の任脈に邪を受けた証候で臍の下に生じたしこり），③寒疝（陰嚢，睾丸などによる急性腹痛），④気疝（気鬱により発作時に陰嚢が下がり痛む），⑤盤疝（臍周辺のキリキリした痛み），⑥附疝（腹の痛み，臍の下に積聚あり），⑦狼疝（かがむと，陰へ引き痛む）

⑥　陰盛陽衰
⑦　宿食停滞
⑧　気滞血瘀
⑨　七情の鬱結
⑩　気血の減少

◆　病証を考える
・寒邪が裏に入る，陽気が著しく衰えた現象，心臓の推動能力が低下して脈中に血を充足しきれない．

〈複合脈による病証〉
◇　結に浮
・外感病による気滞　・発汗
◇　結に沈
・積滞不通（詰まって通じない）

古典探訪　『傷寒論・巻第一』

㊵（原　文）脉來緩　時一止復來者　名曰結　（中略）陰盛則結……

（書下し文）脈来ること緩，時に一止復た来るものは名づけて結と曰う．（中略）陰盛んなれば則ち結……．

〈意訳・解釈〉　脈が来るのが緩慢で，時にしばらく停止してまた来るのを結脈と呼ぶ．（中略）脈が結であるのは陰気が盛んであることを表す……．

古典探訪　『診家枢要』

㊶（原　文）結（中略）　陰獨盛而陽不能相入也　爲癥結　爲七情所鬱

（書下し文）結，陰ひとり盛んになり陽を相い受け入れることができず，癥結を為す．七情の鬱する所となす．

〈意訳・解釈〉　結とは，陰だけが盛んになり，陽を受け入れることができないので癥結する．これは七情の鬱によるところである．

代（陰）

脈のリズムで病態を診る

主病/虚証：蔵気の衰弱
　　　実証：痛証・風証・七情・外傷

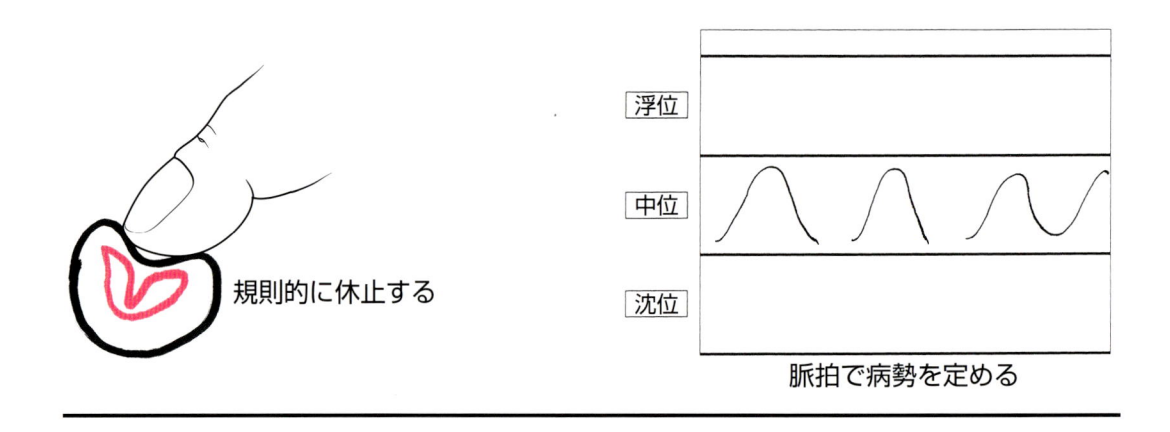

規則的に休止する

浮位
中位
沈位

脈拍で病勢を定める

―代脈の取り方

① 脈拍の欠落が規則的であり，欠落している時間がかなり長く感じる．
② 促脈や結脈との鑑別方法は脈拍の速度と欠落にある．

―代脈で何がわかるか！

■ 現代医学

① 自律神経系の緊張や興奮により心筋の興奮性が変化し，心室性の期外収縮を起こすと考えられている
② 脈波上でも第2房室ブロック（Wenckebach型），心室性期外収縮（3段脈・4段脈）が考えられる
③ リウマチ
④ 虚血
⑤ 不眠

■ 中医学

① 心蔵気の衰え……心悸
② 元気不足
③ 風証……肝風内動など
④ 痛証
⑤ 著しい七情（情緒）の変化
⑥ 外傷による気滞血瘀
⑦ 五心煩熱

◆ 病証を判断する
　i　邪気が血絡に入って蔵気を衰えさせ，気血が虚損する．

ⅱ 元気が不足して脈気の流れが低下することで規則的な脈のリズムが維持できない[42].
ⅲ 情緒の変動や内風,外傷が脈気に影響を与え陰陽の調和が乱れて脈拍のリズムが維持できない.
ⅳ 妊娠中にみられることも多く,気血が尽きると胎気を養うことができなくなり,代脈となる.
ⅴ 女子は妊娠3カ月後に代脈となるという.

・数脈中で休止するもの……………………………促脈
・遅緩脈中で休止するもの…………………………結脈・軽症
・脈拍動中に休止して回復に時間が要するもの……代脈・重症

CHECK 代脈：妊娠については古典に記されている推測なので,患者の気色の変化,体質も考慮する.

古典探訪 『素問・脉要精微論篇第十七』

[42]（原　文） 代則氣衰　　　　　　　　　　（書下し文） 代すなわち気の衰え

〈意訳・解釈〉 代とは気の衰え,気虚である.

疾（陽）：『診家正眼』

脈拍の数で病態を診る
　主病/虚証：陽気の衰亡
　　　　実証：陽極陰竭

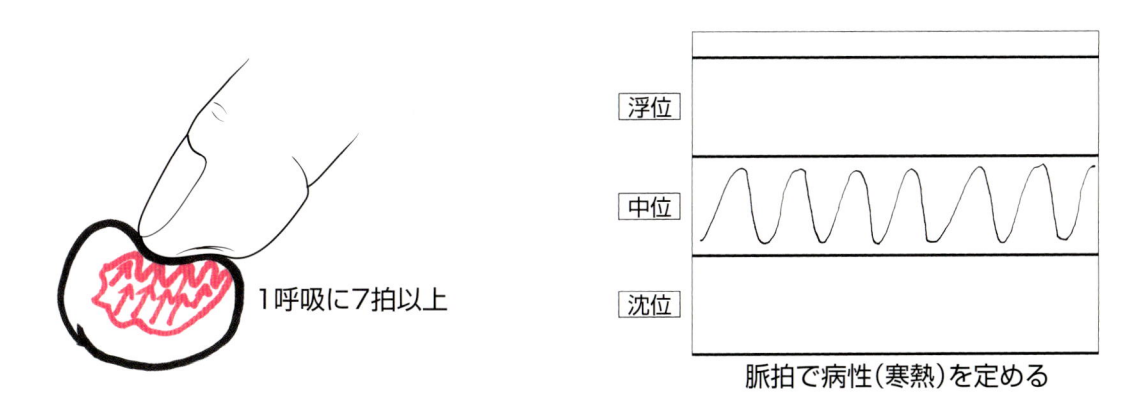

1呼吸に7拍以上

浮位
中位
沈位

脈拍で病性(寒熱)を定める

―疾脈の取り方

① 1分間で110回以上の脈拍,数脈より多い[43].
② 浮で軽く按じると明らかに触知できるものは陰液が枯渇しかけている.

―疾脈で何がわかるか！

■ 現代医学
① 発熱性疾患

② 高血圧性心疾患
③ 冠状動脈性心疾患
④ 甲状腺機能亢進症により現れる心臓の器質的病変．

■ 中医学
① 陰が枯渇して陽を制しきれずに浮越する
② 陽気が亡脱しかけているために脈気が制しきれない
③ 温熱病の末期

◆ 病証を判断する
i 陰は陽を制するために，陰の不足によって陽気を制しきれない場合には陽が浮越し亡陽する．

CHECK 陰液の枯渇に生脈散（生津救逆），陽気の亡脱に四逆湯（回陽救逆）

古典探訪 『診家枢要』
㊸（原　文）　疾　盛也　　　　　　　　　　　　（書下し文）　疾は盛んなり．

〈意訳・解釈〉　疾とは旺盛な脈のことである．

大（陽）：『診家枢要』

脈の去来の勢いで病態を診る
　主病/虚証：陰虚
　　　実証：熱盛

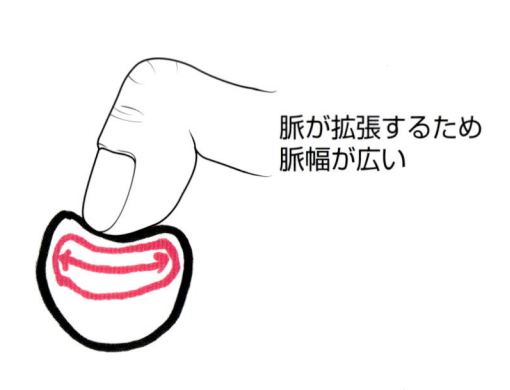

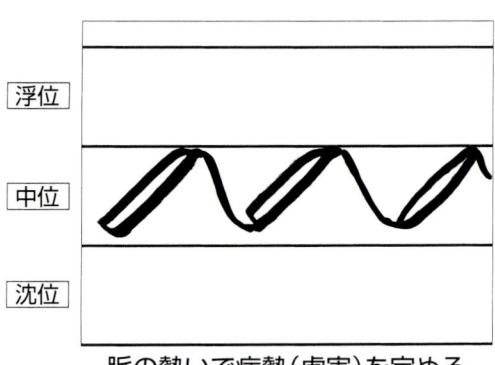

脈が拡張するため脈幅が広い

浮位
中位
沈位

脈の勢いで病勢（虚実）を定める

―大脈の取り方
① 脈管が拡張して太くなる．
② 洪脈のように，来るときは有力で，去るときは衰えることがない．
③ 脈幅は広い．
④ 寸口三部が脈大である．

一大脈で何がわかるか！

■ 現代医学
① 末梢血管の抵抗が減弱して血管が拡張している

■ 中医学
① 熱邪が旺盛で陰が傷れた状態㊹
② 血虚

◆ 病証を判断する
・有力な脈は熱盛んで実証を現し，病気が進行している．

〈寸口，関上，尺中部でみる病証〉
○ 左手の脈大……熱が営分にある
○ 右手の脈大……熱が気分にある
○ 脈全体が小さい中で一部の脈のみが大きい……実邪
○ 来る脈が実大……傷寒による熱病，譫語などが症状としてある

〈複合脈による病証〉
◇ 大脈で緊　　　　　　　◇ 大脈で洪数
　・外邪が盛んな状態　　　　・内部の邪が盛んな状態

古典探訪　『素問・脉要精微論篇第十七』

㊹（原　文）麤(そ)大者　陰不足　陽有餘　爲熱中也　　（書下し文）粗（洪）大なる者は，陰，不足し，陽，有余にして，熱中となすなり．

〈意訳・解釈〉　脈象の洪・大なるものは，陰が不足して陽が有余であるからであり，熱中の病に現れる．

参考・引用文献一覧

1) 王財源：わかりやすい臨床中医診断学．医歯薬出版，2003．
2) 朱文鋒・主編：普通高等教育中医薬類教材・中医診断学．上海科学技術出版社，1995．
3) 朱文鋒・主編，楊維益・主審：中医薬学高級叢書・中医診断学．人民衛生出版社，1999．
4) 明清名医全書大成叢書編委会：李中梓医学全書・診家正眼．中国中医薬出版社，1999．
5) 許進京・ほか：脉法精粋．中医古籍出版社，2001．
6) 向宗暄，向敬峡・共編：中医辨脈証治．中国中医出版社，1998．
7) 姚乃礼・主編：中医症状鑑別診断学．人民衛生出版社，1984．
8) 王冰・著，林億・校正，孫兆・改誤：黄帝内経素問．北京図書館出版社，2004．
9) 新刊黄帝内経霊枢．北京図書館出版社，2005．
10) 王冰・注：黄帝内経．中医古籍出版社，1994．
11) 日本内経医学会所蔵明刊無名氏本：新刊黄帝内經霊樞（内藤湖南旧蔵）．2006．
12) 日本内経医学会：重廣補注黄帝内經素問．2004．
13) 日本内経医学会：難經集註（灌纓堂本）．2002．
14) 南京中医薬大学中医系・編著，石田秀美・監訳：現代語訳・黄帝内経素問．東洋学術出版社，上巻1991，中巻1992，下巻1993．
15) 南京中医薬大学中医系・編著，石田秀美・白杉悦雄・監訳：現代語訳・黄帝内経霊枢．東洋学術出版社．上巻1999，下巻2000．
16) 戸川芳郎・監訳，浅川要・他訳：難経解説．東洋学術出版社，1987．
17) 張介賓：景岳全書・傳忠録．上海科学技術出版社，1984．
18) 成無巳撰，小曽戸洋，真柳誠・編：注解傷寒論・巻六．エンタプライズ，1992．
19) 何秀山，何廉臣：重訂通俗傷寒論．1932．
20) 何廉臣・編著：増訂通俗傷寒論．福建科学技術出版社，2004．
21) 李乃民・主編：中国舌診大全（修訂版）．学苑出版社，1995．
22) 曹炳章・撰：彩図弁舌指南．天津科学技術出版社，2003．
23) 傳松元・撰：舌胎統志．1930．
24) 汪宏輯：望診遵經．上海科技出版社，1982．
25) 教科書執筆小委員会・編：東洋医学概論．医道の日本社，2002．
26) 松下嘉一：漢方診察法．たにぐち書店，1994．
27) 神戸中医学研究会：中医臨床のための舌診と脈診．医歯薬出版，1996．
28) 林之瀚・著，呉仕驥・点校：四診快微．天津科学技術出版社，1999．
29) 陳家旭・主編：中医基礎学図表解叢書，中医診断学．人民衛生出版社，2004．
30) 王財源：わかりやすい臨床中医実践弁証トレーニング．医歯薬出版，2003．
31) 滑寿・編纂，賈君・郭君双・整理：診家枢要．中医臨床必読叢書，人民衛生出版社，2007．
32) 呉謙・編，鄭金生・整理：医宗金鑑．中医臨床必読叢書，人民衛生出版社，2006．
33) 李中梓・著，郭霞珍・他整理：医宗必読．中医臨床必読叢書，人民衛生出版社，2006．
34) 桂湖村：「礼記」先哲遺著追補漢籍国字解全書．早稲田大学出版部，1914．
35) 劉渡舟，姜元安，生島忍・編著：現代語訳 宋本傷寒論．東洋学術出版，2000．

付.
ピラミッド崩し弁証法

　望診，聞診，問診，切診の四診は古代中国医学を起源として発展し，アジア各国に広がった伝統的な診断方法であり，今なお現存し続けている学問である．四診は中医学書，東洋医学書などの成書においても必ず登場し，とりわけ伝統医学を重んじる臨床家らの手によって受け継がれ，なかでも弁証学は，疾患の鑑別診断を行う上で先人らの豊富な知識と経験により築かれた診断・治療システムである．その主な論点は，人体の個体差を見極めることにある．同一病態でも異なったタイプの疾患へと発展する人体について，鋭くメスを入れ，各々のタイプの病態を鑑別する診断システムこそが弁証分型である．しかし，時として多くの情報の収集が弁証をより複雑化し，とくに初学者にとっては混乱を招くことが多く，弁証診断を日常の臨床診断に取り込みにくい成因の1つである．

　本書では，前項に述べたさまざまな知識の応用編として，容易に弁証を行うことを目的とする"ブロックを崩しながら証を立てる"という，「ピラミッド崩し弁証法」を考えた．従来，より多くの情報収集により経験豊富な老中医による弁証を行うことが慣例であり，そのためには臥位の患者さんを長時間にわたって診察する必要もあった．しかし，それらの熟練された診察法が必ずしもすべての臨床家が身につけている技能とは限らなかった．

　近年，皮膚を介して体内を観察するという技術は現代医学の精密機器の進歩に伴って目覚ましい発展を遂げている．このような状況下で，伝統医学の使命は精密機器による検査が著しく困難な不定愁訴（未病）をはじめとする病態についての対処法にあるといえる．

　そこで，伝統医学的診断が容易に受診できるシステムとして，初学者でも基礎知識があれば使えるのが「ピラミッド崩し弁証法」である．ただし，複雑な弁証も存在する．それらは本書の姉妹編である『わかりやすい臨床中医臓腑学』（医歯薬出版）などに病証名があるので，参考にされたい．

■ピラミッド崩し弁証法の特徴
　・学校で学習した程度の基本的な知識があればよい．
　・過剰な情報収集で混乱しない．
　・簡単な証の決定で，漢方薬の知識に相通じる．
　・迅速で煩雑さがない．
　・初学者でも使える．
　・白紙と筆記用具があればどこでも使える．

　ピラミッド崩し弁証法（**図1**）は，二者択一あるいは三者択一，五者択一方式で，問診や舌診，脈診などにより得た情報により，いま目の前にいる患者の症状とは無関係な項目に注目する．

　因って虚・実，寒・熱，五臓の項目中より，該当しない項目を上の段より順番に選択して消去させ，あまった項目より病証を検討する．つまり，消去法を用いた診察方法である．図1の例題を参考に弁証する．

付. ピラミッド崩し弁証法

> **例題1** ○○さん　23歳　女性
> 5日前より腹部の調子が悪く，特に腹部の寒冷を覚える．便は泥のような状態．疲労，無気力感があり，顔色が白い．舌質：淡，舌苔：薄白，脈：沈弱．

■問診を行いながら上記の症状と関係しない「証」のブロックを崩していこう．

① 虚・実（病勢）のいずれかを残す．特に問題がなければ「平」とする．
② 寒・熱（病性）のいずれかを残す．
③ 気・血・水（津液・精）のいずれかを残す．
④ 蔵府・五行（病位）のいずれかを残す．
⑤ 残った材料だけで弁証する（専門書などを参考にする）．

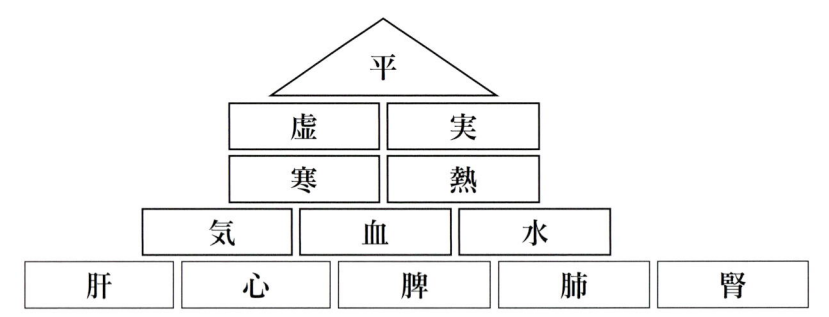

```
              平
          虚      実
          寒      熱
        気    血    水
      肝  心  脾  肺  腎
```

症状を問診しながら，該当しないブロックを崩して消去する．最後の項目まで崩していくと，患者さんに潜む証が見えてくる．見えた時点で始めて弁証分類すればよい

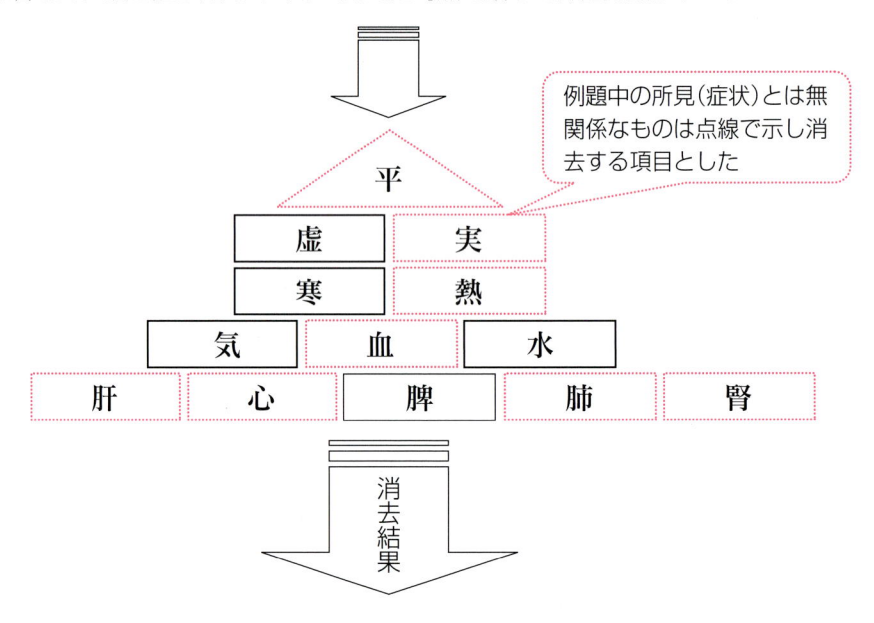

↓

```
              平
          虚     (実)
          寒     (熱)
        気   (血)   水
     (肝) (心)  脾  (肺) (腎)
```

例題中の所見（症状）とは無関係なものは点線で示し消去する項目とした

↓ 消去結果

付．ピラミッド崩し弁証法　161

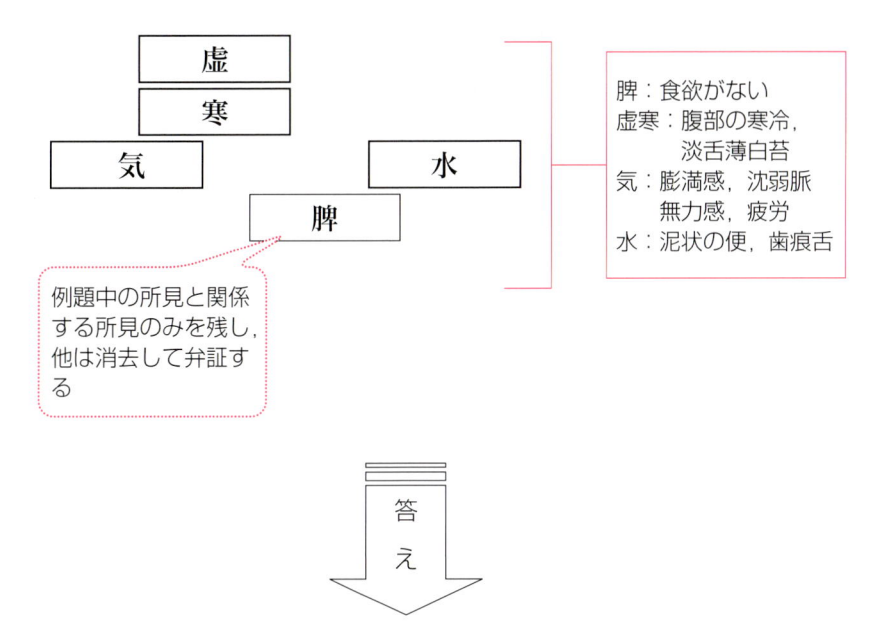

```
        ┌─────┐
        │  虚  │
        ├─────┤          脾：食欲がない
        │  寒  │          虚寒：腹部の寒冷，
  ┌─────┤     ├─────┐         淡舌薄白苔
  │  気  │     │  水  │   気：膨満感，沈弱脈
  └─────┤  脾  ├─────┘         無力感，疲労
        └─────┘          水：泥状の便，歯痕舌

   例題中の所見と関係
   する所見のみを残し，
   他は消去して弁証す
   る
```

　　　　　　　　　　　　↓答え

★虚寒(陽気虚)＋脾＝陽虚(病性)が脾(病位)で生じると考える

　　　　　弁証：脾陽虚証・脾虚寒証

　　陽虚は気虚の症状がさらに一歩進んだもの
　　陽の不足は体内の水をまわせないために体内に水湿が残る

図1　ピラミッド崩し弁証法

■弁証シートを使おう！

　弁証シート（**図2**）は「ピラミッド崩し弁証法」での適応に限界が生じるタイプの症例に用いる．簡単な四診の情報をシート下欄の「四診情報を集める」に項目別に記載する．
　虚証の治療原則は崩したブロックを"元の形に戻す"ことを目標に治療（処方）を行う．

弁証シートの使い方

　★症状，病態とは結びつかないものを消去する．該当しない消去部に穴をあけて見やすくしてもよい．
　① 虚実弁証：虚実のいずれかを残す．とくに問題がなければ「平」とする．
　② 寒熱弁証：寒熱のいずれかを残す．
　③ 気血津液弁証：気血津液精のいずれかを残す．
　④ 蔵府弁証：五蔵，五行のいずれかを残す．
　⑤ 病因弁証：病因のいずれかを残す．
　⑥ 表裏弁証：表裏のいずれかを残す．
　残した情報を集めて証を決定する．
※ただし，実証の弁証名（用語）は複雑化するので注意する．
　例：虚証→肝陰虚証
　　　実証→肝火上炎証，痰熱壅肺証など
　　　虚実挟雑→肝陽上亢証

主訴＿＿＿＿＿＿＿　　　弁証＿＿＿＿＿＿＿＿＿＿

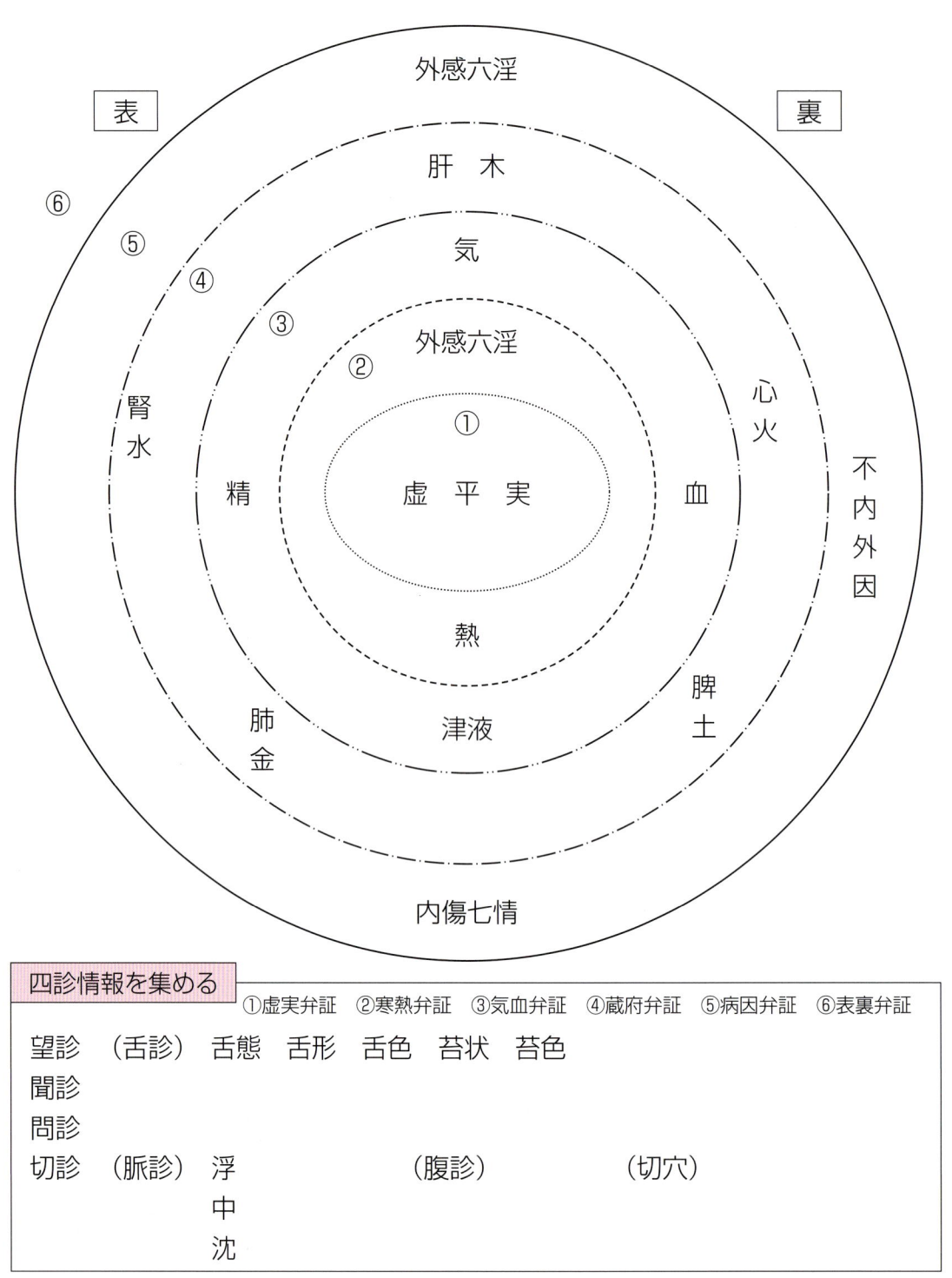

表　　　裏

外感六淫
肝 木
気
外感六淫
① 虚 平 実
精　　血
腎水　　心火
熱
不内外因
津液
肺金　　脾土
内傷七情

①虚実弁証　②寒熱弁証　③気血弁証　④蔵府弁証　⑤病因弁証　⑥表裏弁証

四診情報を集める	
望診　（舌診）　舌態　舌形　舌色　苔状　苔色	
聞診	
問診	
切診　（脈診）　浮　　　　（腹診）　　　　（切穴）	
中	
沈	

制作　関西医療大学　王

図2　弁証シート

索引

<一般索引>

数字
4類感染症 …………………… 134

あ
あぶらくさい ………………… 67
噯気 ………………… 60,65,66,76
呃逆 ………………… 60,65,66
足厥陰肝経 …………………… 88
足少陽胆経 …………………… 88
足太陽膀胱経 ………………… 88
圧 ……………………………… 88
按 ……………………………… 88
暗紫舌 ………………………… 34

い
いびき ………………………… 63
医学実在易 …………………… 69
命 ……………………………… 21
畏寒 ………………………… 69,72
畏風 …………………………… 69
胃の大絡 ……………………… 94
胃陰虚 ………………………… 40
胃陰不足 ……………………… 80
胃炎 …………………………… 140
胃火熾盛 ……………………… 79
胃潰瘍 ………………………… 151
胃気 ………………… 47,95,112
　―の存亡 …………………… 53
胃気上逆 ……………………… 65
胃気脈 ………………………… 108
胃虚 …………………………… 147
胃失和降 ……………………… 79
胃腸熱盛 ……………………… 39
胃熱 …………………………… 27
胃熱亢盛 …………………… 79,80
異病同治 …………………… 5,11
意識 …………………………… 10
意識昏迷 ……………………… 63
痿症 …………………………… 74
痿軟 ………………………… 20,41
遺精 …………………………… 147
噫気 …………………………… 66
溢飲 …………………………… 145
陰寒 …………………………… 141
陰寒内実 ……………………… 140

陰寒内生 ……………………… 121
陰寒内盛 ……………………… 35
陰虚 …………………………… 19
陰虚火旺 …………………… 32,132
陰虚潮熱 ……………………… 70
陰虚内熱 …………………… 50,142
陰虚発熱 ……………………… 71
陰虚便秘 ……………………… 82
陰経鬱熱 ……………………… 73
陰実 …………………………… 19
陰盛陽衰 ……………………… 153
陰精 …………………………… 74
陰精虧損 ……………………… 77
陰嚢収縮 ……………………… 104
飲 ……………………………… 151
飲気痞型 ……………………… 90
隠痛 ………………………… 75,76

う
羽 ……………………………… 61
運化作用 ……………………… 48
運指 …………………………… 112

え
衛気 …………………………… 72
衛表不固 ……………………… 73
衛陽 …………………………… 71
栄 ……………………………… 36
営分 …………………………… 157
疫毒 …………………………… 44
噦 ……………………………… 66
厭食 …………………………… 79

お
おりもの ……………………… 84
悪寒 ………………………… 69,72
悪寒発熱 …………………… 68,70
　―の形成機序 ……………… 71
悪風 …………………………… 69
瘀血 ………………………… 13,35
瘀血擾心 ……………………… 64
瘀血阻絡 ……………………… 95
瘀血腹証 ……………………… 101
瘀斑 …………………………… 34
汪宏 …………………………… 24

王叔和 ………………………… 110
桃核承気湯 …………………… 102
黄滑苔 ………………………… 57
黄志杰 ………………………… 94
黄膩 …………………………… 99
黄燥苔 ………………………… 58
黄苔 …………………………… 28
黄苔類 ………………………… 57
黄濁苔 ………………………… 58
黄粘膩苔 ……………………… 58
嘔吐 …………………………… 60
横裂 …………………………… 38
屋漏 …………………………… 107
音声 ………………………… 61,62
温湿潮熱 ……………………… 70
温熱病 ………………………… 41

か
カンジダ ……………………… 50
かんばしくさい ……………… 67
火毒 …………………………… 52
仮神 …………………………… 23
仮燥苔 ………………………… 49
仮苔 …………………………… 53
仮退 …………………………… 52
花剥苔 ………………………… 52
歌 ……………………………… 61
蝦游 …………………………… 107
瘕聚 …………………………… 105
瘕疝 …………………………… 153
牙関緊急 ……………………… 44
回陽救逆 ……………………… 155
灰苔 ………………………… 28,59
解索 …………………………… 107
外感病証 ……………………… 31
外強中空 …………………… 139,141
咳嗽 ………………………… 60,66
角 ……………………………… 61
革 ……………………………… 138
膈兪 …………………………… 88
滑 ………………………… 107,121
滑数脈 ………………………… 57
滑泄 …………………………… 82
滑苔 ………………………… 28,49
滑脈 …………………………… 129

肝胃不和⋯⋯⋯⋯⋯⋯⋯⋯⋯⋯65	緩⋯⋯⋯⋯⋯⋯⋯⋯⋯⋯107,135	急性胃腸炎⋯⋯⋯⋯⋯⋯⋯⋯142
肝鬱気結⋯⋯⋯⋯⋯⋯⋯⋯⋯⋯64	緩則治本⋯⋯⋯⋯⋯⋯⋯⋯⋯⋯10	急性骨盤炎⋯⋯⋯⋯⋯⋯⋯⋯101
肝鬱脾虚⋯⋯⋯⋯⋯⋯⋯⋯⋯⋯81	鼾声⋯⋯⋯⋯⋯⋯⋯⋯⋯⋯60,63	急則治標⋯⋯⋯⋯⋯⋯⋯⋯⋯⋯10
肝炎⋯⋯⋯⋯⋯⋯⋯⋯⋯⋯⋯140	癎証⋯⋯⋯⋯⋯⋯⋯⋯⋯⋯⋯⋯44	宮⋯⋯⋯⋯⋯⋯⋯⋯⋯⋯⋯⋯61
肝火過旺⋯⋯⋯⋯⋯⋯⋯⋯⋯121	眼識⋯⋯⋯⋯⋯⋯⋯⋯⋯⋯⋯⋯10	嗅覚⋯⋯⋯⋯⋯⋯⋯⋯⋯⋯⋯⋯5
肝火上炎⋯⋯⋯⋯⋯⋯⋯⋯77,132	眼神⋯⋯⋯⋯⋯⋯⋯⋯⋯⋯⋯⋯6	拒按⋯⋯⋯⋯⋯⋯⋯⋯⋯⋯82,98
肝気鬱結⋯⋯⋯⋯⋯⋯⋯⋯⋯⋯46	頷厭⋯⋯⋯⋯⋯⋯⋯⋯⋯⋯⋯109	祛邪⋯⋯⋯⋯⋯⋯⋯⋯⋯⋯⋯⋯5
肝気鬱滞⋯⋯⋯⋯⋯⋯⋯⋯⋯⋯76	顔面紅潮⋯⋯⋯⋯⋯⋯⋯⋯44,77	虚⋯⋯⋯⋯⋯⋯⋯⋯⋯4,107,126
肝気挟痰⋯⋯⋯⋯⋯⋯⋯⋯⋯⋯46	顔面麻痺⋯⋯⋯⋯⋯⋯⋯⋯⋯⋯45	虚寒証⋯⋯⋯⋯⋯⋯⋯⋯⋯⋯19
肝気犯胃⋯⋯⋯⋯⋯⋯⋯⋯⋯103		虚実弁証⋯⋯⋯⋯⋯⋯⋯⋯19,161
肝気犯胃証⋯⋯⋯⋯⋯⋯⋯⋯65	**き**	虚証⋯⋯⋯⋯⋯⋯⋯⋯⋯⋯⋯⋯6
肝気犯脾⋯⋯⋯⋯⋯⋯⋯⋯⋯103	気⋯⋯⋯⋯⋯⋯⋯⋯⋯⋯⋯⋯21	虚喘⋯⋯⋯⋯⋯⋯⋯⋯⋯⋯⋯65
肝気不利⋯⋯⋯⋯⋯⋯⋯⋯⋯⋯64	気陰両虚⋯⋯⋯⋯⋯⋯⋯⋯⋯⋯40	虚脱⋯⋯⋯⋯⋯⋯⋯⋯⋯⋯⋯150
肝腎陰虚⋯⋯⋯⋯⋯⋯⋯⋯40,42	気鬱⋯⋯⋯⋯⋯⋯⋯⋯⋯⋯⋯151	虚脱証⋯⋯⋯⋯⋯⋯⋯⋯⋯⋯151
肝胆火旺⋯⋯⋯⋯⋯⋯⋯⋯⋯132	気機不利⋯⋯⋯⋯⋯⋯⋯⋯⋯⋯64	虚熱⋯⋯⋯⋯⋯⋯⋯⋯⋯⋯⋯13
肝胆火盛⋯⋯⋯⋯⋯⋯⋯⋯⋯⋯39	気虚血虚⋯⋯⋯⋯⋯⋯⋯⋯⋯144	虚熱証⋯⋯⋯⋯⋯⋯⋯⋯⋯⋯19
肝胆湿熱型⋯⋯⋯⋯⋯⋯⋯⋯58	気虚発熱⋯⋯⋯⋯⋯⋯⋯⋯70,71	虚痞⋯⋯⋯⋯⋯⋯⋯⋯⋯⋯⋯91
肝胆湿熱証⋯⋯⋯⋯⋯⋯⋯⋯80	気虚便秘⋯⋯⋯⋯⋯⋯⋯⋯⋯⋯81	虚風内動証⋯⋯⋯⋯⋯⋯⋯⋯42
肝熱⋯⋯⋯⋯⋯⋯⋯⋯⋯⋯⋯⋯27	気血⋯⋯⋯⋯⋯⋯⋯⋯⋯⋯⋯⋯4	虚満⋯⋯⋯⋯⋯⋯⋯⋯⋯⋯⋯91
肝脾不和証⋯⋯⋯⋯⋯⋯⋯138	気血津液⋯⋯⋯⋯⋯⋯⋯⋯⋯12	虚陽外越⋯⋯⋯⋯⋯⋯⋯⋯⋯23
肝風内動⋯⋯⋯⋯⋯⋯⋯⋯⋯⋯46	気血津液弁証⋯⋯⋯⋯⋯⋯161	虚陽浮越⋯⋯⋯⋯⋯115,119,139
肝兪⋯⋯⋯⋯⋯⋯⋯⋯⋯⋯⋯⋯88	気血両虚⋯⋯⋯⋯⋯⋯⋯⋯⋯⋯30	虚里診⋯⋯⋯⋯⋯⋯⋯⋯⋯⋯94
肝陽⋯⋯⋯⋯⋯⋯⋯⋯⋯⋯⋯129	気血両虚型⋯⋯⋯⋯⋯⋯⋯⋯84	虚里の動⋯⋯⋯⋯⋯⋯⋯⋯⋯94
肝陽化風⋯⋯⋯⋯⋯⋯⋯⋯⋯⋯42	気衝⋯⋯⋯⋯⋯⋯⋯⋯⋯⋯⋯⋯97	虚里部の疼痛⋯⋯⋯⋯⋯⋯⋯95
肝陽化風証⋯⋯⋯⋯⋯⋯⋯⋯42	気疝⋯⋯⋯⋯⋯⋯⋯⋯⋯⋯⋯153	魚翔⋯⋯⋯⋯⋯⋯⋯⋯⋯⋯⋯107
肝陽上亢⋯⋯⋯⋯⋯⋯⋯⋯⋯⋯74	気滞⋯⋯⋯⋯⋯⋯⋯⋯⋯⋯⋯⋯35	狂言⋯⋯⋯⋯⋯⋯⋯⋯⋯⋯⋯63
冠状動脈性心疾患⋯⋯⋯⋯155	気滞血瘀型⋯⋯⋯⋯⋯⋯⋯⋯84	胸脇苦満⋯⋯⋯⋯⋯⋯⋯71,88,89
巻縮舌⋯⋯⋯⋯⋯⋯⋯⋯⋯⋯43	気短⋯⋯⋯⋯⋯⋯⋯⋯⋯60,65,74	胸脇腹⋯⋯⋯⋯⋯⋯⋯⋯⋯⋯76
乾咳⋯⋯⋯⋯⋯⋯⋯⋯⋯⋯⋯⋯66	気道不利⋯⋯⋯⋯⋯⋯⋯⋯⋯⋯64	胸痛⋯⋯⋯⋯⋯⋯⋯⋯⋯⋯⋯88
脘腹痞満⋯⋯⋯⋯⋯⋯⋯⋯⋯⋯95	気分⋯⋯⋯⋯⋯⋯⋯⋯⋯⋯⋯157	胸痺⋯⋯⋯⋯⋯⋯⋯⋯⋯⋯⋯76
寒凝血瘀型⋯⋯⋯⋯⋯⋯⋯⋯84	気分熱盛⋯⋯⋯⋯⋯⋯⋯⋯39,132	胸痞⋯⋯⋯⋯⋯⋯⋯⋯⋯⋯⋯88
寒凝滞型⋯⋯⋯⋯⋯⋯⋯⋯⋯⋯35	気味⋯⋯⋯⋯⋯⋯⋯⋯⋯⋯60,67	胸悶⋯⋯⋯⋯⋯⋯⋯⋯⋯⋯⋯79
寒凝胞宮⋯⋯⋯⋯⋯⋯⋯⋯⋯⋯84	肌膚の甲錯⋯⋯⋯⋯⋯⋯⋯⋯35	――の特徴⋯⋯⋯⋯⋯⋯⋯⋯74
寒厥⋯⋯⋯⋯⋯⋯⋯⋯⋯⋯⋯147	奇経八脈⋯⋯⋯⋯⋯⋯⋯⋯⋯⋯97	胸悶感⋯⋯⋯⋯⋯⋯⋯⋯⋯⋯77
寒湿型⋯⋯⋯⋯⋯⋯⋯⋯⋯11,100	基本原則⋯⋯⋯⋯⋯⋯⋯⋯⋯⋯18	脇下硬満⋯⋯⋯⋯⋯⋯⋯⋯⋯89
寒湿痰飲⋯⋯⋯⋯⋯⋯⋯⋯⋯⋯55	亀裂⋯⋯⋯⋯⋯⋯⋯⋯⋯⋯⋯⋯38	脇下腫塊⋯⋯⋯⋯⋯⋯⋯⋯⋯90
寒湿表証⋯⋯⋯⋯⋯⋯⋯⋯⋯⋯54	悸⋯⋯⋯⋯⋯⋯⋯⋯⋯⋯⋯⋯86	脇下痞鞕⋯⋯⋯⋯⋯⋯⋯⋯⋯89
寒邪⋯⋯⋯⋯⋯⋯⋯⋯⋯⋯⋯⋯43	喜按⋯⋯⋯⋯⋯⋯⋯⋯⋯⋯95,99	脇脹⋯⋯⋯⋯⋯⋯⋯⋯⋯⋯⋯74
寒邪直中証⋯⋯⋯⋯⋯⋯⋯⋯34	喜温⋯⋯⋯⋯⋯⋯⋯⋯⋯⋯⋯⋯99	鏡面舌⋯⋯⋯⋯⋯⋯⋯⋯⋯⋯40
寒証⋯⋯⋯⋯⋯⋯⋯⋯⋯⋯⋯⋯6	期門⋯⋯⋯⋯⋯⋯⋯⋯⋯⋯⋯⋯88	驚風⋯⋯⋯⋯⋯⋯⋯⋯⋯⋯⋯44
寒傷衝脈⋯⋯⋯⋯⋯⋯⋯⋯⋯⋯93	箕門⋯⋯⋯⋯⋯⋯⋯⋯⋯⋯⋯109	驚風証⋯⋯⋯⋯⋯⋯⋯⋯⋯⋯60
寒積⋯⋯⋯⋯⋯⋯⋯⋯⋯⋯⋯118	客気上逆痞型⋯⋯⋯⋯⋯⋯⋯90	曲泉⋯⋯⋯⋯⋯⋯⋯⋯⋯⋯⋯88
寒疝⋯⋯⋯⋯⋯⋯⋯⋯⋯104,153	客証⋯⋯⋯⋯⋯⋯⋯⋯⋯⋯⋯⋯11	金匱要略⋯⋯⋯⋯⋯⋯⋯⋯58,100
寒滞肝脈⋯⋯⋯⋯⋯⋯⋯⋯⋯141	瘧疾⋯⋯⋯⋯⋯⋯⋯⋯⋯⋯⋯⋯71	菌交代現象⋯⋯⋯⋯⋯⋯⋯⋯50
寒滞肝脈型⋯⋯⋯⋯⋯⋯⋯104	九道⋯⋯⋯⋯⋯⋯⋯⋯⋯⋯⋯107	筋脈不利⋯⋯⋯⋯⋯⋯⋯⋯⋯43
寒熱往来⋯⋯⋯⋯⋯⋯⋯⋯68,71	久瀉⋯⋯⋯⋯⋯⋯⋯⋯⋯⋯⋯⋯82	緊⋯⋯⋯⋯⋯⋯⋯⋯⋯⋯107,134
寒熱弁証⋯⋯⋯⋯⋯⋯⋯⋯19,161	久伏⋯⋯⋯⋯⋯⋯⋯⋯⋯⋯⋯118	緊張性頭痛⋯⋯⋯⋯⋯⋯⋯⋯142
寒痺⋯⋯⋯⋯⋯⋯⋯⋯⋯⋯⋯⋯74	丘墟⋯⋯⋯⋯⋯⋯⋯⋯⋯⋯⋯⋯88	緊脈⋯⋯⋯⋯⋯⋯⋯⋯⋯⋯⋯54
漢方治療の指針⋯⋯⋯⋯⋯⋯12	求本⋯⋯⋯⋯⋯⋯⋯⋯⋯⋯⋯⋯5	
嘆息⋯⋯⋯⋯⋯⋯⋯⋯⋯⋯⋯⋯65	急⋯⋯⋯⋯⋯⋯⋯⋯⋯⋯⋯86,94	

く

くされくさい	67
空竅	4
空痛	75
口と歯の気	109

け

下焦蓄水証	102
下痢	82
形	21
形体	26
形態	6
経穴	12
経後期	83
経先期	83
景岳全書	69
軽按	115
滎穴	12
痙攣	42
頸動脈洞	118
鶏鳴下痢	104
欠	60,66
穴性	12
血管壁	7
血虚型	42
血虚生風	46
血枯	125
血熱	151
血熱血瘀	34
血流速度	7
結	86,107,152
結胸	88,105
結石	100
厥陰経	72
厥疝	153
厥冷	69
月経	68,83
月経痛	84
月経不定期	83
見底	48
見微知著	18
倦怠感	143
健康人の脈	107
健忘	143
検査項目	8
元気離散	144
言	61
言語	63
言語錯乱	62
言語不明瞭	41

弦	107,137
弦滑	46
弦緩	46,100
弦急	100
原穴	12
眩暈	77,136

こ

こげくさい	67
巨髎	109
呼	61
呼吸	60,64
枯	36
虚里の動	94
五音	61
五更泄瀉	82
五識	10
五心煩熱	31,71,78,154
五声	61
五蔵六府	12
五要穴	12
五里	109
語勢の虚弱	62
口渇	80
口臭	60
口唇	27
甲骨文	21
甲状腺機能亢進症	137,155
光滑	40
光滑舌	40
光紅柔嫩舌	40
光剥舌	40,52
芤	107,123
更年期障害	101
拘攣	100
厚苔	28,48
厚薄	20,48
垢膩苔	50
洪	107,131
洪大脈	57
紅絳乾燥舌	33
紅絳光瑩舌	33
紅絳湿潤舌	32
紅刺	100
紅色	31
紅星点	39
紅舌	28
紅点	52
香	67
高血圧	129,137

高血圧性心臓病	155
高脂血症	122
高武	12
高齢者	147
哮	60,64,65
黄帝内経・霊枢	4
硬	86
硬強	20,41
硬舌	28
絞痛	75
項背拘急	136
絳紫舌	33
絳色	31
絳舌	28
睾丸下墜	104
合穴	12
合谷	109
哭	61
黒苔	28,59
骨蒸発熱	71,142
根気	112

さ

再生不良性貧血	124
細	107,146
臍下悸	96
数	120
錯語	60,63
三関	21
三百六十五絡	4
三部九候診法	107
三部診法	110
散	25,144
散漫	145
酸痛	75
残灯復明	23

し

『鍼灸聚英発揮』	12
子宮内膜炎	101
司外揣内	18
四逆湯	155
四肢厥冷	72
糸状乳頭	39
四診	12
四診合参	5,18
四物湯	139
刺痛	35,74,75
姿勢	6,26
紫色	33

紫舌 …… 20,28	弱 …… 107,143	食積 …… 50
紫斑 …… 34,35	雀啄 …… 107	食積胃脘 …… 122
視覚 …… 5	主証 …… 11	食滞胃脘 …… 67
歯圧痕 …… 37	守秘義務 …… 6	食滞型 …… 99
歯印 …… 37	酒毒型 …… 42	触 …… 88
歯根 …… 37	酒毒内蘊証 …… 34	触覚 …… 5
歯痕 …… 20,39,100	濡 …… 107,141	嗇神 …… 2
歯痕舌 …… 28	濡数 …… 100	嗇 …… 124
嗜眠 …… 78	十全大補湯 …… 139	心下悸 …… 96
耳識 …… 10	十二経気 …… 12	心下急 …… 93,94
耳聾 …… 77	十問歌 …… 69	心下鞕 …… 93
耳目 …… 77	重按 …… 99,117	心下支結 …… 93,94
―の気 …… 109	重痛 …… 75	心下濡 …… 92
耳門 …… 109	渋 …… 107,124	心下痛 …… 97
自汗 …… 68,72,73	縦裂 …… 38	心下軟 …… 92
茸状乳頭 …… 39	宿食 …… 151	心下痞 …… 90
膩苔 …… 28,49	宿食停滞 …… 99,153	心下痞鞕 …… 91,94
七死 …… 107	潤燥 …… 20,48	心下痞満 …… 91
七死脈 …… 113	徐脈 …… 152	心火過旺 …… 121
七情 …… 147	舒舌 …… 44	心火刑金 …… 145
七疝 …… 152	小結胸 …… 88,105	心火亢盛 …… 39
七表 …… 107	少陰経 …… 72	心火熾盛 …… 78
失音 …… 62	少陰腎経 …… 97	心火上炎 …… 132
失神 …… 23	少気 …… 60,65	心悸 …… 78
失眠 …… 68,78	少気嘆息 …… 64	心筋梗塞 …… 125
疾 …… 155	少神 …… 23	心血瘀阻 …… 76
湿咳 …… 66	少腹急結 …… 101	心室性期外収縮 …… 154
湿邪困脾 …… 142	少腹拘急 …… 100	心腎不交証 …… 78
湿邪困脾証 …… 79	少腹硬満 …… 102	心尖拍動 …… 94
湿濁内盛 …… 50	少腹痛 …… 101	心尖拍動部 …… 94
湿度 …… 48	少腹不仁 …… 104	心脾気血両虚証 …… 41
湿熱型 …… 100	少腹満 …… 102	心脾実熱 …… 44
湿熱下注 …… 82	少陽病 …… 71	心脾両虚 …… 64
湿熱証 …… 59	昇陽散火 …… 131	心脾両虚証 …… 78
湿痹 …… 74	消渇 …… 122	心膜炎 …… 130
日月 …… 88	消渇病 …… 67	心陽虚 …… 133
実 …… 4,107,127	消退 …… 52	身識 …… 10
実寒証 …… 19	消長 …… 20,47,52	呻 …… 61
実証 …… 6	商 …… 61	呻吟 …… 60,63
実喘 …… 65	焦 …… 67	神 …… 2,21
実熱 …… 13	証治準縄 …… 96	神気 …… 23,112
実熱証 …… 19	傷陰型 …… 103	神明 …… 63
実熱便秘 …… 82	傷寒表実証 …… 73	神門 …… 109
実痞 …… 91	傷寒論 …… 86,94	振水音 …… 96
実満 …… 91	傷食病 …… 122	真化 …… 53
捨証従脈 …… 9,112	衝逆浮陽 …… 93	真仮 …… 9,53
捨脈従証 …… 9,112	衝任虚実型 …… 104	真寒仮熱 …… 32
斜裂 …… 38	衝脈 …… 97	真偽 …… 9
邪盛入裏 …… 48	衝陽 …… 109	真心痛 …… 76
灼痛 …… 75	色 …… 21	真苔 …… 53

診断方法	2	
診法合参	18	
審察内外	18	
鍼灸大全	84	
人迎寸口診法	107	
人文裂	38	
甚	25	
腎炎	115	
腎気虚	97,111	
腎虚型	11	
腎虚水泛型	37	
腎精虧損	132	
腎熱	27	
腎不納気	64	
腎不納気証	65	
腎陽虚	133	

す

ストレス	2
頭痛	75
水飲内停	95
水飲凌心	95
水滑苔	49
水気凌心	95
水穀の精微	78
水毒	55
睡眠	77
膵臓疾患	98
寸関尺	112
寸口診法	107,109
寸口部	109

せ

井穴	12
井字裂	38
生津救逆	155
生脈散	155
青紫舌	34
青舌	20,28,35
怔忡	145
清	25
掣痛	75
腥	67
精血不足	139
精神錯乱	62
精神疲労	143
精神不安	11
精密検査	8
整体審察	18
赤淫	84

積滞不通	153
切診	6,86,106
泄瀉	82
泄瀉痢疾	117
説文解字	128
舌強	41
舌形	28,36
舌光	40
舌根部	27
舌識	10
舌質	28
舌腫	37
舌渋	41
舌縦	20,45
舌色	28,29
舌診	27
舌尖部	27
舌戦	42
舌顫	42
舌苔	28,47
舌態	40
舌中部	27
舌辺鋸痕	37
舌辺部	27
舌偏	45
舌麻痺	46
舌歪	45
川字裂	38
疝痛気塊	152
宣発作用	12
戦汗	72,73
戦慄	71,72
譫言	61
譫語	41,60,63
譫妄	95
顫動	20,42
顫動舌	28
全苔	51
喘	60,64,65
喘息	11
蠕動	42

そ

祖脈	111
素問・三部九候論	109
疏泄機能	12,138
疏泄作用	12
壮熱	68,71
相似脈	114
痩舌	28

痩薄	20,38
総按	112
燥咳	66
燥邪犯肺証	49,66
燥苔	28,49
燥裂苔	49
臊	67
増長	52
蔵象学	12
蔵府分画	87
蔵府弁証	161
糙苔	49
促	107,150
息賁	87

た

多痰	74
多夢	144
大汗	68,72,73,124
太谿	109
太衝	88,109
太息	60,65
太陽中風証	73,136
体臭	60
苔質	28,48
苔色	28,53
胎色	53
帯下	84
態	21
頽疝	122,141
大	155
大黄牡丹皮湯	102
大迎	109
大結胸	88,105
大小便	80
大腸湿熱型	58
大腹痛	98
代（脈）	107,154,155
第2房室ブロック	154
沢	25
濁	25
濁膩苔	50
濁邪	50
濁腐	50
脱水	124
丹渓心法	9
但寒不熱	68,70,71
但熱不寒	68,70,71
単按	112
胆鬱上擾	78

胆石症 … 98	長 … 107,128	嫩 … 36
胆嚢炎 … 98	長期微熱 … 68,71	嫩舌 … 28,36
胆兪 … 88	張湛養生集敍 … 2	
淡黄苔 … 57	脹 … 86	**な**
淡紅舌 … 28	脹痛 … 75,98	なまぐさい … 67
淡白挟紅舌 … 30	脹満感 … 76	内強外空 … 141
淡白光瑩舌 … 30	内傷雑病 … 34	
淡白湿潤舌 … 30	脹満痛 … 99	内傷病証 … 31
淡白少津舌 … 30	腸鳴 … 99	内臓体壁反射 … 7
淡白舌 … 28	潮熱 … 32,68,71	内風証 … 41
淡胖 … 100	聴覚 … 5	軟 … 141
短 … 107,130	癥瘕積聚 … 102	軟舌 … 28
短縮 … 20,43	癥積 … 105	難経 … 86
短縮舌 … 43	沈 … 25,107,116	
痰 … 151	沈位 … 112	**に**
痰飲証 … 59	沈滑 … 99	二尖弁障害 … 145
痰飲伏肺 … 76	沈実 … 100	二尖弁の狭窄 … 146
痰火 … 46	陳修園 … 69	二峰性脈波 … 149
痰火擾心 … 45,63		日本脳炎 … 134
痰気痞型 … 90	**つ**	日晡潮熱 … 68,71
痰湿 … 66,74	痛 … 86	入眠障害 … 143
痰湿困脾 … 78	爪の色 … 3	尿毒症 … 117
痰湿阻肺証 … 66		
痰阻 … 46	**て**	**ね**
痰濁凝滞 … 77	鄭声 … 60,63	寝汗 … 72
痰濁阻絡 … 43	点刺 … 39	熱極生風 … 42
痰濁内阻 … 41,43	癲癇 … 137	熱極生風証 … 42
痰熱結胸型 … 58	癲狂 … 151	熱結腸道 … 82
痰熱壅肺型 … 58	癲証 … 62	熱邪内結 … 39
搏 … 25		熱証 … 6,13
弾石 … 107	**と**	熱擾心神 … 63
	吐舌 … 44	熱性傷津 … 43
ち	吐弄 … 20,44	熱盛傷津 … 33,38
地図苔 … 52	東洋医学 … 2	熱入心包 … 41
治病求本 … 5	疼痛の形成機序 … 77	熱迫直腸 … 81
治本 … 5	盗汗 … 31,68,72,73,142	熱痺 … 74
知常達変 … 18	溏泄 … 82	熱痞型 … 90
遅（脈） … 35,100,107,118	頭角の気 … 109	粘膩苔 … 50
徴 … 61	頭汗 … 73	粘稠度 … 48
中位 … 112	頭身 … 74	
中医経典名著精訳叢書・傷寒論 … 94	同病異治 … 5,11	**の**
中外風 … 45	動 … 107,149	納呆 … 79
中焦湿熱 … 73	動悸 … 92	脳血管障害 … 148
中内風 … 45	動態 … 28	膿腐苔 … 50
中封 … 88	動風現象 … 43	
中風 … 45	動脈硬化 … 122,137	**は**
中庸 … 19	動脈硬化性心疾患 … 145	肺陰虚 … 63
仲景三部診法 … 107	動脈弁の狭窄 … 146	肺陰虚証 … 66
虫砕舌 … 52	得神 … 23	肺気不宣 … 62,63
疔瘡 … 21	独語 … 60,63	肺腎陰虚 … 63
	呑酸 … 122	

肺腎気虚	64,65	
肺熱	27	
肺癰	76	
排泄物	60	
梅毒性心臓病	127	
霉腐苔	50	
白厚膩滑苔	55	
白厚膩苔	55	
白喉	66	
白膩	100	
白潤厚苔	55	
白糙苔	56	
白苔	28	
白苔類	53	
白濁	84	
白粘膩苔	56	
白崩	84	
白瀝	84	
白裂苔	56	
剥落	48,51	
剥落苔	28	
薄灰黒苔	59	
薄苔	28,48	
薄白	100	
薄白滑苔	54	
薄白燥苔	54	
薄白苔	54	
摸	88	
八味丸	12	
八裏	107	
八綱	12,63	
八綱弁証	19,36	
八珍湯	139	
発汗	72	
―の原理	73	
発語	60,63	
発声	60,62	
発熱性消耗性疾患	127	
半身不随	45	
半表半裏証	51,71	
胖舌	28	
胖大	20,37	
煩渇	73	
煩躁	31	
盤疝	153	

ひ

ピラミッド崩し弁証法	159
肥気	87
痞	86

痞気	87	
痞悶	92	
脾胃虚寒	100	
脾胃虚弱	51	
脾胃湿熱証	57,80	
脾気虚	111	
脾虚下陥	81	
脾腎虚熱	44	
脾腎陽虚証	37	
脾熱	27	
脾不統血証	130	
脾陽虚証	54,59	
痺証	74	
微	25,107,132	
鼻識	10	
表実証	116	
表証	70	
表裏弁証	19,161	
標治法	10	
癧疽	21	
病位	5,107	
病位弁証	19	
病因	5	
病因弁証	161	
病機	5	
病性	5,107,160	
病性弁証	19	
病勢	107,160	
病勢弁証	19	
病程	5	
貧血症	146	

ふ

プライバシー	6
不栄則痛	74
不見底	48
不正性器出血	84
不整脈	150
不通則痛	74
不眠	78
不眠症	143
布指	112
扶正	5
附疝	153
釜沸	107
浮	25,107,115
浮位	112
浮滑	46
浮緊脈	54,73
婦人科疾患	101

腐	67	
腐膩	20,49	
腐苔	28,50	
風	21	
風寒	54	
風寒型	11	
風寒表証	54	
風爛病	135	
風湿	54	
風痰	46,122,129	
風痰上擾	62	
風痰阻絡	45	
風痹	74	
伏	107,147,148	
伏梁	87	
腹証	13	
腹診	86	
腹大動脈	96	
腹皮拘急	93,103	
腹部診病法	86	
腹壁	7	
腹膜炎	99	
腹満	99	
―にみる代表的な病証	99	
噴嚔	60,66	
聞診	6,60	

へ

『辨舌指南巻二』観舌之心法	28
閉鬱	148
閉経	84
偏左苔	51
偏全	20,28,51
偏苔	51
遍診法	109
弁証シート	161
弁証分型	159

ほ

歩行	6
崩漏	84
豊隆	11
亡陽	72,125
芒刺	20,39,49
芒刺舌	28
望色	24
望色十法	24
望色十法表	25
望神	23
望診	4,6,21

望診遵経	24	
膀胱湿熱	67	
暴瀉	82	
本治法	10	
奔豚	87	
奔豚気	96	

ま
満	86
満布	51
慢性肝炎	137
慢性気管支炎	89

み
脈経	110
脈結代	95
脈差診	108
脈疾数	95
脈証	9
脈状診	108,114
脈診	106
脈論口訣	113

む
無根	47,53

め
迷走神経	118

も
目眩	77
紋理	36
問診	6,68

や
夜間潮熱	71

ゆ
愈根初	86

臉穴	12
有根	47,53
有諸内者，必形諸外	4
游走痛	75

よ
余瀝	82
夭	25
陽気亢盛	116
陽気暴脱	147
陽虚	19
陽虚熱痞型	90
陽虚便秘	81
陽極陰渇	155
陽実	19
陽盛実熱	150
陽明実熱型	39
陽明潮熱	70
陽明熱結型	100
陽明熱結証	57
陽明熱盛証	57
陽明府実証	71
腰膝酸軟	104
腰痛症	11
養形	2
養生	3
養生学	2
養神	2
癰瘍	151

ら
礼記月令編	149
乱裂	38

り
リウマチ	154
痢疾	81,122
裏寒証	71
裏急	103

裏急後重	103
裏虚	117
裏実	117
裏実証	116
裏熱亢盛	72
裏熱証	71
流産	139
癃閉	82

る
類剥苔	52

れ
冷汗淋漓	95
冷痛	75
霊枢	4
裂紋	20,38,52
裂紋舌	28
蓮花掌心法	112

ろ
老	36
老化現象	77
老舌	28
労損型	11
弄舌	28
牢	107,140
狼疝	153
六味丸	12
肋下硬満	89
肋間神経痛	137

わ
和髎	109
歪斜	20,45
歪斜舌	28,45

索引

<古典探訪>

い
医宗金鑑 …………………110,118,123
　・巻十六 ……………………………133
医宗必読 ………………………………132

け
景岳全書・伝忠録／「求本論」……5

こ
黄帝内経・素問
　・移精變氣論第十三 …………………7
　・陰陽應象大論篇第五 …………5,18
　・氣厥論篇第三十七 ………………87
　・逆調論篇第三十四 …………27,47,78
　・舉痛論篇第三十九 ………………74
　・玉機眞藏論篇第十九 ………………4
　・經脉別論篇第二十一 ………………6
　・三部九候論篇第二十 ………………4
　・上古天眞論篇第一 …………23,113
　・疏五過論篇第七十七 ……………8,9
　・調經論篇第六十二 ………………87
　・通評虛実論篇第二十八 ……………4
　・八正神明論篇第二十六 ……………2
　・評熱病論篇第三十三 …………4,27
　・標本病傳論篇第六十五 …………11
　・平人氣象論篇第十八
　　………………53,94,108,113,123,150
　・方盛衰論篇第八十 ………………26
　・脉要精微論篇第十七
　　………………13,106,129,131,155,157
　・脈要精微論篇第十七 …………113

黄帝内経・霊枢
　・陰陽二十五人篇第六十四
　　……………………………………26
　・外揣篇第四十五 ……………………8
　・官能篇第七十三 ……………………9
　・九鍼十二原第一 …………………13,110
　・禁服第四十八 ……………………110
　・經脉篇第十 ……………………42,47
　・决氣篇第三十 ……………………77
　・五閲五使篇第三十七 ……………44
　・五音五味篇第六十五 ……………13
　・五變篇第四十六 ……………………7
　・口問篇第二十八 …………………66
　・刺節眞邪篇第七十五 ……………87
　・師傳篇第二十九 ……………………8
　・邪氣藏府病形第四
　　…………………3,113,123,126,136
　・邪客篇第七十一 ……………………4
　・終始第九 …………………………110
　・天年篇第五十四 …………………24
　・本藏篇第四十七 ……………………3
　・憂恚無言篇第六十九 ………………7
　・論疾診尺篇第七十四 ……………13
　・論勇篇第五十 ……………………25

し
四診抉微・聞診／「声審寒熱虛實」
　………………………………………7
重訂通俗傷寒論 ……………………35
傷寒舌鑑 …………………………35,56
傷寒論 …………………………………94

　・卷第一
　　……116,119,124,135,138,140,151,153
　・平脉法 ……………………………133
　・辨少陰病脈證并治 …………………9
診家枢要 ………………………141,153,156
診家正眼 ……………………………143

せ
舌鑑辨正 …………………………34,36
舌胎統志 ………………………………36

た
丹渓心法 ………………………………10

な
難経
　・一難 ………………………………110
　・九難 …………………………119,121
　・十八難 ………………………106,110
　・二十九難 …………………………103
　・六十一難 ……………………6,22,61

ひ
脾胃論 ………………………………111

へ
辨舌指南 …………32,33,36,39,43,53,55
　・観舌之心法 …………………………7
　・辨舌之形容 ………………………45
辨舌指南：曹炳章撰 ………………29

【著者略歴】
王　財源
（おう　ざい　げん）

（本　籍：中国江蘇省　出身：神戸市）
1979 年　大阪医科大学麻酔学教室　初代教授　故・兵頭正義氏に師事
1981 年　明治鍼灸柔道整復専門学校卒業（現 明治東洋医学院）
1981 年　広州中医薬大学，広東省立中医病院留学　指導教授劉炳権氏
1983 年　上海中医薬大学，上海市曙光病院留学　指導教授王世恵女史
1992 年　関西鍼灸短期大学講師
2003 年　関西鍼灸大学講師
2007 年　佛教大学大学院修士修了（中国学）
2007 年　関西医療大学（旧関西鍼灸大学）講師

〔所属学会〕
1980 年　全日本鍼灸学会
1985 年　日本東洋医学会
1992 年　日本慢性疼痛学会
1992 年　日本良導絡自律神経学会

〔著書〕
「わかりやすい臨床中医臓腑学―第 2 版―」医歯薬出版
「わかりやすい臨床中医診断学」医歯薬出版
「わかりやすい臨床中医実践弁証トレーニング」医歯薬出版

〔分担執筆〕
「痛みのマネジメント」医歯薬出版
「国際統合医療元年」日本医療企画
「疾患別治療大百科・シリーズ 5, 耳鼻咽喉疾患」,「疾患別治療大百科・シリーズ 6, アレルギー性疾患」,「美容と鍼灸」,「DVD 美容鍼灸の実践」医道の日本社

〔分担邦訳〕
「中国刺絡療法」東洋学術出版社　ほか

入門　目でみる臨床中医診断学　　ISBN978-4-263-24241-4
2009 年 3 月 20 日　第 1 版第 1 刷発行

著　者　王　　財　源
発行者　大　畑　秀　穂
発行所　医歯薬出版株式会社
〒113-8612 東京都文京区本駒込 1-7-10
TEL. (03)5395-7641（編集）・7616（販売）
FAX. (03)5395-7624（編集）・8563（販売）
http://www.ishiyaku.co.jp/
郵便振替番号 00190-5-13816

乱丁，落丁の際はお取り替えいたします　　印刷・三報社印刷／製本・榎本製本
© Ishiyaku Publishers, Inc., 2009. Printed in Japan

本書の複製権・翻訳権・上映権・譲渡権・貸与権・公衆送信権（送信可能化権を含む）は，医歯薬出版㈱が保有します．
JCLS ＜日本著作出版権管理システム委託出版物＞
本書の無断複写は，著作権法上での例外を除き禁じられています．複写される場合は，そのつど事前に日本著作出版権管理システム（FAX. 03-3815-8199）の許諾を得てください．

中医診断の基礎から応用までを学ぶ好評シリーズ図書

わかりやすい 臨床中医臓腑学 第2版

- 王　財源（関西医療大学保健医療学部講師）著
- B5判　282頁　定価3,990円(本体3,800円　税5%)　ISBN978-4-263-24184-4

●蔵象論と臓腑病証について，詳しく解説を加えた副読書．東洋医学概論で学んだ基礎理論を軸に，東洋医学的な生理学と病理学が詳しく解説され，臨床応用への入門書として活用できます．特に基礎チェックは基礎理論を頭の中で整理するのに最適です．

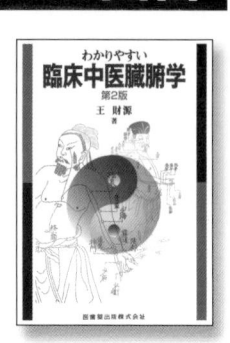

■主要目次

基礎概論 −人体の中の小宇宙という考え方　中国伝統医学とは　中国文化の一端としての医学　鍼治療の発見　伝承医学への発展　学説の提唱　陰と陽(その1・調和)　陰と陽(その2・属性)　陰と陽(その3・消長)　陰と陽(薬膳食の中にも生きている)　気と血と津液(その1)　気と血と津液(その2)
蔵象概論 −中医学的な病気の原因　中医学でいう臓腑(臓腑)　弁証とは　蔵象学説とは　蔵象学説の発展　病気の原因−外因と内因　蔵象学の特徴　経絡学説について　五行学説の特徴　五行学説と蔵象学(その1　管理エリア)　五行学説と蔵象学(その2　人体への応用)　配穴における考え方　経絡と臓腑は一体不二　漢方について
蔵象各論 −五臓六腑の性質とはたらき〔生理〕　心と小腸　循環器の働きと精神活動をつかさどる　心包と三焦　形がなくて，働きだけがある臓腑　肝と胆　思考活動と決断，血量のコントロールをつかさどる　脾と胃　消化吸収と排泄，血流のコントロールをつかさどる　肺と大腸　呼吸作用と防衛作用をつかさどる　腎と膀胱　発育成長，生殖活動，水分代謝をつかさどる
臓腑病証各論 −臓腑が病むということ〔病理〕　心と小腸の病証　心包と三焦の病証　肝と胆の病証　脾と胃の病証　肺と大腸の病証　腎と膀胱の病証
臓腑間病弁証学 −臓腑間のバランスが崩れるということ　心肺気虚証(心肺両虚証)　心脾気血両虚証　心肝血虚証　心腎不交証(心腎陰虚，陰虚火旺証)　心腎陽虚証　脾肺気虚証(肺脾両虚証)　肝火犯肺証　腎不納気証(肺腎気虚証)　肺腎陰虚証　肝脾不調証(肝気犯脾証)　肝胃不和証(肝気犯胃)　肝胃不和証(肝火犯胃)　脾腎陽虚証　肝胆湿熱証
代表的な疾患と治療方法 −具体的な病気の考え方と配穴について　臨床における中国医学的な治療方法　同病異治的な治療法　急則治標，緩則治本　弁証と治療　症候，体質，病態から割り出す鍼灸・漢方治療の指針—証について　腰部痛　五十肩　足関節疾患　頭部痛　四肢疼痛　四肢強直　頸椎疾患　顔面痙攣　顔面麻痺　肥満症　消痩　疲労倦怠感　歯痛　肋間神経痛　心悸　便秘　陰萎　不眠症　下肢静脈瘤　神経衰弱　ヘルペス　精神異常　癲癇　健忘　めまい　中風　三叉神経痛　感冒　腹瀉

わかりやすい 臨床中医診断学

- 王　財源（関西医療大学保健医療学部講師）著
- B5判　224頁　定価6,510円(本体6,200円　税5%)　ISBN978-4-263-24189-9

●気血津液，臓腑学，経絡経穴理論，五行学などの基礎知識を学び終え，四診をさらに詳しく知りたい，或いはこれから「弁証」の臨床応用を行うための方に，体表反応を通じて必要とされる診断知識を身につけます．また，症例をシュミレーションするための，中医診断学の応用編として，体内の「情報・つかみ方」を学びます．

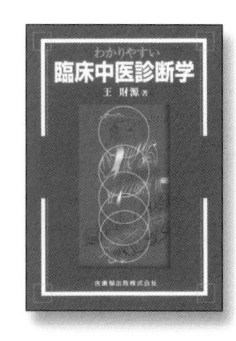

■主要目次

基礎概論　体の情報を知る診断方法　東洋医学とは生活方法　体表面から体内をみる東洋医学　部分が全体に，全体が部分に集約される東洋医学　中国古代の自然哲学—陰陽学説　「治病求本」「四診合参」は診断学の基本
五行学説と難経　宇宙と人間生命の関係—五行学説　人体の体内エネルギーとしての五行—相生・相剋・相乗・相侮　相生の原則に基づいた治療法則—「難経学」
診断学の基礎　内的な変化は外的なものとして現れる—人体のなかの五臓六腑　外部との通路である「五識」　痛みとは異常を伝える「体からのSOS」　弁証でなにがわかるか　急則治標，緩則治本という考え方　異病同治，同病異治という考え方　症候，体質，病態から割り出す鍼灸・漢方治療の指針—証について　現代人の心のすき間を狙う鬱証とはどういうものか　五臓・五色・五行
病因論　病を引き起こす原因を追求する「病因論」　外部から疾患を誘発させる外感六淫　内部から疾患を誘発させる内傷七情　内生五邪
診断学各論　望診　聞診　問診　切診

わかりやすい 臨床中医実践弁証トレーニング

- 王　財源（関西医療大学保健医療学部講師）著
- B5判　344頁　定価5,040円(本体4,800円　税5%)　ISBN978-4-263-24193-6

●東洋医学的な基礎知識，診察法や診断法を習得し，臨床を行うための，自己点検・自己評価を行うためのトレーニング問題集，代表的な古典文献が記されていますので，初級者より上級者，古典派まで幅広く活用できます．重要な古典を厳選し，それぞれの専門書にリンクできるように工夫したので，古典を確認しながら専門用語を覚え，東洋医学の生理と病理の知識が身につきます．

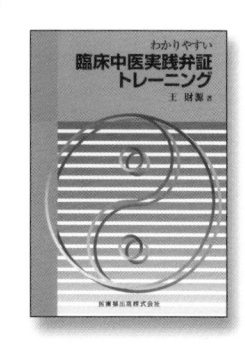

■主要目次

診断ができるようになろう　弁証総論　四診総論　弁証論治　臨床における注意点
中医学用語を克服しよう！　＜基礎理論に関係のある用語＞　気血津液　気血　津液　蔵象　臓腑解説　五臓六腑　奇恒の腑　臓腑と古典　臓腑間の関係　病因　外感病因　内傷病因　病機　防治原則　経絡　＜四診に関係のある用語＞　望診　聞診　問診　切診　脈診　按診

医歯薬出版株式会社　〒113-8612 東京都文京区本駒込1-7-10　TEL03-5395-7610　FAX03-5395-7611　http://www.ishiyaku.co.jp/

2009年3月作成.IS